中西医结合执业助理医师资格考试
真题解析

(医学综合)

吴春虎 李 烁 主 编

阿虎医考研究组 组织编写

中国中医药出版社
·北 京·

图书在版编目（CIP）数据

中西医结合执业助理医师资格考试真题解析/吴春虎，李烁主编．—北京：中国中医药出版社，2021.1

（执业医师资格考试通关系列）

ISBN 978-7-5132-6383-2

Ⅰ.①中… Ⅱ.①吴… ②李… Ⅲ.①中西医结合－资格考试－题解 Ⅳ.①R2-031

中国版本图书馆 CIP 数据核字（2020）第 153812 号

中国中医药出版社出版

北京经济技术开发区科创十三街 31 号院二区 8 号楼
邮政编码　100176
传　真　010-64405721
保定市西城胶印有限公司印刷
各地新华书店经销

开本 787×1092　1/16　印张 10.75　字数 335 千字
2021 年 1 月第 1 版　2021 年 1 月第 1 次印刷
书号　ISBN 978-7-5132-6383-2

定价　58.00 元
网址　www.cptcm.com

答 疑 热 线　010-86464504
购 书 热 线　010-89535836
维 权 打 假　010-64405753

微信服务号　zgzyycbs
微商城网址　https://kdt.im/LIdUGr
官 方 微 博　http://e.weibo.com/cptcm
天猫旗舰店网址　https://zgzyycbs.tmall.com

如有印装质量问题请与本社出版部联系（010-64405510）
版权专有　侵权必究

使 用 说 明

中西医结合执业助理医师资格考试是评价申请中西医结合执业助理医师资格者是否具备从事助理医师工作所必需的专业知识与技能的考试。由于重点、难点较多，广大考生在复习考试中感觉困难重重，本考试已成为专业基础较薄弱、信心不足的考生从医之路上一道难以跨越的门槛。

无论哪个类别的考试，真题无疑都是考生应优先选择的复习资料。考生通过真题，一方面可以检验复习效果，另一方面，也可以巩固知识、了解出题趋向、摸索考点分布。为了帮助考生更好地复习和掌握考试要点，我们广泛征求考生、考试组织者及命题人员等多方面的意见，组织北京中医药大学的优秀博士、硕士研究生（均为一次通过考试者）编写了这本《中西医结合执业助理医师资格考试真题解析》。

全书内容按2020版中西医结合执业助理医师资格考试最新大纲进行梳理，按科目排列，细化到考点，真题与考点相对应，层次清晰，重点明确。考点后标注"★"的，表明该考点为重点、高频考点，高频考点一目了然，以求让考生心中有数，合理安排复习时间。

所有试题均是全真试题，题后附有正确答案、考点以及解析。解析采取了选项解析法，除了帮助考生掌握正确答案的含义外，还尽可能地对干扰选项进行分析，使考生能够举一反三，触类旁通，尤其适合基础薄弱、时间紧迫的考生。

书中收录了原卷真题1300道，其中以近十年的真题为主，以使考生能更好地了解考试动向，把握考试脉搏，从而使考生更有针对性地进行重点复习、提高成绩，顺利通过考试。

目 录

中医基础理论 …………………………………… 1

中医诊断学 ……………………………………… 11

中药学 …………………………………………… 21

方剂学 …………………………………………… 29

中西医结合内科学 ……………………………… 38

中西医结合外科学 ……………………………… 66

中西医结合妇产科学 …………………………… 82

中西医结合儿科学 ……………………………… 96

针灸学 …………………………………………… 113

诊断学基础 ……………………………………… 122

药理学 …………………………………………… 137

传染病学 ………………………………………… 148

医学伦理学 ……………………………………… 159

卫生法规 ………………………………………… 162

中医基础理论

【A1 型题】

1. 中医确立相应的治疗原则和方法的依据是
　　A. 疾病　　　　B. 证候
　　C. 症状　　　　D. 体征
　　E. 病因
　　考点：辨证论治★
　　解析：证，是疾病过程中某一阶段或某一类型的病理概括，一般由一组相对固定的、有内在联系的、能揭示疾病某一阶段或某一类型病变本质的症状和体征构成。证是病机的外在反应；病机是证的内在本质。由于病机的内涵中包括了病变的部位、原因、性质和邪正盛衰变化，故证能够揭示病变的机理和发展趋势，中医学将其作为确定治法、处方遣药的依据。故本题选 B。

2. 辨证论治过程的三个步骤是
　　A. 望闻问切，辨病辨证，遣方用药
　　B. 辨明病机，确立治则，遣方用药
　　C. 因证立法，随法选方，据方施治
　　D. 辨明病机，因证立法，据方施治
　　E. 辨病辨证，随法选方，据方施治
　　考点：辨证论治
　　解析：论治，是在通过辨证思维得出证的诊断的基础上，确立相应的治疗原则和方法，选择适当的治疗手段和措施来处理疾病的思维和实践过程。包括：因证立法、随法选方、据方施治。故本题选 C。

3. 感冒治法有辛温解表和辛凉解表的不同，其理论依据是
　　A. 同病异治　　B. 异病同治
　　C. 辨病论治　　D. 同病同治
　　E. 异病异治
　　考点：辨证论治
　　解析：同病异治，是指同一种疾病，在其疾病的发展过程中，由于证不同，根据中医辨证论治的原理，采用的治法也不一样。感冒治法有辛温解表和辛凉解表的不同，就是因为它们的证不相同，因而采用不同的治疗方法。故本题选 A。

4. 构成宇宙本原的是
　　A. 天气　　　　B. 地气
　　C. 阳气　　　　D. 阴气
　　E. 精气
　　考点：精的概念
　　解析：精，又称精气，在中国古代哲学中，一般泛指气，是一种分布于宇宙之中的无形（指肉眼看不见形质）而运动不息的极细微物质，是构成宇宙万物的本原。故本题选 E。

5. 属于阴的是
　　A. 天　　　　　B. 降
　　C. 燥　　　　　D. 火
　　E. 热
　　考点：阴阳的含义
　　解析：明亮、运动、上升、温热者为阳，黑暗、静止、下降、寒凉为阴。因此备选答案中只有降属阴，其余均属于阳。故本题选 B。

6. "重阴必阳，重阳必阴"说明了阴阳之间的哪种关系
　　A. 对立　　　　B. 互根
　　C. 消长　　　　D. 平衡
　　E. 转化
　　考点：阴阳的转化★
　　解析：阴阳转化，指事物的总体属性在一定条件下可以向其相反的方向转化，即属阳的事物可以转化为阴的事物，属阴的事物可以转化为属阳的事物。阴阳在重、极、甚的条件下可以相互转化。所以，《内经》中的"重阴必阳，重阳必阴""寒极生热，热极生寒"即是阴阳的转化。故本题选 E。

7. 五脏分阴阳，脾的阴阳属性是
　　A. 阳中之阳　　B. 阳中之阴
　　C. 阴中之阳　　D. 阴中之阴

E. 阴中之至阴

考点：阴阳学说在组织结构和生理功能方面的应用

解析：《素问·金匮真言论》说："背为阳，阳中之阳，心也；背为阳，阳中之阴，肺也。腹为阴，阴中之阴，肾也；腹为阴，阴中之阳，肝也；腹为阴，阴中之至阴，脾也。"故本题选 E。

8. "益火之源，以消阴翳"所指的是
   A. 补阴扶阳　　　B. 阳病治阴
   C. 阴中求阳　　　D. 阳中求阴
   E. 阴病治阳

考点：阴阳学说在疾病预防和治疗方面的应用

解析：阴阳偏衰出现的是虚证，故总的治疗原则是"虚则补之"，即补其不足。分而言之，阴偏衰产生的是"阴虚则热"的虚热证，治疗当滋阴制阳，用"壮水之主，以制阳光"的治法，《内经》称之为"阳病治阴"。阳偏衰产生的是"阳虚则寒"的虚寒证，治疗当扶阳抑阴，用"益火之源，以消阴翳"的治法，《内经》称之为"阴病治阳"。故本题选 E。

9. 五行中具有"润下"特性的是
   A. 土　　　　　　B. 木
   C. 水　　　　　　D. 火
   E. 金

考点：五行的特性★

解析：《尚书·洪范》对五行特性的经典概括，说："水曰润下，火曰炎上，木曰曲直，金曰从革，土爰稼穑。"故本题选 C。

10. 下列各项与稼穑有关的是
    A. 木　　　　　　B. 火
    C. 土　　　　　　D. 金
    E. 水

考点：五行的特性★

解析：参见9题。故本题选 C。

11. 最容易导致阳虚和久病体虚的是哪个季节
    A. 春　　　　　　B. 夏
    C. 秋　　　　　　D. 冬
    E. 长夏

考点：事物与现象的五行归类★

解析：春温、夏热、秋凉、冬寒。寒性属阴，易伤阳气，阳气被遏，卫外功能降低，会引起久病体虚。故本题选 D。

12. 筋在五行中属于
    A. 木　　　　　　B. 火

    C. 土　　　　　　D. 金
    E. 水

考点：事物与现象的五行归类

解析：肝主筋，五行属木，因此筋属木。故本题选 A。

13. 烦躁易怒，导致的咳嗽属下列哪种五行生克关系
    A. 相侮　　　　　B. 相生
    C. 相克　　　　　D. 相乘
    E. 制化

考点：五行相克

解析：烦躁易怒代表肝，咳嗽代表肺，肝属木，肺属金，金克木，木侮金。据题干，肝病导致了肺病，为相侮。故本题选 A。

14. 脾病及肾，体现的关系是
    A. 相乘传变　　　B. 子病及母
    C. 母病及子　　　D. 相侮传变
    E. 母子同病

考点：五行相乘★

解析：五行相乘，是指五行中一行对其所胜的过度制约或克制，五行相乘的次序与相克相同，即木乘土、土乘水、水乘火、火乘金、金乘木。脾在五行属土，肾在五行属水，土克水，故脾病及肾，是土过于亢盛，对其所胜水进行超过正常限度的克制，产生相乘，即土乘水。故本题选 A。

15. 属于"子病犯母"传变的是
    A. 心病及脾　　　B. 心病及肾
    C. 心病及肺　　　D. 心病及肝
    E. 心病及胃

考点：五行的母子相及

解析：子行亢盛，引起母行亦亢盛，结果是子母两行皆亢盛，一般称为"子病犯母"。心在五行属火，木生火，肝在五行属木，故肝为心之母，心病及肝，即子病犯母。心病及脾为母病及子，心病及肾为五行相侮，心病及肺为五行相乘。故本题选 D。

16. 根据五行生克规律，治疗肝肾阴亏，肝阳上亢之证，应选用的是
    A. 滋水涵木法　　B. 益火补土法
    C. 培土制水法　　D. 泻南补北法
    E. 金水相生法

考点：五行学说在疾病治疗方面的应用

解析：滋水涵木法是滋肾阴以养肝阴的治法，又称滋肾养肝法、滋补肝肾法。适用于肾阴

亏损而肝阴不足，甚或肝阳上亢之证。所以，根据五行生克规律，治疗肝肾阴亏，肝阳上亢之证，应选用的治疗方法是滋水涵木法。故本题选 A。

17. 根据五行相克规律确定的治疗方法是
   A. 益火补土法　　B. 培土生金法
   C. 佐金平木法　　D. 金水相生法
   E. 滋水涵木法
   考点：五行学说在疾病治疗方面的应用
   解析：依据五行相克规律确定的治疗方法有抑木扶土法、培土制水法、佐金平木法和泻南补北法四种。故本题选 C。

18. 培土生金法的理论基础是
   A. 五行相生　　B. 五行相克
   C. 五行制化　　D. 五行相乘
   E. 五行相侮
   考点：五行学说在疾病治疗方面的应用
   解析：培土生金也称补脾益肺。土为脾，金为肺，借五行相生的理论用补脾益气的方药来补益肺气。故本题选 A。

19. 能通调水道的是
   A. 肝　　B. 心
   C. 脾　　D. 肺
   E. 肾
   考点：肺的生理功能 ★
   解析：肝的生理功能有：①主疏泄。②主藏血。心的生理功能有：①主血脉。②藏神。脾的生理功能有：①主运化。②主统血。肺的生理功能有：①主司呼吸。②主行水，《素问·经脉别论》称作"通调水道"。③朝百脉，主治节。肾的生理功能有：①藏精，主生长发育、生殖与脏腑气化。②主水。③主纳气。故本题选 D。

20. "主行水"的脏是
   A. 心　　B. 肺
   C. 脾　　D. 肝
   E. 肾
   考点：肺的生理功能 ★
   解析：参见19题。故本题选 B。

21. 五脏中，"主升清"的脏是
   A. 脾　　B. 心
   C. 肝　　D. 肺
   E. 肾
   考点：脾的生理特性 ★
   解析：脾主升清，指脾气的升动转输作用将胃肠道吸收的水谷精微和水液上输于心、肺等

脏，通过心、肺的作用化生气血，以营养濡润全身。故本题选 A。

22. 五脏中，女性经血之源是
   A. 肝　　B. 心
   C. 脾　　D. 肺
   E. 肾
   考点：肝的生理功能
   解析：肝藏血的生理意义有以下六个方面：①涵养肝气；②调节血量；③濡养肝及筋目；④化生和濡养魂，维持正常神志和睡眠；⑤为经血之源；⑥防止出血。故本题选 A。

23. 肾主纳气的主要生理作用是
   A. 有助于元气的生成
   B. 有助于元气的固摄
   C. 防止汗出过多
   D. 促进肺气的宣发
   E. 使肺的呼吸保持一定的深度
   考点：肾的生理功能 ★
   解析：肾主纳气，是指肾气有摄纳肺所吸入的自然界清气，保持吸气的深度，防止呼吸表浅的作用。人体的呼吸功能由肺所主，其中呼气主要依赖肺气的宣发作用，吸气主要依赖肺气的肃降作用。但吸入的清气，在肺的肃降作用下达于肾，必须再经肾气的摄纳潜藏，使其维持一定的深度，以利于气体的交换。因此，肾主纳气的主要生理作用是使肺的呼吸保持一定深度。故本题选 E。

24. 主管生殖功能是
   A. 肝的功能　　B. 心的功能
   C. 脾的功能　　D. 肺的功能
   E. 肾的功能
   考点：肾的生理功能 ★
   解析：肾的生理功能有：①藏精，主生长发育、生殖与脏腑气化。②主水。③主纳气。故本题选 E。

25. 与维持正常呼吸关系最密切的两脏是
   A. 脏与心　　B. 肺与肝
   C. 肺与脾　　D. 肺与肾
   E. 心与肾
   考点：肺与肾的关系 ★
   解析：人体的呼吸功能由肺所主，其中呼气主要依赖肺气的宣发作用，吸气主要依赖肺气的肃降作用。但吸入的清气，由肺气的肃降作用下达于肾，必须再经肾气的摄纳潜藏，使其维持一定的深度，以利于气体的交换。因此，与维持正

常呼吸关系最密切的两脏是肺与肾。故本题选D。

26. 与生殖功能有关的脏是
A. 心与脾 B. 心与肺
C. 肺与脾 D. 肺与肾
E. 肾与肝

考点：肝与肾的关系

解析：肝藏血，肾藏精，精血互化，且能相互资生，肝主疏泄，肾主封藏，疏泄与封藏二者之间存在着相反相成的互用关系。肝肾之间的这种关系，与男子排精及女子经孕尤为密切。两者关系失调，则可导致女子月经不调或男子遗精滑泄等。故本题选E。

27. 下列各项，其关系表现为"精血同源"的是
A. 心与脾 B. 肝与肾
C. 肝与脾 D. 脾与肾
E. 心与肾

考点：肝与肾的关系★

解析：肝与肾之间的关系主要表现在精血同源、藏泄互用以及阴阳互滋互制等方面。精血同源：肝藏血，肾藏精，精血皆由水谷之精化生和充养，且能相互资生，故曰同源互化。心与脾主要表现在血液生成方面的相互为用及血液运行方面的相互协同。肝与脾主要表现在疏泄与运化的相互为用、藏血与统血的相互协调。脾与肾主要表现为先天与后天的互促互助关系。心与肾主要表现为"心肾相交"，即水火既济、精神互用、君相安位。故本题选B。

28. 与四肢肌肉壮实关系密切的脏腑功能是
A. 肾主骨 B. 肺主气
C. 肝主筋 D. 脾主运化
E. 心主血脉

考点：五脏与五体的关系★

解析：脾在体合肉，是指脾气的运化功能与肌肉的壮实及其功能发挥之间有着密切的联系。全身的肌肉都有赖于脾胃运化的水谷精微及津液的营养滋润才能壮实丰满，并发挥其收缩运动的功能。故本题选D。

29. 在体合筋，在窍为目，其华在爪的脏是
A. 肝 B. 心
C. 脾 D. 肺
E. 肾

考点：五脏的外华

解析：肝在体合筋，在窍为目，其华在爪；心在体合脉，在窍为舌，其华在面；脾在体合

肉，在窍为口，其华在唇；肺在体合皮，在窍为鼻，其华在毛；肾在体合骨，在窍为耳及二阴，其华在发。故本题选A。

30. 五脏与五液的关系中，与肺相应的液是
A. 涕 B. 汗
C. 唾 D. 泪
E. 涎

考点：五脏与五液的关系

解析：五脏与五液的对应关系：心在液为汗；肺在液为涕；脾在液为涎；肝在液为泪；肾在液为唾。涕，即鼻涕，鼻涕由肺津所化，由肺气的宣发运动布散于鼻窍，故《素问·宣明五气》说："五脏化液……肺为涕。"故本题选A。

31. 被称为"受盛之官"的是
A. 胆 B. 胃
C. 小肠 D. 大肠
E. 膀胱

考点：小肠的生理功能

解析：小肠被称为"受盛之官"。小肠的受盛化物功能表现为以下两个方面：一是指小肠接受由胃腑下传的食糜而盛纳之，即受盛作用。二是指食糜在小肠内必须停留一定的时间，由脾气与小肠的共同作用对其进一步消化，化为精微和糟粕两部分，即化物作用。故本题选C。

32. 小肠的功能是
A. 受盛化物 B. 传化糟粕
C. 受纳腐熟 D. 运行水液
E. 通调水道

考点：小肠的生理功能★

解析：小肠主受盛化物、主泌别清浊、小肠主液。B为大肠的功能，C为胃的功能，D为三焦的功能，E为肺的功能。故本题选A。

33. 大肠的主要生理功能是
A. 受盛 B. 传化糟粕
C. 化物 D. 泌别清浊
E. 通行元气

考点：大肠的生理功能★

解析：大肠的生理功能有传化糟粕、主津。A、C、D为小肠的功能，E为三焦的功能。故本题选B。

34. 津液输布的主要通道是
A. 血管 B. 经络
C. 三焦 D. 腠理
E. 胸中

考点：三焦的生理功能★

解析：三焦是全身水液上下输布运行的通道。全身水液的输布和排泄是由肺、脾、肾等脏的协同作用而完成的，但必须以三焦为通道，才能升降出入运行。故本题选C。

35. 下列各项，不属表里关系的脏腑是
　　A. 肝与胆　　　　B. 脾与胃
　　C. 肺与大肠　　　D. 肾与膀胱
　　E. 心与心包
　　考点：五脏与六腑之间的关系★
　　解析：脏与腑的关系，是脏腑阴阳表里相合的关系。脏属阴而腑属阳，一脏一腑，一阴一阳，一表一里，组成心与小肠、肝与胆、脾与胃、肺与大肠、肾与膀胱、心包与三焦脏腑的表里关系。故本题选E。

36. "元神之府"是
　　A. 胃　　　　　　B. 脑
　　C. 膀胱　　　　　D. 三焦
　　E. 胆
　　考点：脑的生理功能
　　解析：脑为髓海，主人的思维意识和记忆。《类证治裁》卷三说："脑为元神之府，精髓之海，实记忆所凭也。"胃为"水谷气血之海"；三焦为"孤府"；胆"中精之府""清净之府""中清之府"。故本题选B。

37. 维持机体体温的是
　　A. 气的推动作用　　B. 气的温煦作用
　　C. 气的防御作用　　D. 气的固摄作用
　　E. 气的中介作用
　　考点：人体之气的主要功能
　　解析：A的主要作用为：①推动人体的生长发育。②推动脏腑经络组织器官的功能活动。③推动津液的生成、输布和排泄。B主要体现为温暖全身。C主要体现为防御外邪入侵并驱逐侵入体内之病邪。D主要体现为固护统摄体液。E主要体现为通过气的运动而产生的各种变化，指精、气、血、津液等物质各自的新陈代谢及相互间的转化。故本题选B。

38. 谷气与自然界精气相结合而生成的是
　　A. 元气　　　　　B. 宗气
　　C. 真气　　　　　D. 卫气
　　E. 营气
　　考点：人体之气的生成★
　　解析：人体之气主要来源于先天之精所化生的先天之气、水谷之精所化生的水谷之气和自然界的清气，三者结合成为一身之气。元气

又名真气、原气，属先天之气。它来源于父母，为先天之精所化生，藏于肾，依靠后天之气的滋养和补充。宗气为后天之气，是由肺吸入之自然界清气和脾运化之水谷精气结合而成，积于胸中，主要功能有二：一是出喉咙而行呼吸，二是贯注心脉而行气血。营气，营有营运和营养两种含义。营气主要由脾胃运化的水谷精微所化生，是水谷精微中富有营养的物质。它分布于脉管之中，主要功能是化生血液，营养人体。卫气，卫有保卫、卫护之义。卫气亦由脾胃运化的水谷精微所化生，是水谷精微的慓悍部分，行于脉外，其运行迅速而滑利。故本题选B。

39. 体内之气与外界之气合并为
　　A. 元气　　　　　B. 卫气
　　C. 营气　　　　　D. 宗气
　　E. 脏腑之气
　　考点：人体之气的生成★
　　解析：元气来源于父母，为先天之精所化生，藏于肾，依靠后天之气的滋养和补充。宗气为后天之气，是由肺吸入之自然界清气和脾运化之水谷精气结合而成，积于胸中。营气主要由脾胃运化的水谷精微所化生，是水谷精微中富有营养的物质。卫气亦由脾胃运化的水谷精微所化生，是水谷精微的慓悍部分，行于脉外，其运行迅速而滑利。故本题选D。

40. 水谷精微中的精华部分所化生的是
　　A. 宗气　　　　　B. 卫气
　　C. 营气　　　　　D. 中气
　　E. 元气
　　考点：人体之气的分类★
　　解析：参见38题。故本题选C。

41. 水谷精微中的慓悍滑利部分所化生的是
　　A. 宗气　　　　　B. 卫气
　　C. 营气　　　　　D. 中气
　　E. 元气
　　考点：人体之气的分类★
　　解析：参见38题。故本题选B。

42. 营气的作用是
　　A. 主生殖
　　B. 推动和调节人体的生长发育
　　C. 营养全身
　　D. 聚于胸中
　　E. 循皮肤之中，分肉之间
　　考点：人体之气的分类★
　　解析：主生殖是元气的主要生理功能；推动

和调节人体的生长发育是元气的生理功能。营养全身和化生血液是营气的生理功能。聚于胸中是宗气的特点。循皮肤之中、分肉之间是卫气的特点。故本题选 C。

43. 气的运动而产生的各种变化称为
　　A. 宣发　　　　　　B. 气化
　　C. 气机　　　　　　D. 气逆
　　E. 得气
　　考点：气化
　　解析：气的运动而产生的各种变化称为气化。故本题选 B。

44. 有关神的功能说法错误的是
　　A. 调节精、气、血的代谢
　　B. 调节脏腑的生理功能
　　C. 主宰人体的生命活动
　　D. 调节津液的代谢
　　E. 濡养脏腑
　　考点：人体之神的作用
　　解析：人体之神的作用包括调节和控制脏腑功能活动；调节精气血津液的代谢，维系机体内外环境的平衡；主宰人体的生命活动，是治疗取效的内在基础。故本题选 E。

45. 同名手足阳经的交接部位是
　　A. 胸部　　　　　　B. 头面部
　　C. 上肢末端　　　　D. 下肢末端
　　E. 四肢末端
　　考点：十二经脉的交接规律
　　解析：十二经脉的交接规律：相为表里的阴经与阳经在四肢末端交接；同名手足阳经在头面部交接；足手阴经在胸部交接。故本题选 B。

46. 与足太阳经相表里的经脉是
　　A. 手太阳经　　　　B. 足少阴经
　　C. 足厥阴经　　　　D. 手少阳经
　　E. 足太阴经
　　考点：十二经脉的表里关系★
　　解析：手足三阴与三阳经，通过各自的经别和经络相互沟通，组成六对表里相合关系。如《素问·血气形志》说："足太阳与少阴为表里，少阳与厥阴为表里，阳明与太阴为表里，是为手之阴阳也。"故本题选 B。

47. 不属于六淫致病特点的是
　　A. 六淫致病多与季节气候有关
　　B. 六淫致病多与居住环境有关
　　C. 可单独侵袭人体而致病
　　D. 传染性

　　E. 可以在一定的条件下相互转化
　　考点：六淫的共同致病特点
　　解析：六淫的致病具有共同特点：①外感性。六淫致病，多从肌表、口鼻而入，或两者同时受邪。②季节性。六淫致病常具有明显的季节性。如春季多风病，夏季多暑病，长夏多湿病，秋季多燥病，冬季多寒病等。③地域性。六淫致病与生活、工作的区域环境密切相关。④相兼性。六淫邪气既可单独伤人致病，又可两种以上同时侵犯人体而为病。如风热感冒、暑湿感冒、湿热泄泻、风寒湿痹等。同时，六淫邪气侵入人体在特定情况下可以相互转化，如寒邪入里化热等。因此答案中 ABCE 均为六淫致病的特点，只有 D 选项是疫疠之邪的致病特点，不属于六淫范畴。故本题选 D。

48. 其性开泄的邪气是
　　A. 风　　　　　　　B. 寒
　　C. 暑　　　　　　　D. 燥
　　E. 火
　　考点：风邪的性质★
　　解析：风邪的性质及致病特点：风性轻扬开泄，易袭阳位；风性善行而数变；风性主动；风为百病之长。寒邪的性质及致病特点：寒为阴邪，易伤阳气；寒性凝滞；寒性收引。暑邪的性质及致病特点：暑为阳邪，其性炎热；暑性升散，易扰心神，易伤津耗气；暑多夹湿。湿邪的性质及致病特点：湿为阴邪，易伤阳气；湿性重浊；湿性黏滞，易阻气机；湿性趋下，易袭阴位。燥邪的性质及致病特点：燥性干涩，易伤津液；燥易伤肺。火邪的性质及致病特点：火热为阳邪，其性燔灼趋上；易扰心神，易伤津耗气；易生风动血；易致疮痈。故本题选 A。

49. 六淫邪气侵犯人体最易引起疼痛的邪气是
　　A. 湿　　　　　　　B. 火
　　C. 风　　　　　　　D. 寒
　　E. 燥
　　考点：寒邪的致病特点
　　解析：寒性凝滞，易伤阳气，失其温煦，易使经脉气血运行不畅，甚或凝滞阻滞不通，不通则痛。故寒邪是最易导致疼痛的外邪。余参见 48 题。故本题选 D。

50. 具有黏滞性质的外感病邪是
　　A. 风　　　　　　　B. 寒
　　C. 湿　　　　　　　D. 燥
　　E. 火

考点：湿邪的性质★

解析：参见48题。**故本题选C。**

51. 下列各项，其性重浊的邪气是
A. 风　　　　B. 寒
C. 暑　　　　D. 湿
E. 燥

考点：湿邪的性质★

解析：参见48题。**故本题选D。**

52. 下列各项，最易损伤心、肝、脾三脏的是
A. 六淫　　　B. 疠气
C. 七情内伤　D. 劳逸失度
E. 饮食失宜

考点：情志内伤的致病特点★

解析：七情内伤，既可单一情志伤人，又可两种以上情志交织伤人。由于心肝脾三脏在人体生理和情志活动中发挥着重要作用，故情志内伤，最易损伤心肝脾三脏。**故本题选C。**

53. 可导致肾气不固，气陷于下的情志刺激是
A. 怒　　　　B. 悲
C. 惊　　　　D. 恐
E. 喜

考点：情志内伤的致病特点

解析：情志内伤影响脏腑之气的运行，导致脏腑气机升降失常而出现相应的临床表现。故《素问·举痛论》说："百病生于气也，怒则气上，喜则气缓，悲则气消，恐则气下，惊则气乱，思则气结。"恐则气下是指过度恐惧伤肾，致使肾气失固，气陷于下。临床可见二便失禁，甚则遗精等症。**故本题选D。**

54. 七情可影响脏腑气机，悲则
A. 气上　　　B. 气消
C. 气缓　　　D. 气结
E. 气下

考点：情志内伤的致病特点

解析：参见53题。**故本题选B。**

55. 具有"病位固定、病证繁多"特点的病邪是
A. 结石　　　B. 积食
C. 风邪　　　D. 痰饮
E. 瘀血

考点：瘀血的致病特点

解析：瘀血致病特点：①易于阻滞气机。②影响血脉运行。③影响新血生成。④病位固定，病证繁多。**故本题选E。**

56. 腹部见青紫色包块，质硬，固定不移，刺痛拒按，夜间痛甚。其病因是

A. 火邪　　　B. 结石
C. 湿邪　　　D. 瘀血
E. 痰饮

考点：瘀血致病的症状特点

解析：瘀血致病，其主要病症特点如下：①疼痛：一般表现为刺痛，痛处固定不移，拒按，夜间痛势尤甚。②肿块：瘀血积于皮下或体内则可见肿块，肿块部位多固定不移。③出血：因瘀血阻滞，经脉不畅，血溢脉外而见出血，血色紫暗或夹有瘀血块。④色紫暗：面色紫暗、口唇、爪甲青紫等；舌质紫暗，或舌有瘀斑、瘀点等。⑤可出现肌肤甲错，脉涩或脉结代等。**故本题选D。**

57. 引起人体发病的基础是
A. 正气与邪气的斗争
B. 邪盛而正未衰
C. 邪气亢盛
D. 正气不足
E. 正衰邪盛

考点：正气不足是发病的基础★

解析：正气不足是疾病发生的基础；邪气是发病的重要条件；邪正相搏的胜负，决定发病与不发病。**故本题选D。**

58. 发病的重要条件是
A. 邪气偏盛　　B. 正气不足
C. 邪盛正衰　　D. 正虚邪恋
E. 正盛邪恋

考点：邪气是发病的重要条件★

解析：参见57题。**故本题选A。**

59. 感受邪气后，并不立即发病，病邪在机体内潜伏一段时间，或在诱因的作用下，过时而发病，属于
A. 复发　　　B. 继发
C. 徐发　　　D. 感邪即发
E. 伏而后发

考点：伏而后发★

解析：伏而后发：是指感受邪气后，病邪在机体内潜伏一段时间，或在诱因的作用下，过时而发病。复发：是指疾病初愈或疾病的缓解阶段，在某些诱因的作用下，引起疾病再度发作或反复发作的一种发病形式。继发：是指在原发疾病的基础上，继而发生新的疾病。徐发：是指感邪后缓慢发病，又称为缓发。感邪即发：又称为卒发、顿发，指感邪后立即发病、发病迅速之意。**故本题选E。**

60. 与内寒病机密切相关的脏腑有
    A. 心、脾、肾   B. 肺、胃、肾
    C. 心、肝、脾   D. 脾、肺、肾
    E. 心、肺、肾
    考点：寒从中生★
    解析：内寒，又称寒从中生，是指机体阳气虚衰，温煦作用减退，阳不制阴而虚寒内生的病理变化。多因先天禀赋不足，阳气虚衰，或久病伤阳，或外感寒邪，过食生冷，损伤阳气，以致阳气虚衰所致。内寒病机多见于心脾肾。故本题选A。

61. 中医学治疗疾病的主导思想是
    A. 正治与反治   B. 治标与治本
    C. 治病求本   D. 扶正与祛邪
    E. 调整阴阳
    考点：治则、治法的基本概念
    解析：治则，是治疗疾病时所必须遵循的基本原则，是在整体观念和辨证论治精神指导下而制定的治疗疾病的准绳。如扶正祛邪、调整阴阳、正治反治、治标治本、调理精气血津液及三因制宜等，属于基本治则，从属于治病求本的指导思想。故本题选C。

62. 用温热药治疗寒性病证出现的寒象，其治法是
    A. 寒者热之   B. 热者寒之
    C. 寒因寒用   D. 热因热用
    E. 用寒远寒
    考点：正治★
    解析：寒者热之，寒指证候的属性，热指治法或方药的性质。寒证表现为寒象，用温热性质的方药治疗，即为寒者热之。故本题选A。

63. 对真寒假热应采用的治疗方法是
    A. 热因热用   B. 寒因寒用
    C. 塞因塞用   D. 通因通用
    E. 虚则补之
    考点：反治★
    解析：A为热因热用，反治法之一，即以热药治疗真寒假热之法。例如某些亡阳虚脱的病人，由于阴寒内盛，格阳于外，有时会见到面颊浮红、烦躁等热象，因其热象是假，而阴盛寒盛是其本质，故仍以温热药物治疗，就是热因热用。B用于真热假寒。C用于真虚假实证。D用于真实假虚证。E用于体虚之人。故本题选A。

64. 真寒假热证适合采用的治则是
    A. 急则治标   B. 缓则治本

C. 热因热用   D. 寒因寒用
    E. 标本兼治
    考点：反治★
    解析：热因热用，即以热治热，是指用热性药物来治疗具有假热征象的病证，适用于阴盛格阳的真寒假热证。A、B、E是根据标本主次的不同，治疗上的先后缓急之分。D适用于真热假寒证。故本题选C。

65. 正虚为主，且机体不能耐受攻伐者，应采用的治则治法是
    A. 扶正   B. 祛邪
    C. 扶正祛邪   D. 先扶正后祛邪
    E. 先祛邪后扶正
    考点：扶正与祛邪
    解析：扶正：适用于虚证或真虚假实证。祛邪：适用于实证或真实假虚证。扶正祛邪：即攻补兼施，适用于虚实夹杂的病证。先扶正后祛邪：即先补后攻，适用于正虚为主，且机体不能耐受攻伐者。先祛邪后扶正：即先攻后补，适用于邪盛为主或正虚不甚，邪势方张，正气尚耐攻者。故本题选D。

【B1型题】

    A. 阴中之阳   B. 阴中之阴
    C. 阳中之阳   D. 阳中之阴
    E. 阴中之至阴

66. 肝脏为
67. 肾脏为
68. 肺脏为
    考点：阴阳学说在组织结构和生理功能方面的应用
    解析：五脏中位于上焦者属于阳，位于中下焦者属于阴。肝位于中下焦，但其主要功能为疏泄，主升主动，有阳的特点，因此其为阴中之阳；肾脏居于中下焦，主封藏，因此属于阴中之阴；肺脏居于上焦，以肃降为主要功能，为阳中之阴。故66题选A，67题选B，68题选D。

    A. 肝   B. 心
    C. 脾   D. 肺
    E. 肾

69. 有主行血功能的脏是
70. 有主统血功能的脏是
    考点：心、脾的生理功能★
    解析：A主疏泄、主藏血。B主血脉（行血

与生血)、藏神。C 主运化、主统血。D 主气司呼吸,主行水、朝百脉,主治节。E 藏精,主生长发育、生殖与脏腑气化,主水,主纳气。故69题选B,70题选C。

  A. 肾   B. 心
  C. 肝   D. 脾
  E. 肺

71. 具有推动血液运行功能的脏是
72. 具有调节血量功能的脏是
  考点:心、肝的生理功能★
  解析:心主血脉:主血体现于行血和生血两方面;主脉体现于心气推动血液运行脉中。肝藏血,是指肝脏具有贮藏血液、调节血量和防止出血的功能。余参见69、70题。故71题选B,72题选C。

  A. 心与肝   B. 心与脾
  C. 肺与肝   D. 肺与肾
  E. 肝与肾

73. 五脏中,体现精神调节的两脏是
74. 五脏中,体现阴阳互资的两脏是
  考点:心与肝、肺与肾的关系★
  解析:心与肝的关系表现在行血与藏血以及精神调节两个方面。肺与肾的关系表现在水液代谢、呼吸运动及阴阳互资三个方面。肺与肝的关系表现在人体气机升降的调节方面。余参见27题。故73题选A,74题选D。

  A. 心与肺   B. 心与肾
  C. 脾与肾   D. 肝与肾
  E. 肺与脾

75. 上述各项,体现藏泻互用关系的两脏是
76. 上述各项,体现水火既济关系的两脏是
  考点:心与肾、肝与肾的关系★
  解析:心与肺主要表现在血液运行与呼吸吐纳之间的协同调节关系。心与肾主要表现为"心肾相交",即水火既济、精神互用、君相安位。脾与肾主要表现为先天与后天的互促互助关系。肝与肾主要表现在精血同源、藏泻互用以及阴阳互滋互制等方面。肺与脾主要表现在气的生成与水液代谢两个方面。故75题选D,76题选B。

  A. 主贮藏胆汁   B. 主受纳水谷
  C. 主腐熟水谷   D. 主受盛化物
  E. 主传化糟粕

77. 上述各项,属于小肠生理功能的是
78. 上述各项,属于大肠生理功能的是
  考点:小肠、大肠的生理功能★
  解析:胆主贮藏和排泄胆汁,主决断;胃主受纳水谷,腐熟水谷;小肠主受盛化物,主泌别清浊,主液;大肠主传化糟粕,主津。故77题选D,78题选E。

  A. 膀胱   B. 三焦
  C. 小肠   D. 大肠
  E. 胆

79. 主液的腑是
80. 主津的腑是
  考点:小肠、大肠的生理功能★
  解析:小肠主受盛化物,主泌别清浊,主液;大肠主传化糟粕,主津;膀胱主汇聚水液,贮存和排泄尿液;三焦通行诸气,运行津液;胆主贮藏和排泄胆汁,主决断。故79题选C,80题选D。

  A. 推动作用   B. 温煦作用
  C. 防御作用   D. 固摄作用
  E. 营养作用

81. 上述气的作用,可祛除病邪的是
82. 上述气的作用,可维持体温相对恒定的是
  考点:人体之气的功能★
  解析:气的防御作用,是指气具有保卫人体抵御外邪和驱邪外出的作用。气的温煦作用,是指气可以通过气化产生热量,使人体温暖,消除寒冷。气的温煦作用对人体有重要的生理意义:①使人体维持相对恒定的体温。②有助于各脏腑、经络、形体、官窍进行正常的生理活动。③有助于精血津液的正常疏泄、循行和输布,即所谓"得温而行、得寒而凝"。故81题选C,82题选B。

  A. 元气   B. 宗气
  C. 营气   D. 卫气
  E. 中气

83. 行于脉中的气是
84. 行于脉外的气是
  考点:人体之气的分类
  解析:元气是人体最根本、最重要的气,是

人体生命的原动力。宗气是由谷气与自然界的清气相结合而积聚于胸中的气。营气是行于脉中而具有营养作用的气。卫气是行于脉外而具有保卫作用的气。中气，指脾气。故83题选C，84题选D。

A. 风邪　　　　B. 寒邪
C. 湿邪　　　　D. 燥邪
E. 火邪

85. 易困脾的邪气是
86. 易伤肺的邪气是
考点：湿邪、燥邪的性质及致病特点
解析：湿为阴邪，易损伤阳气，阻遏气机，脾主运化水液，性喜燥而恶湿，故外感湿邪常易困脾，致脾阳不振，运化无权。燥易伤肺，肺为娇脏，喜清润而恶燥。肺主气司呼吸，直接与自然界大气相通，且外合皮毛，开窍于鼻，燥邪多从口鼻而入，故最易损伤肺津。故85题选C，86题选D。

A. 气滞　　　　B. 气逆
C. 气陷　　　　D. 气闭
E. 气脱

87. 气外出太过而不能内守，称之为
88. 气不能外达而郁结闭塞于内，称之为
考点：气的失常★
解析：气脱指气虚至极，不能内守而大量脱失，以致生命功能突然衰竭的一种病理变化。气闭指气机闭阻，失于外达，甚至清窍闭塞出现昏厥的一种病理变化。气滞指气的运行不畅，或郁滞不通的病理变化。气逆指气升之太过，或降之不及，以致气逆于上的一种病理变化。气陷指气的上升不足或下降太过，以气虚升举无力而下陷为特征的一种病理变化。故87题选E，88题选D。

中医诊断学

【A1 型题】

1. 久患重病者面色苍白,突见颧颊部嫩红如妆,游移不定的临床意义是
 A. 阳明实热　　B. 虚阳外越
 C. 外感风热　　D. 气虚发热
 E. 阴虚内热
 考点:假神★
 解析:久病重病者面色苍白,突见颧颊部嫩红如妆,游移不定,提示脏腑精气耗竭殆尽,正气将绝,阴不敛阳,虚阳外越,阴阳即将离决,属病危。故本题选 B。

2. 面色黧黑,肌肤甲错的临床意义是
 A. 肾虚　　　　B. 水饮
 C. 寒证　　　　D. 血瘀久停
 E. 痛证
 考点:五色主病
 解析:面色黧黑,肌肤甲错者,多由血瘀日久所致;面黑暗淡者,多属肾阳虚;面黑干焦者,多属肾阴虚;眼眶周围发黑者,多属肾虚水饮或寒湿带下。故本题选 D。

3. 下列各项,可见全目赤肿症状的是
 A. 心火亢盛　　B. 脾有湿热
 C. 肝经风热　　D. 阴虚火旺
 E. 肺热亢盛
 考点:望目色★
 解析:目赤肿痛多属实热证。如白睛色红为肺火或外感风热;两眦赤痛为心火;睑缘赤烂为脾有湿热;全目赤肿为肝经风热上攻。故本题选 C。

4. 小腿足部皮肤突然成片,色如涂丹,焮热肿胀,边界清楚,称为
 A. 赤游丹　　　B. 流火
 C. 抱头火丹　　D. 瘾疹
 E. 阳斑
 考点:望皮肤色泽
 解析:皮肤突然鲜红成片,色如涂丹,边缘清楚,灼热肿胀者,为丹毒。发于头面者,名抱头火丹;发于小腿足部者名流火;发于全身、游走不定者,名赤游丹。发于上部者多由风热化火所致,发于下部者多因湿热化火而成,亦有因外伤染毒而引起者。故本题选 B。

5. 舌尖所候的脏腑是
 A. 心、肺　　　B. 脾、胃
 C. 肝、胆　　　D. 肾
 E. 三焦
 考点:舌诊原理
 解析:舌尖所候的脏腑是心、肺,舌边所候的脏腑是肝、胆,舌中所候的脏腑是脾、胃,舌根所候的脏腑是肾。故本题选 A。

6. 红绛舌,白滑腻苔的临床意义是
 A. 湿热蕴结
 B. 邪热伤津,燥结腑实
 C. 阴虚火旺,复感寒湿之邪
 D. 风寒化热
 E. 阳虚寒湿之体,痰饮聚久化热
 考点:舌色、苔质变化★
 解析:红舌主实热、阴虚。绛舌多由红舌进一步发展而来。绛舌主里热亢盛、阴虚火旺。舌苔白腻而滑,为痰浊、寒湿内阻。因此红绛舌、白滑腻苔的临床意义是阴虚火旺,复感寒湿之邪。故本题选 C。

7. 阴寒内盛,阳气被遏,血行凝滞可见到的舌象是
 A. 舌青紫而肿胀
 B. 全舌青紫
 C. 舌绛紫而干枯少津
 D. 舌绛有裂纹
 E. 舌淡紫而湿润
 考点:舌色变化
 解析:舌青紫而肿胀,为先天性舌血管瘤患者;全舌青紫者,其病多是全身性血行瘀滞;舌绛紫而干枯少津，为热盛伤津，气血壅滞所致；舌绛有裂纹多属久病阴虚火旺，或热病后期阴液耗损；舌淡紫而湿润，多为阳气虚衰阴寒内盛，寒凝血瘀。故本题选 E。

8. 舌色淡白而有裂纹，其临床意义是
　　A. 阴液亏损　　　B. 热盛伤津
　　C. 脾虚湿侵　　　D. 寒邪凝滞
　　E. 血虚不润
　　考点：舌形变化★
　　解析：舌色淡白而有裂纹，多为血虚不润，因血虚不能上荣于舌，精微不能濡养舌体，可使舌体出现裂纹。阴液亏损多见舌体瘦薄而色红绛干燥者；热盛伤津多见舌红绛而有裂纹；脾虚湿浸多见舌淡胖大；寒邪凝滞多见舌短缩，色淡白或青紫而湿润。故本题选 E。

9. 下列各项，可见舌淡白裂纹多的是
　　A. 脾虚湿侵　　　B. 血虚不润
　　C. 阴液亏虚　　　D. 寒湿内盛
　　E. 痰浊壅滞
　　考点：舌形变化★
　　解析：参见8题。故本题选 B。

10. 下列各项，不属望苔质内容的是
　　A. 厚薄　　　　　B. 润燥
　　C. 腐腻　　　　　D. 裂纹
　　E. 剥落
　　考点：苔质变化
　　解析：望苔质包括望苔质的厚薄、润燥、腐腻、剥落、真假。故本题选 D。

11. 观察舌苔以辨别病邪深浅，主要依据
　　A. 舌苔的润燥　　B. 舌苔的厚薄
　　C. 舌苔的有无　　D. 舌苔的颜色
　　E. 舌苔的真假
　　考点：苔质变化
　　解析：病邪的深浅主要靠舌苔的厚薄来判断。苔薄则病在表，病邪浅，苔厚则病在里，病邪深。舌苔的润燥反应体内津液的荣枯、舌苔有无反应阴液的盛衰、舌苔的颜色反应体内的寒热变化、舌苔的真假反应疾病的预后。故本题选 B。

12. 舌苔黄腻的临床意义是
　　A. 湿热内蕴　　　B. 大肠热盛
　　C. 心火亢盛　　　D. 肺热壅盛
　　E. 热陷心包
　　考点：苔色变化★
　　解析：苔黄而腻，主湿热或痰热内蕴，或食

积化腐。故本题选 A。

13. 下列各项，可见神志不清，语无伦次，声高有力症状的是
　　A. 谵语　　　　　B. 郑声
　　C. 独语　　　　　D. 错语
　　E. 狂言
　　考点：谵语★
　　解析：谵语指神志不清，语无伦次，声高有力。郑声指神志不清，语言重复，时断时续，语声低微无力，属于心气大伤，精神散乱之虚证。独语指自言自语，喃喃不休，见人语止，首尾不续的症状。错语指病人神志清楚而语言错乱，语后自知语错的症状。狂言表现为精神错乱，语无伦次，狂叫骂詈等。故本题选 A。

14. 表现为呼吸困难，短促急迫，喉间痰鸣的是
　　A. 咳嗽　　　　　B. 哮
　　C. 喘　　　　　　D. 嗳气
　　E. 太息
　　考点：哮
　　解析：哮指呼吸急促似喘，喉间有哮鸣音的症状。咳嗽指肺气上冲喉间而发出的一种"咳、咳"的声音。喘即气喘，指呼吸困难、急迫，张口抬肩，甚至鼻翼扇动，难以平卧。嗳气指胃中气体上出咽喉所发出的一种声长而缓的声音。太息指病人在情绪抑郁时，因胸胁胀闷不畅，不自觉地发出的长吁或短叹声。故本题选 B。

15. 嗳气频作，脘腹冷痛，得温症减的临床意义是
　　A. 肝气犯胃　　　B. 宿食内停
　　C. 脾胃气虚　　　D. 寒邪犯胃
　　E. 寒湿困脾
　　考点：嗳气★
　　解析：嗳气频作，脘腹冷痛，得温症减者，多为寒邪犯胃，或为胃阳亏虚。嗳气频作而响亮，嗳气后脘腹胀减，嗳气发作因情志变化而增减者，多为肝气犯胃。嗳气酸腐，兼脘腹胀满者，多因宿食内停。嗳声低沉断续，无酸腐气味，兼见纳呆食少者，为胃虚气逆。食欲减退，多因脾气虚弱、寒湿困脾等所致。故本题选 D。

16. 嗳气频作响亮，嗳后脘腹胀减，发作与情志有关的病机是
　　A. 宿食内停　　　B. 胃阳虚
　　C. 寒邪犯胃　　　D. 肝气犯胃
　　E. 胃虚气逆
　　考点：嗳气★

解析：参见15题。故本题选D。

17. 由于情志抑郁不舒而发出的长吁或短叹声称为
　　A. 嗳气　　　　B. 呃逆
　　C. 太息　　　　D. 短气
　　E. 呵欠
考点：太息
解析：B为从咽喉发出的一种不由自主的冲击声，声短而频，呃呃作响。D为自觉呼吸短促，气不接续，他觉征象不明显。E意指疲惫欲睡或乍醒时张口舒气。余参见14题。故本题选C。

18. 有形实邪闭阻气机可见
　　A. 酸痛　　　　B. 隐痛
　　C. 空痛　　　　D. 绞痛
　　E. 胀痛
考点：疼痛★
解析：A多因风湿侵袭肌肉关节，气血运行不畅，或肾虚、气血不足，组织失养所致。B多因阳气不足、精血亏虚，机体失养所致。C多因气血亏虚，阴精不足，组织器官失养所致。D多因有形实邪闭阻气机，或寒邪凝滞气机所致。E是气滞作痛的特点。刺痛是瘀血致痛的特征。故本题选D。

19. 肾精不足所致头痛的特点是
　　A. 隐痛　　　　B. 绞痛
　　C. 胀痛　　　　D. 刺痛
　　E. 空痛
考点：问头痛★
解析：参见18题。故本题选E。

20. 双目干涩，视物模糊的病因一般为
　　A. 肝血虚　　　B. 心血虚
　　C. 肾阴虚　　　D. 肝气虚
　　E. 心火旺
考点：问目
解析：肝开窍于目，肝血不足，双目失于濡养，则会出现干涩、视物模糊。故本题选A。

21. 夜卧不安，腹胀，嗳气酸腐的临床意义是
　　A. 心肾不交　　B. 胆郁痰扰
　　C. 食滞内停　　D. 脾气虚弱
　　E. 痰湿困脾
考点：失眠★
解析：夜卧不安，腹胀，嗳气酸腐者，多为食滞内停。不易入睡，甚至彻夜不眠，兼心烦不寐者，多见于心肾不交。睡眠时时惊醒，不易安

卧者，多见于胆郁痰扰。睡后易醒，不易再睡，多见于心脾两虚。故本题选C。

22. 惊悸而失眠，多见于
　　A. 胆郁痰扰　　B. 心肾不安
　　C. 心脾两虚　　D. 胃气不和
　　E. 肝胃不和
考点：失眠★
解析：参见21题。故本题选A。

23. 睡后易醒，不易再睡者，其临床意义是
　　A. 心肾不交　　B. 心脾两虚
　　C. 胆郁痰扰　　D. 痰湿困脾
　　E. 食滞内停
考点：失眠★
解析：参见21题。故本题选B。

24. 多尿多饮，形体消瘦的临床意义是
　　A. 肾阴不足　　B. 肾阳亏虚
　　C. 脾阳亏虚　　D. 肝气郁结
　　E. 膀胱湿热
考点：口渴多饮★
解析：多尿多饮，形体消瘦，属消渴病，因燥热阴虚，肾阳偏亢，气化太过所致。故本题选A。

25. 渴喜热饮，饮水不多，或饮后即吐的病机是
　　A. 营分热盛　　B. 痰浊中阻
　　C. 湿热内蕴　　D. 痰饮内停
　　E. 瘀血内停
考点：渴不多饮
解析：渴喜热饮，饮水不多，或饮后即吐者，多为痰饮内停。口干但欲漱水而不欲咽，兼面色黧黑，或肌肤甲错者，为瘀血内停。故本题选D。

26. 饥不欲食，可见于
　　A. 脾胃虚弱　　B. 胃强脾弱
　　C. 湿邪困脾　　D. 胃阴不足
　　E. 湿热蕴脾
考点：饥不欲食★
解析：饥不欲食，是患者感觉饥饿而又不想进食，或进食很少，亦属食欲减退范畴，可见于胃阴不足证。脾胃虚弱可见食欲减退、面色萎黄，食后腹胀，疲乏无力。胃强脾弱可见消谷善饥，兼见大便溏泄。湿邪困脾可见纳呆食少，脘闷腹胀，头身困重，便溏苔腻。湿热蕴脾可见厌食油腻之物，兼脘腹痞闷，恶心便溏，肢体困重。故本题选D。

27. 患者口淡乏味，常提示

A. 脾胃湿热　　　B. 胃肠积滞
C. 脾胃虚弱　　　D. 痰热内盛
E. 肝胃蕴热

考点：口淡★

解析：口淡指病人味觉渐退，口中乏味，甚至无味的症状，多见于脾胃虚弱证。A 多见口甜，B 或 E 多见口酸，D 多见口黏腻。故本题选 C。

28. 以腹痛，里急后重，下痢脓血为临床表现的证候是

A. 食滞胃肠证　　B. 肠道湿热证
C. 脾不统血证　　D. 肠热腑实证
E. 胃热炽盛证

考点：大便异常★

解析：A 的特点为肠鸣腹痛，泻下不爽，便臭如败卵。B 的特点为下痢脓血，里急后重，或暴注下泻，色黄而秽臭，肛门灼热。C 的特点为便溏、食少面黄。D 的特点为大便秘结，或热结旁流，气味恶臭。E 的特点为渴喜冷饮，便秘尿赤。故本题选 B。

29. 结脉与促脉的主要区别在于

A. 脉位的浮沉　　B. 脉力的大小
C. 脉形的长短　　D. 脉率的快慢
E. 脉律的齐否

考点：常见脉象★

解析：结脉脉来缓慢，时有中止，止无定数；促脉脉来数而时有一止，止无定数。两者脉律均不齐，脉率一快一慢。故本题选 D。

30. 下列脉象，脉位偏沉的是

A. 弱脉　　　　B. 濡脉
C. 洪脉　　　　D. 细脉
E. 弦脉

考点：常见脉象

解析：弱脉脉象为沉细无力而软；濡脉脉象为浮细无力而软；洪脉脉象为脉体宽大，搏动部位浅表，指下有力；细脉脉象为脉细如线，但应指明显；弦脉脉象为脉端直以长，如按琴弦。只有弱脉脉象偏沉。故本题选 A。

31. 下列属涩脉临床意义的是

A. 惊恐，疼痛　　B. 里证，寒证
C. 疝气，阴寒　　D. 气滞，血瘀
E. 实证，热证

考点：常见脉象★

解析：涩脉形细而行迟，往来艰涩不畅，脉势不匀，如"轻刀刮竹"，多见于气滞、血瘀和

精伤、血少、痰食内停。故本题选 D。

32. 下列各项，不属于涩脉临床主病的是

A. 气滞　　　　B. 血瘀
C. 精伤　　　　D. 血少
E. 热盛

考点：常见脉象★

解析：参见 31 题。故本题选 E。

33. 脉象特征为崩急弹指，状如牵绳转索，其临床意义是

A. 阳气暴脱　　B. 肝胆病
C. 惊恐　　　　D. 痰饮
E. 实寒证

考点：常见脉象★

解析：崩急弹指，状如牵绳转索为紧脉，多见于实寒证、疼痛和食积等。故本题选 E。

34. 身热初按热甚，久按热反转轻，其临床意义是

A. 实热证　　　B. 湿热内蕴
C. 热在表　　　D. 热在里
E. 真热假寒

考点：按肌肤手足★

解析：身热初按热甚，久按热反转轻，为热在表；久按其热反甚者，为热在里；肌肤初扪之不觉很热，但扪之稍久即感灼手者，称身热不扬，主湿热蕴结证；身灼热而肢厥，为阳热内盛，格阴于外，属真热假寒证；肌肤灼热，体温升高者为阳气盛，多为实热证。故本题选 C。

35. 下列各项，可见腹部肿块，痛无定处，聚散不定症状的是

A. 痞满　　　　B. 食积
C. 鼓胀　　　　D. 瘕聚
E. 癥积

考点：按腹部辨积聚★

解析：瘕聚，病属气分，肿块推之可移，或痛无定处，聚散不定；癥积，病属血分，肿块推之不移，肿块痛有定处。故本题选 D。

36. 下列各项中，不是寒证和热证鉴别要点的是

A. 身体寒热变化　　B. 面色变化
C. 口渴与饮水情况　　D. 有无汗出
E. 舌苔黄或白

考点：寒证与热证

解析：鉴别寒热的主要看身体寒热变化、面色变化、口渴与饮水情况、舌苔舌色等。无论寒热都可以出现有汗或者无汗。如阳虚的虚寒证则可见自汗和凉汗。故本题选 D。

37. 下列各项，不属于虚证临床表现的是
A. 声低气弱　　B. 体质虚弱
C. 舌质淡嫩　　D. 疼痛拒按
E. 病程较长

考点：虚证★

解析：虚证的临床表现极不一致，很难全面概括，常见的有：面色淡白或萎黄，精神萎靡，神疲乏力，心悸气短，形寒肢冷，自汗，大便滑脱，小便失禁，舌淡胖嫩，脉虚沉迟，或为五心烦热，消瘦颧红，口咽干燥，盗汗潮热，舌红少苔，脉虚数等。疼痛拒按是实证的临床表现。故本题选 D。

38. 下列各项，属于阳虚证临床表现的是
A. 恶热喜冷　　B. 躁扰不宁
C. 口干咽燥　　D. 小便短黄
E. 畏寒肢冷

考点：阳虚证

解析：阳虚证是指体内阳气亏损，其温养、推动等作用减退，以畏寒肢凉为主要表现的虚寒证候。临床表现为畏寒，肢凉，口淡不渴，或喜热饮，或自汗，小便清长或尿少不利，大便稀薄，面色㿠白，舌淡胖，苔白滑，脉沉迟无力。故本题选 E。

39. 下列各项，不是亡阴证或亡阳证临床表现的是
A. 脉微欲绝
B. 身热口渴、斑疹吐衄
C. 虚烦躁扰
D. 大汗淋漓
E. 四肢厥冷

考点：亡阳证、亡阴证

解析：亡阳证的临床表现：冷汗淋漓、汗质稀淡，神情淡漠，肌肤不温，手足厥冷，呼吸气弱，面色苍白，舌淡而润，脉微欲绝等。亡阴证的临床表现：汗热味咸而黏、如珠如油，身灼肢温，虚烦躁扰，恶热，口渴饮冷，皮肤皱瘪，小便极少，面赤颧红，呼吸急促，唇舌干燥，脉细数疾等。B 为血热证的临床表现。故本题选 B。

40. 下列哪项不是表寒证的临床表现
A. 恶寒发热　　B. 头身疼痛
C. 鼻流清涕　　D. 咽喉肿痛
E. 无汗

考点：证候相兼★

解析：表寒证的临床表现有恶寒发热，头身疼痛，无汗，舌苔薄白，脉浮紧，兼有鼻塞、流涕、咳嗽、喷嚏等。故本题选 D。

41. 真虚假实证腹满的特点是
A. 腹满且胀拒按
B. 腹满按之痛甚
C. 腹胀满有时缓解
D. 腹满得泻反快
E. 腹胀满不能食

考点：证候真假

解析：真虚假实证的病机多为脏腑虚衰，气血不足，运化无力，气机不畅，故可出现腹部胀满、呼吸喘促、二便闭塞等类似实证的假象。但其本质属虚，故腹虽胀满而有时缓解，或内无肿块而喜按，喘促而气短息弱，大便闭塞而腹部不甚硬满等。故本题选 C。

42. 下列哪项不是气虚证的临床表现
A. 脉虚无力　　B. 畏寒肢冷
C. 头晕目眩　　D. 少气懒言
E. 神疲乏力

考点：气虚证★

解析：气虚证的临床表现：气短声低，少气懒言，精神疲惫，体倦乏力，脉虚，舌质淡嫩，或有头晕目眩，自汗，动则诸症加重。畏寒肢冷为阳虚的临床表现。故本题选 B。

43. 下列各项，不属于气逆证临床表现的是
A. 嗳气不止　　B. 头痛
C. 腹部胀满　　D. 呕血
E. 昏厥

考点：气逆证

解析：气逆证，指气机失调，气上冲逆，以咳嗽喘促、呃逆、呕吐等为主要表现的证候。临床表现咳嗽频作，呼吸喘促；呃逆、嗳气不止，或呕吐、呕血；头痛、眩晕，甚至昏厥、咯血等。故本题选 C。

44. 症见经期小腹胀痛，经色紫暗有血块，舌紫暗，脉弦涩。其证候是
A. 气随血脱　　B. 气不摄血
C. 气血两虚　　D. 气虚血瘀
E. 气滞血瘀

考点：气滞血瘀证

解析：经期气机不畅，则小腹胀痛；瘀血阻滞胞宫，血行不畅，则经色紫暗有块；舌紫暗，脉弦涩为气滞血瘀之象，辨证为气滞血瘀证。气随血脱是由于大出血，导致元气外脱所产生的危重证候。气不摄血指气虚摄血无力，导致血逸脉外出血。气血两虚即气虚证和血虚证同时存在。气虚血瘀是气虚运血无力，导致血液瘀滞于体内所产生的证候。故本题选 E。

45. 下列各项，不属痰证临床表现的是
A. 咳嗽痰多，痰质黏稠
B. 胸脘痞闷，呕恶纳呆
C. 神志错乱，癫狂痴痫
D. 情志抑郁，胸胁胀痛
E. 头晕目眩，形体肥胖

考点：痰证

解析：痰证指痰浊内阻或流窜，以咳吐痰多、胸闷、呕恶、眩晕、体胖为主要表现的证候。临床表现常见咳嗽痰多，痰质黏稠，胸脘痞闷，呕恶纳呆，或头晕目眩，或形体肥胖，或神昏而喉中痰鸣，或神志错乱而为癫、狂、痴、痫，或某些部位出现圆滑柔韧的包块等，舌苔腻，脉滑。故本题选 D。

46. 心气虚证、心阳虚证的共见症状是
A. 心悸气短   B. 脉细无力
C. 舌质淡白   D. 形寒肢冷
E. 面唇青紫

考点：心气虚证、心阳虚证★

解析：心气虚证主要见心悸，胸闷，气短，精神疲倦，或有自汗，活动后诸症加重，面色淡白，舌质淡，脉虚。心阳虚证表现为心悸怔忡，心胸憋闷或痛，气短，自汗，畏冷肢凉，神疲乏力，面色㿠白，或面唇青紫，舌质淡胖或紫暗，苔白滑，脉弱或结代。故本题选 A。

47. 心烦，口舌生疮，赤烂肿痛的临床意义是
A. 痰火扰心   B. 胆郁痰扰
C. 心火上炎   D. 热扰心神
E. 热入心包

考点：心火亢盛证

解析：心火亢盛证指火热内炽，扰乱心神，迫血妄行，上炎口舌，热邪下移，以发热、心烦、吐衄、舌赤生疮、尿赤涩灼痛等为主要表现的实热证候，以口舌生疮，赤烂疼痛为者，称为心火上炎证。故本题选 C。

48. 症见胸痛，鼻息灼热，发热口渴，咳嗽气粗，脉洪数。辨证是
A. 肺阴虚   B. 肝火犯肺
C. 痰热壅肺   D. 燥邪犯肺
E. 肺热炽盛

考点：肺热炽盛证★

解析：热灼肺络，肺气不利，则胸痛，气息灼热；邪热蒸腾，则发热；热盛伤津，则口渴；

大便秘结，小便短赤；舌红苔黄，脉数，乃里实热盛之象，辨证为肺热炽盛证。肺阴虚的辨证要点是干咳、痰少难咯、潮热、盗汗等。肝火犯肺的辨证要点是急躁易怒、胸胁灼痛、咳嗽、咳血等。痰热壅肺证的辨证要点是发热，咳喘，痰多黄稠等。燥邪犯肺证的辨证要点是干咳痰少、鼻咽口舌干燥等。故本题选 E。

49. 症见脘腹胀痛，走窜不定，得嗳气、矢气后胀痛可缓解，舌苔厚，脉弦。临床诊断最可能是
A. 寒滞胃肠证   B. 食滞胃肠证
C. 胃肠气滞证   D. 寒湿困脾证
E. 寒饮停胃证

考点：胃肠气滞证

解析：胃肠气滞证以脘腹胀痛走窜、嗳气、肠鸣、矢气等为辨证的主要依据。寒滞胃肠证多有寒冷刺激的诱因，以胃脘冷痛，痛势急剧等为辨证的主要依据。食滞胃肠证多有伤食病史，以脘腹痞胀疼痛、呕泻酸馊腐臭等为辨证的主要依据。寒湿困脾证以纳呆、腹胀、便溏、身重、苔白腻等为辨证的主要依据。寒饮停胃证以脘腹胀、胃中有振水声、呕吐清水等为辨证的主要依据。故本题选 C。

50. 病人平素头痛、头晕、目眩、耳鸣，今遇情绪激动，突然晕倒，其病机是
A. 肝阳上亢   B. 肝肾阴虚
C. 肾阴不足   D. 肾阳亏虚
E. 肾虚水犯

考点：肝阳上亢证★

解析：肝阳上亢证是肝阳亢扰于上，肝肾阴亏于下。平素肝阴虚，遇急躁郁怒等情绪引发肝阳独亢的表现。表现为平素头晕头痛、耳鸣、腰膝酸软，急躁发怒等情绪激动后肝阳上冲头窍而致突然昏倒、神志昏蒙等。故本题选 A。

51. 下列哪项不是肝火炽盛证与肝阳上亢证的共见症状
A. 失眠多梦   B. 急躁易怒
C. 头重脚轻   D. 面红目赤
E. 头晕胀痛

考点：肝火炽盛证、肝阳上亢证★

解析：肝火炽盛证与肝阳上亢证的共同表现：头晕胀痛，面红目赤，口苦口干，急躁易怒，耳鸣，失眠。但前者属火热过盛的实证，以目赤头痛、胁肋灼痛、口苦口渴、便秘尿黄等火热证为主，阴虚证候不突出，病程较短，病势较急。后者属上实下虚、虚实夹杂，系肝肾阴虚阳

亢所致，以眩晕、头目胀痛、头重脚轻等上亢症状为主，且见腰膝酸软、耳鸣等下虚症状，阴虚证候明显，病程较长。故本题选C。

52. 下列属肝阳化风证典型症状的是
A. 神志昏迷
B. 高热口渴，热极生风
C. 肌肉眴动
D. 眩晕欲仆
E. 手足蠕动

考点：肝风内动四证★

解析：肝阳化风证临床表现为眩晕欲仆，步履不稳，头胀头痛，急躁易怒，耳鸣，项强，头摇，肢体震颤，手足麻木，语言謇涩，面赤，舌红，或有苔腻，脉弦细有力，甚至突然昏仆，口眼歪斜，半身不遂，舌强语謇。故本题选D。

53. 症见身目发黄，胁肋胀痛，阴部瘙痒，带下黄稠，舌红，苔黄腻。其证候是
A. 寒湿困脾   B. 脾胃气虚
C. 食滞胃肠   D. 肝胆湿热
E. 脾胃阳虚

考点：肝胆湿热证

解析：湿热郁蒸，胆汁不循常道，泛溢肌肤，则身目发黄；湿热内蕴，肝胆疏泄失职，气机不畅，故胁肋胀痛；湿热循肝经下注，则阴部瘙痒，带下黄稠；舌红，苔黄腻，为湿热之象，辨证为肝胆湿热证。余参见49。故本题选D。

54. 胆怯易惊，惊悸不宁，烦躁不安，头晕目眩，口苦呕恶，属于
A. 胆郁痰扰证   B. 肝胆湿热证
C. 寒滞肝脉证   D. 肝风内动证
E. 肝阴虚证

考点：胆郁痰扰证

解析：胆郁痰扰证主要表现为胆怯易惊，惊悸不宁，失眠多梦，烦躁不安，胸胁闷胀，善太息，头晕目眩，口苦呕恶，吐痰涎，舌淡红或红，苔白腻或黄滑，脉弦滑或弦数。本证多因情志不遂，气郁化火，灼津为痰，痰热互结，内扰心神，胆气不宁，心神不安所致。故本题选A。

55. 肾阴虚证与肾精不足证共有的临床表现是
A. 阳强易举   B. 遗精早泄
C. 腰膝酸软   D. 头晕目眩
E. 动作迟缓

考点：肾阴虚证、肾精不足证★

解析：肾阴虚证与肾精不足证均可见腰膝酸软、头晕耳鸣、齿松发脱等症，但前者有阴虚

内热的表现，性欲偏亢，梦遗、经少；后者主要为生长发育迟缓，早衰，生育功能低下，无虚热表现。故本题选C。

56. 症见胸胁灼痛，急躁易怒，咳嗽咯血，脉弦数，辨证是
A. 肺阴虚   B. 肝火犯肺
C. 痰热壅肺   D. 燥邪犯肺
E. 肺热炽盛

考点：肝火犯肺证★

解析：参见48题。故本题选B。

【B1型题】

A. 血虚证   B. 阳气暴脱
C. 脾胃气虚   D. 虚阳上越
E. 阳虚水泛

57. 上述各项，可见面色淡白且唇色淡症状的是
58. 上述各项，可见面色淡白而虚浮症状的是

考点：五色主病

解析：面色淡白且唇色淡，多属失血或血虚证。面色淡白而虚浮，多属阳虚水泛证。故57题选A，58题选E。

A. 面色萎黄   B. 面色淡黄虚浮
C. 面黑而干焦   D. 面黄而晦暗
E. 面色口唇青紫

59. 寒湿郁滞所致黄疸可见的面色是
60. 脾虚湿盛可见的面色是

考点：五色主病

解析：面色萎黄，多属脾胃气虚，气血不足。面色淡黄虚浮，属脾气虚衰，湿邪内阻。面黑而干焦，多为肾阴虚。黄疸时面黄而晦暗，如烟熏色，属阴黄，乃寒湿为患。面色口唇青紫，肢凉脉微，则多为心阳暴脱，心血瘀阻之象。故59题选D，60题选B。

A. 苔白厚而干   B. 苔薄白而滑
C. 苔白厚腻   D. 苔白如积粉
E. 苔薄白而干

61. 主阳虚水停的舌象是
62. 主痰浊湿热中阻的舌象是

考点：苔色变化★

解析：苔白厚而干，主痰浊湿热内蕴。苔薄白而滑，多为外感寒湿，或脾肾阳虚，水湿内停。苔白厚腻，多为湿浊内停，或为痰饮、食积。苔白如积粉，扪之不燥者，称为积粉苔，常

见于瘟疫或内痈等病，系秽浊湿邪与热毒相结而成。苔薄白而干，多见于外感风热。故61题选B，62题选A。

A. 恶寒重发热轻
B. 发热重恶寒轻
C. 发热轻而恶风
D. 恶寒重发热重
E. 恶寒轻发热轻

63. 风寒表证的寒热特征是
64. 伤风表证的寒热特征是
考点：恶寒发热★
解析：外感表证初起，恶寒发热可同时并见。若恶寒重发热轻，为风寒表证；发热轻而恶风，为伤风表证；发热重恶寒轻，为风热表证。故63题选A，64题选C。

A. 膀胱湿热   B. 肾气不固
C. 湿热蕴结   D. 肾阴亏虚
E. 虚热证

65. 小便频数，澄清量多，夜间明显的临床意义是
66. 小便频数，短赤而急迫的临床意义是
考点：小便异常★
解析：小便频数，澄清量多，夜间明显者，多因肾阳虚或肾气不固，膀胱失约所致。小便频数，短赤而急迫者，为淋证，是因湿热蕴结下焦，膀胱气化不利所致。故65题选B，66题选A。

A. 脉来一止，止有定数，良久方还
B. 脉来急疾，一息七八至
C. 脉来急促，一息五至以上而不满七至
D. 脉来缓慢，时有中止，止无定数
E. 脉来数而时有一止，止无定数

67. 代脉的脉象特征是
68. 促脉的脉象特征是
考点：常见脉象★
解析：代脉的脉象特征是脉来一止，止有定数，良久方还；促脉的脉象特征是脉来数而时有一止，止无定数；疾脉的脉象特征是脉来急疾，一息七八至；数脉的脉象特征是脉来急促，一息五至以上而不满七至；结脉的脉象特征是脉来缓慢，时有中止，止无定数。故67题选A，68题选E。

A. 细脉   B. 微脉
C. 弱脉   D. 濡脉
E. 虚脉

69. 主虚证或湿证的脉象是
70. 主阳气虚衰，气血俱虚的脉象是
考点：常见脉象
解析：濡脉多见于虚证或湿困。弱脉多见于阳气虚衰、气血俱虚。细脉多见于气血两虚，湿邪为病。微脉多见于气血大虚，阳气衰微。虚脉见于虚证，多为气血两虚。故69题选D，70题选C。

A. 面色淡白，头晕眼花，心悸健忘
B. 颧红盗汗，五心烦热，脉细数
C. 畏寒，肢凉，口淡不渴，小便清长
D. 冷汗淋漓，面色苍白，肢冷脉微
E. 汗热如油，躁扰烦渴，脉细数疾

71. 阴虚证的临床表现是
72. 亡阴证的临床表现是
考点：阴虚证、亡阴证★
解析：阴虚证见形体消瘦，口燥咽干，两颧潮红，五心烦热，潮热，盗汗，小便短黄，大便干结，舌红少津或少苔，脉细数等。面色淡白，头晕眼花，心悸健忘见于血虚证；畏寒，肢凉，口淡不渴，小便清长见于阳虚证。余参见39题。故71题选B，72题选E。

A. 虚中夹实   B. 实中夹虚
C. 真实假虚   D. 邪正相持
E. 真虚假实

73. 外感热病临床出现高热气粗、面红目赤，兼口渴、舌燥少津等，其病机是
74. 临床由于气血亏损，血海空虚而致的经闭，其病机是
考点：证候错杂、证候真假
解析：实中夹虚，即以邪实为主，又兼有正气虚损的病理变化，如外感热病发展过程中，由于热邪伤阴耗津，可形成邪热炽盛兼津液损伤的之证，临床表现既有高热气粗、心烦不安、面红目赤、尿赤便秘，苔黄脉数等湿热证，又兼见口渴引饮，舌燥少津等津液不足之证。真虚假实是指病机的本质为"虚"，但表现出"实"的临床假象，大多是因正气虚弱，脏腑经络之气不足，推动无力所致，故又称为"至虚有盛候"，如脾气虚弱，运化无力之食少脘腹胀满，气血亏损，血海空虚之女子经闭等。故73题选B, 74题选E。

A. 寒证转热　　B. 热证转寒
C. 上寒下热　　D. 真热假寒
E. 真寒假热

75. 疫毒痢初期，高热烦渴，舌红脉数，泻利不止，突现四肢厥冷，面色苍白，脉微，其临床意义是

76. 面色紫暗，胸腹灼热，四肢厥冷，小便短黄，舌红苔黄，脉有力，其临床意义是

考点：证候转化、证候真假

解析：热证转寒，指原为热证，后出现寒证，而热证随之消失。疫毒痢初期病初高热烦渴，舌红脉数，泻利不止均为热象，突然出现四肢厥冷，面色苍白，脉微均为阳气虚脱之寒象，前后变化为热证转寒。真热假寒，指内有真热而外见某些假寒的"热极似寒"证候。由于邪热内盛，阳气郁闭于内而不能布达于外，故可出现四肢厥冷的假寒现象；邪热内闭，气血不畅，故见面色紫暗；热邪内蕴，伤津耗液，故见胸腹灼热，小便短黄，舌红苔黄，脉有力等湿热证的表现。故75题选B, 76题选D。

A. 血瘀证　　B. 血寒证
C. 血热证　　D. 气滞血瘀证
E. 气不摄血证

77. 上述各项，可见咯血，心烦，身热，舌红绛，脉数症状的是

78. 上述各项，可见手足疼痛，得温痛减，肤色紫暗发凉，形寒喜暖，脉沉弦症状的是

考点：血热证、血寒证★

解析：患者吐血，且伴随心烦，口渴，身热，舌红绛，脉数等症状，属于血热证。血热是指血分有热，血行加速的一种病理变化，多由外感热邪侵袭机体，或外感寒邪入里化热，伤及血分，以及情志郁结，郁久化火，火热内生，伤及血分所致。血寒证是由于寒邪客于血脉，凝滞气机，血行不畅引起的。临床多表现为畏寒，手足或少腹等患处冷痛拘急、得温痛减，肤色紫暗发凉，或为痛经，唇舌青紫，舌白滑，脉沉迟弦涩等。故77题选C, 78题选B。

A. 神疲乏力，皮下紫斑
B. 气短懒言，面色紫暗

C. 面色苍白，冷汗淋漓
D. 情志抑郁，胸胁胀痛
E. 头昏目眩、少气自汗

79. 气虚血瘀证的辨证要点是
80. 气不摄血证的辨证要点是

考点：气虚血瘀证、气不摄血证

解析：气虚血瘀证临床以面色苍白无华或面色紫暗，倦怠乏力，少气懒言，局部疼痛如刺，痛处固定不移、拒按，舌淡紫，或有斑点，脉涩等为辨证依据。气不摄血证临床以衄血、便血、尿血、崩漏、皮下青紫色斑块等各种慢性失血，并见面色淡白无华，神疲乏力，少气懒言，心慌心悸，食少，舌淡白，脉弱等为辨证依据。故79题选B, 80题选A。

A. 风热犯肺证　　B. 痰热壅肺证
C. 燥邪犯肺证　　D. 肺热炽盛证
E. 寒痰阻肺证

81. 发热口渴，咳嗽气粗，胸痛，咽喉红肿疼痛，便秘尿黄，舌红苔黄，脉洪数，属于

82. 咳嗽，痰少而黄，咽喉肿痛，发热，微恶风寒，舌尖红，苔薄黄，脉浮数，属于

考点：风热犯肺证、肺热炽盛证

解析：风热犯肺证以咳嗽、痰少色黄与风热表证共见为辨证的主要依据。痰热壅肺证以发热、咳喘、痰多黄稠为辨证的主要依据。燥邪犯肺证以干咳痰少、鼻咽口舌干燥等为辨证的主要依据。肺热炽盛证以新病势急、咳喘气粗、鼻翼扇动与火热症状共见为辨证的主要依据。寒痰阻肺证以咳嗽、痰白量多易咯为辨证的主要依据。故81题选D, 82题选A。

A. 脾气虚　　B. 脾阳虚
C. 脾虚气陷　　D. 寒湿困脾
E. 湿热蕴脾

83. 白带清稀量多，食少腹胀，畏寒怕冷，舌质淡胖，舌苔白滑，脉迟无力。其中医证候是

84. 白带量多，脘腹胀闷，纳呆便溏，头身困重，舌淡苔白腻，脉濡缓。其中医证候是

考点：脾阳虚证、寒湿困脾证★

解析：脾阳虚证以食少、腹胀腹痛、便溏与虚寒症状共见为辨证的主要依据。寒湿困脾证以纳呆、腹胀、便溏、身重、苔白腻为辨证的主要依据。脾气虚证以食少、腹胀、便溏与气虚症状共见为辨证的主要依据。脾气陷证以脘腹重

坠、内脏下垂与气虚症状共见为辨证的主要依据。湿热蕴脾证以腹胀、纳呆、发热、身重、便溏不爽、苔黄腻等为辨证的主要依据。故83题选B，故84题选D。

  A. 畏寒身肿，小便短少
  B. 畏寒肢冷，倦卧嗜睡
  C. 腰酸耳鸣，小便失禁
  D. 眩晕咽干，腰膝酸软
  E. 发脱齿摇，健忘恍惚

85. 肾虚水泛的临床表现是
86. 肾气不固的临床表现是

  考点：肾气不固证、肾虚水泛证★

  解析：肾虚水泛的临床表现是畏寒身肿，小便短少。因肾阳亏虚，气化无权，水液泛溢，以下肢水肿为甚、尿少、畏寒身肿等为主要表现。腰酸耳鸣，小便失禁是肾气不固的临床表现。眩晕咽干，腰膝酸软为肾阴虚的临床表现。发脱齿摇，健忘恍惚为肾精不足的临床表现。故85题选A，86题选C。

  A. 肺肾气虚证 B. 肺气虚证
  C. 脾肺气虚证 D. 心肺气虚证
  E. 肾气不固证

87. 以久病咳嗽，呼多吸少，自汗耳鸣，腰膝酸软为特征的证是
88. 以久病咳嗽，胸闷心悸，乏力，自汗声低为特征的证是

  考点：心肺气虚证、肺肾气虚证

  解析：肺肾气虚证以久病咳喘、呼多吸少、动则尤甚与气虚症状共见为辨证的主要依据。肺气虚证以咳嗽无力、气短而喘、自汗与气虚症状共见为辨证的主要依据。脾肺气虚证以咳嗽、气喘、咳痰、食少、腹胀、便溏与气虚症状共见为辨证的主要依据。心肺气虚证以咳喘、心悸、胸闷与气虚症状共见为辨证的主要依据。肾气不固证以腰膝酸软，小便、精液、经带、胎气不固与气虚症状共见为辨证的主要依据。故87题选A，88题选D。

中药学

【A1 型题】

1. 具燥湿、坚阴作用的药物，其五味归属是
   A. 辛味　　　B. 苦味
   C. 酸味　　　D. 甘味
   E. 咸味
   考点：五味的作用★
   解析：苦味有清泄火热、泄降气逆、通泻大便、燥湿、坚阴等作用。辛味有发散、行气、行血的作用。酸味有收敛、固涩的作用。甘味有补益、和中、调和药性和缓急止痛的作用。咸味有泻下通便、软坚散结的作用。故本题选B。

2. 按照药性升降浮沉理论，下列选项中，具有沉降特性的是
   A. 解表药　　　B. 活血药
   C. 温里药　　　D. 清热药
   E. 开窍药
   考点：各类药物的升降浮沉趋向
   解析：一般具有泻下、清热、利尿、渗湿、重镇安神、消导积滞等功效的药物，能下行向内，药性都是沉降的。A、B、C、E均具有升浮作用。故本题选D。

3. 下列各组药物中，属于配伍禁忌的是
   A. 巴豆与牵牛　　　B. 丁香与三棱
   C. 牙硝与郁金　　　D. 官桂与五灵脂
   E. 人参与赤石脂
   考点："十九畏"的内容★
   解析：十九畏：硫黄畏朴硝，水银畏砒霜，狼毒畏密陀僧，巴豆畏牵牛，丁香畏郁金，川乌、草乌畏犀角，牙硝畏三棱，官桂畏赤石脂，人参畏五灵脂。故本题选A。

4. 羚羊角的煎法是
   A. 包煎　　　B. 烊化
   C. 先煎　　　D. 后下
   E. 另煎
   考点：煎煮方法

解析：羚羊角作为中药精细料，为了更好地煎出有效成分，应另煎，即另炖2~3小时。煎液可以另服，也可与其他煎液混合服用。一般贵重药材都采用这种煎煮方法，包括人参、西洋参、羚羊角、鹿茸等。故本题选E。

5. 下列各项，不属于麻黄功效的是
   A. 养心安神　　　B. 发汗解表
   C. 利水消肿　　　D. 宣肺平喘
   E. 散寒通滞
   考点：麻黄的功效★
   解析：麻黄味辛、微苦，性温，归肺、膀胱经，其功效为发汗解表，宣肺平喘，利水消肿。此外，麻黄还有散寒通滞之功。B、C、D、E均属麻黄功效。故本题选A。

6. 牛蒡子具有的功效是
   A. 清利头目　　　B. 清肺润燥
   C. 利咽开音　　　D. 解毒透疹
   E. 疏肝行气
   考点：牛蒡子的功效★
   解析：牛蒡子味辛、苦，性寒，归肺、胃经，其功效为疏散风热，宣肺祛痰，利咽透疹，解毒消肿。故本题选D。

7. 柴胡的功效是
   A. 清利头目　　　B. 生津止渴
   C. 升阳止泻　　　D. 疏肝解郁
   E. 解表透疹
   考点：柴胡的功效★
   解析：柴胡味苦、辛，性微寒，归肝、胆经。功效为解表退热，疏肝解郁，升举阳气。主治表证发热，少阳证；肝郁气滞证；气虚下陷，脏器脱垂。此外，本品还可退热截疟，为治疗疟疾寒热的常用药。故本题选D。

8. 升麻的功效是
   A. 疏肝解郁　　　B. 生津止渴
   C. 升阳止泻　　　D. 升举阳气
   E. 宣发郁热

考点：升麻的功效

解析：升麻是清热药，功效为解表透疹，清热解毒，升举阳气。主治：①风热头痛。②麻疹不透。③齿痛口疮，咽喉肿痛，温毒发斑。④气虚下陷，脏器脱垂，崩漏下血等。故本题选D。

9. 性寒，归肺经，功能止血的药物是
   A. 连翘   B. 射干
   C. 知母   D. 黄柏
   E. 黄芩

考点：黄芩的性能、功效

解析：连翘味苦，性微寒，归肺、心、小肠经，功效为清热解毒，消肿散结，疏散风热。射干味苦，性寒，归肺经，功效为清热解毒，消痰，利咽。知母味苦、甘，性寒，归肺、胃、肾经，功效为清热泻火，滋阴润燥。黄柏味苦，性寒，归肾、膀胱、大肠经，功效为清热燥湿，泻火除蒸，解毒疗疮。黄芩味苦，性寒，归肺、胆、脾、大肠、小肠经，功效为清热燥湿，泻火解毒，止血，安胎。故本题选E。

10. 黄芩具有的功效是
    A. 清泄心火   B. 清泻肺火
    C. 泻肝胆火   D. 滋肾泻火
    E. 泻三焦火

考点：黄芩的功效★

解析：黄芩主入肺经，善清泻肺火及上焦实热，用治肺热壅遏所致咳嗽痰稠，可单用。故本题选B。

11. 治疗风热感冒、温病初起，常配伍同用的药物是
    A. 麻黄、桂枝   B. 桂枝、白芍
    C. 石膏、知母   D. 金银花、连翘
    E. 丹皮、赤芍

考点：金银花、连翘的应用

解析：金银花、连翘两药均可用于外感风热、温病初起，具有清热解毒，轻宣疏散的功效。麻黄、桂枝为发散风寒药，主要用于风寒感冒。石膏、知母为清热泻火药，常用于温病气分实热证及肺热咳嗽。丹皮、赤芍为清热凉血药，用于治疗热入营血，斑疹吐衄等症。故本题选D。

12. 下列可用于治疗瘰疬痰核的中药是
    A. 连翘   B. 薄荷
    C. 桑叶   D. 菊花
    E. 知母

考点：连翘的应用★

解析：连翘味苦，性微寒，归肺、心、小肠经。功效为清热解毒，消肿散结，疏散风热。应用为：①痈肿疮毒，瘰疬痰核。本品有"疮家圣药"之称。②风热外感，温病初起。本品长于清心火，散上焦风热，常与金银花等相须为用，如银翘散。故本题选A。

13. 青黛入汤剂时，其用法是
    A. 先煎   B. 后下
    C. 包煎   D. 另煎
    E. 作散剂冲服

考点：青黛的用法

解析：青黛的功效为清热解毒，凉血消斑，泻火定惊。内服1~3g，本品难溶于水，一般作散剂冲服，或入丸剂服用。外用适量。故本题选E。

14. 既清热解毒，又能利咽消肿的是
    A. 败酱草   B. 鱼腥草
    C. 山豆根   D. 紫花地丁
    E. 蒲公英

考点：山豆根的功效

解析：败酱草的功效为清热解毒，消痈排脓，祛瘀止痛。鱼腥草的功效是清热解毒，消痈排脓，利尿通淋。山豆根的功效是清热解毒，利咽消肿。紫花地丁的功效是清热解毒，凉血消肿。蒲公英的功效是清热解毒，消肿散结，利湿通淋。故本题选C。

15. 既能截疟，又可退虚热的药物是
    A. 白薇   B. 青蒿
    C. 丹皮   D. 知母
    E. 黄芩

考点：青蒿的功效

解析：A清虚热，凉血，利尿通淋，解毒疗疮。B清透虚热，凉血除蒸，解暑，截疟。C清热凉血，活血祛瘀。D清热泻火，滋阴润燥。E清热燥湿，泻火解毒，止血，安胎。故本题选B。

16. 功效为清虚热，凉血，利尿通淋，解毒疗疮的药物是
    A. 石膏   B. 白薇
    C. 栀子   D. 芦根
    E. 胡黄连

考点：白薇的功效

解析：A生用清热泻火，除烦止渴；煅用敛疮生肌，收湿，止血。B清虚热，凉血，利尿通淋，解毒疗疮。C泻火除烦，清热利湿，凉血解

毒。D 清热泻火，生津止渴，除烦，止呕，利尿。E 退虚热，除疳热，清湿热。故本题选 B。

17. 具有凉血退蒸，清肺降火功效的药物是
A. 地骨皮 B. 青蒿
C. 白薇 D. 银柴胡
E. 胡黄连
考点：地骨皮的功效★
解析：地骨皮的功效是凉血除蒸，清肺降火。青蒿的功效是清透虚热，凉血除蒸，解暑，截疟。白薇的功效是清虚热，凉血，利尿通淋，解毒疗疮。银柴胡的功效是清虚热，除疳热。胡黄连的功效是退虚热，除疳热，清湿热。故本题选 A。

18. 地骨皮的功效是
A. 清利头目 B. 除疳热
C. 清肺降火 D. 清湿热
E. 逐瘀通经
考点：地骨皮的功效★
解析：参见17题。故本题选 C。

19. 既能退虚热，又能除疳热的药物是
A. 柴胡、银柴胡 B. 银柴胡、胡黄连
C. 丹皮、赤芍 D. 黄连、胡黄连
E. 白薇、秦艽
考点：银柴胡、胡黄连的功效★
解析：柴胡解表退热，疏肝解郁，升举阳气。银柴胡清虚热，除疳热。胡黄连退虚热，除疳热，清湿热。丹皮清热凉血，活血祛瘀。赤芍清热凉血，散瘀止痛。黄连清热燥湿，泻火解毒。白薇清虚热，凉血，利尿通淋，解毒疗疮。秦艽祛风湿，通络止痛，退虚热。故本题选 B。

20. 胡黄连的功效是
A. 活血化瘀 B. 祛风止痒
C. 消肿生肌 D. 宣肺止咳
E. 清湿热
考点：胡黄连的功效
解析：胡黄连的功效是退虚热，除疳热，清湿热。故本题选 E。

21. 牵牛子入丸散剂，每次的用量是
A. 0.03～0.06g B. 0.1～0.5g
C. 0.5～1g D. 1.5～3g
E. 3～6g
考点：牵牛子的用法用量
解析：牵牛子的功效为泻水通便，消痰涤饮，杀虫攻积。其用法用量为煎服，3～9g；入丸散剂，每次 1.5～3g。本品炒用药性减缓。故本题选 D。

22. 巴豆霜的内服剂量是
A. 0.3～0.6g B. 0.7～0.9g
C. 0.1～0.3g D. 0.01～0.03g
E. 0.5～1g
考点：巴豆霜的用法用量
解析：巴豆霜峻下冷积，逐水退肿，豁痰利咽，外用蚀疮。其用法用量为入丸散，每次 0.1～0.3g。外用适量。故本题选 C。

23. 秦艽具有的功效是
A. 祛风，通络，止痉
B. 截疟，利湿退黄
C. 退虚热，清湿热
D. 祛风湿，利关节
E. 祛风湿，止痛，解表
考点：秦艽的功效
解析：秦艽味辛、苦，性平，归胃、肝、胆经，功效为祛风湿，通络止痛，退虚热，清湿热。故本题选 C。

24. 具有补肝肾、安胎功效的药物是
A. 五加皮 B. 桑寄生
C. 狗脊 D. 黄芩
E. 威灵仙
考点：桑寄生的功效★
解析：五加皮的功效是祛风湿，补肝肾，强筋骨，利水；桑寄生的功效为祛风湿，补肝肾，强筋骨，安胎；狗脊的功效为祛风湿，补肝肾，强腰膝；黄芩的功效为清热燥湿，泻火解毒，止血，安胎；威灵仙的功效为祛风湿，通络止痛，消骨鲠。故本题选 B。

25. 既能补肝肾安胎，又能祛风湿的药物是
A. 续断 B. 杜仲
C. 桑寄生 D. 菟丝子
E. 肉苁蓉
考点：桑寄生的功效★
解析：续断的功效是补肝肾，强筋骨，续折伤，止崩漏。杜仲的功效是补肝肾，强筋骨，安胎。桑寄生的功效是祛风湿，补肝肾，强筋骨，安胎。菟丝子的功效是补益肝肾，固精缩尿，安胎，明目，止泻，外用消风祛斑。肉苁蓉的功效是补肾阳，益精血，润肠通便。故本题选 C。

26. 既能下气除满，又能燥湿健脾的药物是
A. 紫苏 B. 厚朴
C. 砂仁 D. 豆蔻

E. 香附

考点：厚朴的功效★

解析：A 解表散寒，行气宽中，解鱼蟹毒。B 燥湿消痰，下气除满。C 化湿开胃，温脾止泻，理气安胎。D 化湿行气，温中止呕，开胃消食。E 疏肝解郁，理气宽中，调经止痛，理气调中。故本题选 B。

27. 既能下气除满，又能燥湿消痰的是

A. 厚朴　　　　B. 苍术
C. 砂仁　　　　D. 豆蔻
E. 佩兰

考点：厚朴的功效

解析：厚朴味苦、辛，性温，归脾、胃、肺、大肠经。功能燥湿消痰，下气除满。苍术味辛、苦，性温，归脾、胃、肝经。功能燥湿健脾，祛风散寒，明目。砂仁的功效为化湿开胃，温脾止泻，理气安胎。豆蔻功效为化湿行气，温中止呕，开胃消食。佩兰功效为芳香化湿，醒脾开胃，发表解暑。故本题选 A。

28. 茯苓的功效是

A. 利水渗湿　　B. 祛风散寒
C. 清热排脓　　D. 清热解暑
E. 利湿退黄

考点：茯苓的功效★

解析：茯苓的功效是利水渗湿，健脾，宁心。故本题选 A。

29. 既利水消肿，渗湿健脾，又可用于阑尾炎的是

A. 薏苡仁　　　B. 车前子
C. 五加皮　　　D. 茯苓
E. 滑石

考点：薏苡仁的应用

解析：薏苡仁利水渗湿，健脾止泻，除痹，排脓。主治：①水肿，小便不利，脚气。②脾虚泄泻。③湿痹拘挛。④肺痈，肠痈。车前子主治淋证、水肿；泄泻；目赤肿痛；痰热咳嗽。五加皮主治风湿痹证；筋骨痿软，小儿行迟，体虚乏力；水肿，脚气。茯苓主治水肿、小便不利；脾虚泄泻；心悸，失眠。滑石主治热淋，石淋，尿热涩痛；暑湿，湿温；湿疮，湿疹，痱子。故本题选 A。

30. 下列各项，不属于车前子主治病证的是

A. 湿盛泄泻　　B. 目赤肿痛
C. 痰热咳嗽　　D. 心悸失眠
E. 湿热淋证

考点：车前子的应用★

解析：车前子具有清热利尿通淋，渗湿止泻，明目，祛痰的功效。主治：①淋证，水肿。②泄泻。③目赤肿痛，目暗昏花。④痰热咳嗽。故本题选 D。

31. 具有温肺化饮、回阳通脉功效的药物是

A. 细辛　　　　B. 附子
C. 干姜　　　　D. 肉桂
E. 小茴香

考点：干姜的功效★

解析：细辛的功效为解表散寒，祛风止痛，通窍，温肺化饮。附子的功效为回阳救逆，补火助阳，散寒止痛。干姜的功效为温中散寒，回阳通脉，温肺化饮。肉桂的功效为补火助阳，散寒止痛，温通经脉，引火归原。小茴香的功效为散寒止痛，理气和胃。故本题选 C。

32. 既能补火助阳，又能引火归原的药物是

A. 丁香　　　　B. 附子
C. 肉桂　　　　D. 吴茱萸
E. 高良姜

考点：肉桂的功效★

解析：丁香的功效是温中降逆，散寒止痛，温肾助阳。附子的功效是回阳救逆，补火助阳，散寒止痛。肉桂的功效是补火助阳，散寒止痛，温通经脉，引火归原。吴茱萸的功效是散寒止痛，降逆止呕，助阳止泻。高良姜的功效是温中止呕，散寒止痛。故本题选 C。

33. 具有疏肝理气、调经止痛功效的药物是

A. 陈皮　　　　B. 青皮
C. 枳实　　　　D. 香附
E. 乌药

考点：香附的功效

解析：香附疏肝解郁，理气宽中，调经止痛。陈皮理气健脾，燥湿化痰。青皮疏肝破气，消积化滞。枳实破气消积，化痰除痞。乌药行气止痛，温肾散寒。故本题选 D。

34. 治疗月经不调，伴有乳房胀痛，胁肋胀满，舌苔薄白，脉弦者，应首选

A. 木香　　　　B. 香附
C. 当归　　　　D. 红花
E. 川楝子

考点：香附的应用★

解析：香附疏肝解郁，理气宽中，调经止痛。用于肝郁气滞诸证；月经不调，痛经，乳房胀痛；气滞腹痛。木香主治脾胃气滞证；泻痢里

急后重；腹痛胁痛，黄疸。当归主治血虚萎黄，眩晕心悸；血虚血瘀，月经不调、经闭、痛经；虚寒腹痛、跌打损伤、痈疽疮疡、风湿痹痛；血虚肠燥便秘。红花主治血滞经闭、痛经、产后瘀滞腹痛；癥瘕积聚；胸痹心痛、血瘀腹痛、胁痛；跌打损伤、瘀滞肿痛；瘀滞斑疹色暗。川楝子主治肝郁化火诸痛证；虫积腹痛；头癣、秃疮。故本题选B。

35. 具有消食健脾，行气散瘀功效的药物是
A. 麦芽　　　　B. 神曲
C. 鸡内金　　　D. 莱菔子
E. 山楂
考点：山楂的功效★
解析：麦芽的功效为行气消食，健脾开胃，回乳消胀。神曲的功效为消食和胃。鸡内金的功效为消食健胃，固精止遗，通淋化石。莱菔子的功效为消食除胀，降气化痰。山楂的功效为消食健脾，行气散瘀，化浊降脂。故本题选E。

36. 既能消食健胃，又能固精止遗，还可治疗小儿脾虚疳积的药物是
A. 银柴胡　　　B. 麦芽
C. 乌梅　　　　D. 鸡内金
E. 莱菔子
考点：鸡内金功效、应用
解析：鸡内金消食健胃，固精止遗，通淋化石。主治饮食积滞、小儿疳积、肾虚遗精、遗尿、砂石淋证、胆结石。银柴胡清虚热，除疳热。麦芽行气消食，健脾开胃，回乳。主治米面薯芋食滞证、断乳、乳房胀痛、肝气郁滞或肝胃不和之胁痛、脘腹痛。乌梅敛肺，涩肠，安蛔，生津。主治肺虚久咳、久泻、久痢、蛔厥腹痛、呕吐、虚热消渴等。莱菔子消食除胀，降气化痰。主治食积气滞证、咳喘痰多、胸闷食少。故本题选D。

37. 治疗肝火上炎之目赤、头痛，宜选
A. 地榆　　　　B. 槐花
C. 柴胡　　　　D. 侧柏叶
E. 白茅根
考点：槐花的主治病证
解析：地榆主治血热出血证，烫伤，湿疹，疮疡痈肿。槐花主治血热出血证，以便血、痔血见长；目赤、头痛，因其长于清泄肝火，凡肝火上炎所致目赤、头痛头胀及眩晕等均可使用。柴胡主治表证发热，少阳证，肝郁气滞，气虚下陷，脏器脱垂。侧柏叶主治血热出血证，肺热咳

嗽。血热脱发，须发早白。白茅根主治血热出血证，水肿，热淋，黄疸，胃热呕吐，肺热咳嗽。故本题选B。

38. 专治一身上下诸痛的药物是
A. 延胡索　　　B. 乳香
C. 桃仁　　　　D. 柴胡
E. 郁金
考点：延胡索的应用
解析：延胡索可应用于气血瘀滞诸痛证。本品辛散温通，为活血行气止痛之良药，前人谓其能"行血中之气滞，气中血瘀，故能专治一身上下诸痛"。乳香可治疗气滞血瘀诸痛证。桃仁为治疗多种瘀血阻滞病证的常用药。柴胡善于祛邪解表退热和疏散少阳半表半里之邪。郁金可治疗气滞血瘀痛证。故本题选A。

39. 能行气活血，清心利胆的药物是
A. 川芎　　　　B. 延胡索
C. 姜黄　　　　D. 莪术
E. 郁金
考点：郁金的功效★
解析：A活血行气，祛风止痛。B活血，行气，止痛。C破血行气，通经止痛。D破血行气，消积止痛。E活血止痛，行气解郁，清心凉血，利胆退黄。故本题选E。

40. 下列具有清心除烦功效的是
A. 远志　　　　B. 朱砂
C. 酸枣仁　　　D. 益母草
E. 丹参
考点：丹参的功效★
解析：远志的功效是安神益智，交通心肾，祛痰，消肿。朱砂的功效是清心镇惊，安神解毒。酸枣仁的功效是养心益肝，宁心安神，敛汗，生津。益母草的功效是活血调经，利尿消肿，清热解毒。丹参的功效是活血祛瘀，通经止痛，凉血消痈，清心除烦。故本题选E。

41. 具有利咽、排脓功效的药物是
A. 薄荷　　　　B. 白前
C. 前胡　　　　D. 牛蒡子
E. 桔梗
考点：桔梗的功效★
解析：薄荷的功效为疏散风热，清利头目，利咽透疹，疏肝行气。白前的功效为降气，化痰，止咳。前胡的功效为降气化痰，散风清热。牛蒡子的功效为疏散风热，宣肺祛痰，利咽透疹，解毒消肿。桔梗的功效为宣肺，祛痰，利

咽,排脓。故本题选E。

42. 苦杏仁的功效是
A. 清热解毒,消痈排脓,利尿通淋
B. 清热解毒,消痰,利咽
C. 清热化痰,宽胸散结,润肠通便
D. 清热化痰,除烦止呕
E. 降气止咳平喘,润肠通便

考点:苦杏仁的功效★

解析:苦杏仁味苦,性微温。有小毒。归肺、大肠经。功能降气止咳平喘,润肠通便。故本题选E。

43. 新久咳嗽,头虱疥癣均可选用的药物是
A. 百部   B. 葶苈子
C. 苦杏仁   D. 桑白皮
E. 紫苏子

考点:百部的应用

解析:百部可治新久咳嗽,顿咳,肺痨咳嗽,蛲虫,阴痒,头虱及疥癣。葶苈子治疗痰涎壅盛,喘息不得平卧,水肿,胸腹积水,小便不利。苦杏仁治疗咳嗽气喘,肠燥便秘。桑白皮治疗肺热咳喘,水肿。紫苏子治疗咳喘痰多,肠燥便秘。故本题选A。

44. 下列各项,功可安神解毒的药物是
A. 朱砂   B. 柏子仁
C. 酸枣仁   D. 远志
E. 珍珠母

考点:朱砂的功效★

解析:朱砂的功效为清心镇惊,安神解毒。柏子仁的功效为养心安神,润肠通便,止汗。酸枣仁的功效为养心益肝,宁心安神,敛汗,生津。远志的功效为安神益智,交通心肾,祛痰,消肿。珍珠母的功效为平肝潜阳,安神定惊,明目退翳。故本题选A。

45. 下列具有平肝潜阳、清肝明目功效的中药是
A. 石决明   B. 磁石
C. 龟甲   D. 龙骨
E. 牡蛎

考点:石决明的功效

解析:石决明味咸,性寒。归肝经。功效为平肝潜阳,清肝明目。磁石镇惊安神,平肝潜阳,聪耳明目,纳气平喘。龟甲滋阴潜阳,益肾强骨,养血补心、固经止崩。龙骨镇惊安神,平肝潜阳,收敛固涩。牡蛎潜阳补阴,重镇安神,软坚散结,煅牡蛎收敛固涩,制酸止痛。故本题选A。

46. 既能平肝息风,清肝明目,又能清热解毒的药物是
A. 牛黄   B. 决明子
C. 羚羊角   D. 龙胆草
E. 石决明

考点:羚羊角的功效★

解析:牛黄凉肝息风,清心豁痰,开窍醒神,清热解毒。决明子清热明目,润肠通便。羚羊角平肝息风,清肝明目,散血解毒。龙胆草清热燥湿,泻肝胆火。石决明平肝潜阳,清肝明目。故本题选C。

47. 下列药物有壮肾阳,益精血功效的是
A. 紫河车   B. 鹿茸
C. 人参   D. 益智仁
E. 鳖甲

考点:鹿茸的功效★

解析:紫河车的功效是温肾补精,益气养血。鹿茸的功效是壮肾阳,益精血,强筋骨,调冲任,托疮毒。人参的功效是大补元气,复脉固脱,补脾益肺,生津养血,安神益智。益智仁的功效是暖肾固精缩尿,温脾止泻摄唾。鳖甲的功效是滋阴潜阳,退热除蒸,软坚散结。故本题选B。

48. 既能补肝肾安胎,又能疗伤续折的药物是
A. 续断   B. 杜仲
C. 桑寄生   D. 菟丝子
E. 巴戟天

考点:续断的功效

解析:续断的功效是补肝肾,强健骨,续折伤,止崩漏。治疗腰膝酸软,风湿痹痛,肝肾亏虚,崩漏,胎漏,胎动不安;跌扑损伤,筋伤骨折。杜仲的功效是补肝肾,强筋骨,安胎元。桑寄生的功效是祛风湿,补肝肾,强筋骨,安胎元。菟丝子的功效是补益肝肾,固精缩尿,安胎明目,止泻,外用消风祛斑。巴戟天的功效是补肾阳,强筋骨,祛风湿。故本题选A。

49. 具有补血滋阴,益精填髓功效的药物是
A. 白芍   B. 鸡血藤
C. 熟地黄   D. 当归
E. 阿胶

考点:熟地黄的功效★

解析:白芍的功效为养血调经,敛阴止汗,柔肝止痛,平抑肝阳。鸡血藤的功效为活血补血,调经止痛,舒筋活络。熟地黄的功效为补血滋阴,填精益髓。当归的功效为补血活血,调经止痛，润肠通便。阿胶的功效为补血滋阴，润燥，止血。故本题选C。

50. 制首乌善于治疗的病证是
A. 肠燥便秘 B. 精血亏虚
C. 久疟 D. 瘰疬
E. 痈疽

考点：何首乌的主治病证

解析：何首乌的功效：制用补肝肾，益精血，乌须发，强筋骨，化浊降脂；主治精血亏虚，头晕眼花，须发早白，腰膝酸软，高脂血症。生用解毒，消痈，截疟，润肠通便；主治疮痈，风疹瘙痒，久疟，瘰疬，肠燥便秘。故本题选B。

51. 既能治疗久泻久痢，又能治疗久咳失音的药物是
A. 蝉蜕 B. 白术
C. 桑螵蛸 D. 苦杏仁
E. 诃子

考点：诃子的主治证候

解析：诃子涩肠止泻，敛肺止咳，降火利咽。主治久泻久痢，便血脱肛，肺虚喘咳，久嗽不止，咽痛音哑。蝉蜕主治风热感冒，温病初起，咽痛音哑，麻疹不透，风疹瘙痒；目赤翳障；急慢惊风，破伤风证，小儿夜啼不安。白术主治脾气虚证、气虚自汗、脾虚胎动不安。桑螵蛸主治遗精滑精，遗尿尿频，小便白浊，阳痿。苦杏仁主治咳嗽气喘，肠燥便秘。故本题选E。

52. 下列功能养阴清肺，益胃生津的药物是
A. 玉竹 B. 北沙参
C. 百合 D. 麦冬
E. 石斛

考点：北沙参的功效

解析：玉竹的功效为养阴润燥，生津止渴。北沙参的功效为养阴清肺，益胃生津。百合的功效为养阴润肺，清心安神。麦冬的功效为养阴生津，润肺清心。石斛的功效为益胃生津，滋阴清热。故本题选B。

【B1型题】

A. 清热 B. 燥湿
C. 透疹 D. 健脾
E. 升阳

53. 茯苓和薏苡仁共同具有的功效是
54. 柴胡和葛根共同具有的功效是

考点：柴胡与葛根、茯苓与薏苡仁功效的共同点

解析：茯苓的功效为利水渗湿，健脾，宁心。薏苡仁的功效为利水渗湿，健脾止泻，除痹，排脓。两药的共同功效是健脾。柴胡的功效为解表退热，疏肝解郁，升举阳气。葛根的功效为解肌退热，透疹，生津止渴，升阳止泻，通经活络，解酒毒。两药的共同功效是升阳。故53题选D，54题选E。

A. 疟疾寒热 B. 肠燥便秘
C. 肺热咳嗽 D. 无汗骨蒸
E. 温毒发斑

55. 地骨皮的主治病证是
56. 赤芍的主治病证是

考点：地骨皮、赤芍的应用

解析：地骨皮主治阴虚发热，盗汗骨蒸；肺热咳嗽；血热出血证。赤芍主治温毒发斑，血热吐衄；目赤肿痛，痈肿疮疡；肝郁胁痛，经闭痛经，癥瘕腹痛，跌打损伤。故55题选C，56题选E。

A. 牛膝 B. 茯苓
C. 桃仁 D. 萆薢
E. 益母草

57. 具有利尿消肿功效的药物是
58. 具有润肠通便功效的药物是

考点：益母草、桃仁的功效 ★

解析：牛膝的功效为逐瘀通经，补肝肾，强筋骨，利水通淋，引火（血）下行。茯苓的功效为利水渗湿，健脾，宁心。桃仁的功效为活血祛瘀，润肠通便，止咳平喘。萆薢的功效为利湿去浊，祛风除痹。益母草的功效为活血调经，利尿消肿，清热解毒。故57题选E，58题选C。

A. 燥湿化痰 B. 温肺化痰
C. 降气化痰 D. 宣肺化痰
E. 清热化痰

59. 旋覆花具有的功效是
60. 芥子具有的功效是

考点：旋覆花、芥子的功效 ★

解析：旋覆花的功效为降气，消痰，行水，止呕。芥子的功效为温肺豁痰，利气散结，通络止痛。故59题选C，60题选B。

A. 葶苈子 B. 栀子

C. 白花蛇舌草　　D. 大黄
E. 白术

61. 具有泻肺行水功效的是
62. 具有补脾利湿功效的是

考点：葶苈子、白术的功效

解析：葶苈子的功效为泻肺平喘，行水消肿。栀子的功效为泻火除烦，清热利湿，凉血解毒。白花蛇舌草的功效为清热解毒消痈，利湿通淋。大黄的功效为泻下攻积，清热泻火，凉血解毒，逐瘀通经，除湿退黄。白术的功效为健脾益气，燥湿利水，止汗，安胎。故61题选A，62题选E。

A. 延胡索　　B. 鸡血藤
C. 当归　　　D. 白芍
E. 川芎

63. 具有补血，舒筋活络功效的药物是
64. 具有补血，润肠，止痛功效的药物是

考点：鸡血藤、当归的功效★

解析：延胡索的功效为活血、行气、止痛。鸡血藤的功效为活血补血，调经止痛，舒筋活络。当归的功效为补血活血，调经止痛，润肠通便。白芍的功效为养血调经，敛阴止汗，柔肝止痛，平抑肝阳。川芎的功效为活血行气，祛风止痛。故63题选B，64题选C。

A. 利尿消肿　　B. 生津润肺
C. 补脾和中　　D. 化湿开胃
E. 清热止痛

65. 石菖蒲具有的功效是
66. 太子参具有的功效是

考点：石菖蒲、太子参的功效

解析：石菖蒲的功效为开窍豁痰，醒神益智，化湿开胃。太子参的功效为益气健脾，生津润肺。故65题选D，66题选B。

方剂学

【A1 型题】

1. 下列各项，不属汤剂特点的是
A. 吸收快，药效发挥迅速
B. 便于随证加减
C. 适于病证较重或病情不稳定的患者
D. 服用量大
E. 便于服用或携带

考点：汤剂的特点 ★

解析：汤剂是将药物饮片加水或酒浸泡后，再煎煮一定时间后，去渣取汁而制成的液体剂型。汤剂可以内服或外用，如洗浴、熏蒸及含漱等。汤剂吸收快，能迅速发挥药效，可以根据病情需要进行加减，因而多适用于病证较重或病情不稳定的患者。汤剂的不足之处是服用量大，某些药的有效成分不易煎出或易挥发散失，不适宜大规模生产，不利于患者携带。故本题选 E。

2. 下列各项，不属麻黄汤证临床表现的是
A. 头身疼痛   B. 脉浮紧
C. 恶寒发热   D. 无汗而喘
E. 鼻鸣干呕

考点：麻黄汤的主治证候 ★

解析：麻黄汤的功效为发汗解表，宣肺平喘。主治外感风寒表实证。症见恶寒发热，头身疼痛，无汗而喘，舌苔薄白，脉浮紧。E 为桂枝汤的主治证候。故本题选 E。

3. 桂枝汤的组成中不含有的药物是
A. 麻黄   B. 芍药
C. 生姜   D. 大枣
E. 甘草

考点：桂枝汤的组成药物 ★

解析：桂枝汤的组成有桂枝、芍药、甘草、生姜、大枣。故本题选 A。

4. 治疗外感风寒湿邪之蕴热证，应首选
A. 麻黄杏仁甘草石膏汤
B. 麻黄汤
C. 桂枝汤
D. 小青龙汤
E. 九味羌活汤

考点：九味羌活汤的主治证候 ★

解析：九味羌活汤主治外感风寒湿邪，内有蕴热证。麻黄杏仁甘草石膏汤主治外感风邪，邪热壅肺证。麻黄汤主治外感风寒表实证。桂枝汤主治外感风寒表虚证。小青龙汤主治外寒里饮证。故本题选 E。

5. 体现"治上焦如羽，非轻莫取"的用药原则的方剂是
A. 小青龙汤   B. 败毒散
C. 银翘散   D. 桂枝汤
E. 桑菊饮

考点：银翘散的配伍意义

解析：银翘散的组成药物为连翘、银花、桔梗、薄荷、竹叶、甘草、荆芥穗、淡豆豉、牛蒡子等。本方所用药物均系轻清之品，用法强调"香气大出，即取服，勿过煮"，体现了"治上焦如羽，非轻莫举"的用药原则。故本题选 C。

6. 银翘散和桑菊饮的组成中均含有的药物是
A. 金银花、薄荷、桔梗、芦根
B. 连翘、薄荷、杏仁、芦根
C. 连翘、薄荷、桔梗、杏仁
D. 金银花、薄荷、桔梗、生甘草
E. 连翘、薄荷、桔梗、生甘草

考点：银翘散、桑菊饮的组成药物

解析：银翘散的组成为连翘、银花、桔梗、薄荷、竹叶、生甘草、荆芥穗、淡豆豉、牛蒡子、鲜苇根。桑菊饮的组成为桑叶、菊花、杏仁、连翘、薄荷、苦桔梗、生甘草、苇根。依据选项，两者均含有的药物是连翘、薄荷、桔梗、生甘草。故本题选 E。

7. 桑菊饮的功用是
A. 辛凉宣泄，清肺平喘

B. 疏风清热，宣肺止咳
C. 辛凉透表，清热解毒
D. 疏风解毒，清肺泻热
E. 疏散风热，清肝明目

考点：桑菊饮的功用★

解析：桑菊饮的功用为疏风清热，宣肺止咳。故本题选B。

8. 下列何药不是温脾汤的组成药物
    A. 大黄   B. 甘草
    C. 附子   D. 人参
    E. 厚朴

考点：温脾汤的组成药物★

解析：温脾汤的药物组成有大黄、当归、干姜、附子、人参、芒硝、甘草。故本题选E。

9. 麻子仁丸的组成药物中，除麻子仁、芍药、枳实、杏仁、蜜外，其余的是
    A. 升麻、枳壳   B. 甘草、芒硝
    C. 芒硝、大黄   D. 厚朴、大黄
    E. 大黄、当归

考点：麻子仁丸的组成药物★

解析：麻子仁丸的组成药物为麻子仁、芍药、枳实、大黄、厚朴、杏仁、蜜。故本题选D。

10. 麻子仁丸适用于
    A. 肾阳虚弱，精津不足证
    B. 水热互结之结胸证
    C. 阳虚冷积证
    D. 阳明腑实证
    E. 脾约证

考点：麻子仁丸的主治证候

解析：麻子仁丸的功用为润肠泻热，行气通便。主治脾约证。故本题选E。

11. 妇人伤寒，热入血室，以及疟疾、黄疸等病而见少阳证，治宜首选的方剂是
    A. 四逆散   B. 逍遥散
    C. 小柴胡汤   D. 大柴胡汤
    E. 蒿芩清胆汤

考点：小柴胡汤的主治证候★

解析：四逆散主治阳郁厥逆证、肝脾不和证。逍遥散主治肝郁血虚脾弱证。小柴胡汤主治伤寒少阳证，妇人中风，热入血室证，疟疾、黄疸以及内伤杂病而见少阳证。大柴胡汤主治少阳阳明合病者。蒿芩清胆汤主治少阳湿热痰浊证。故本题选C。

12. 半夏泻心汤与小柴胡汤均含有的药物是

A. 人参、黄芩、半夏、干姜、甘草
B. 人参、生姜、半夏、甘草、大枣
C. 半夏、黄连、黄芩、甘草、大枣
D. 柴胡、人参、黄芩、甘草、生姜
E. 半夏、黄芩、人参、炙甘草、大枣

考点：小柴胡汤、半夏泻心汤的组成药物

解析：半夏泻心汤的组成：半夏、黄芩、干姜、人参、黄连、大枣、炙甘草。小柴胡汤的组成：柴胡、黄芩、人参、炙甘草、半夏、生姜、大枣。故本题选E。

13. 小柴胡汤中和解少阳的药是
    A. 柴胡和黄芩   B. 半夏和甘草
    C. 生姜和大枣   D. 人参和生姜
    E. 柴胡和甘草

考点：小柴胡汤的配伍意义

解析：小柴胡汤方中以苦平之柴胡为君，入肝胆经，透泄少阳半表之邪，疏泄气机之郁滞，使少阳半表之邪得以疏散，气机以条畅。黄芩苦寒，清泄少阳半里之热，为臣药。柴胡升散，黄芩降泄，两者配伍，是和解少阳的基本药对。胆气犯胃，胃失和降，佐以半夏、生姜和胃降逆止呕。邪从太阳传入少阳，缘于正气本虚，故又佐以人参、大枣益气健脾，一者取其扶正以祛邪，一者取其益气以御邪内传，俾正气旺盛，则邪无内向之机。炙甘草助人参、大枣扶正，且能调和诸药，为使药。诸药合用，使邪气得解，枢机得利，胃气调和，诸症自除。全方配伍特点：和解少阳为主，兼补胃气；祛邪为主，兼顾正气。故本题选A。

14. 治疗少阳湿热痰浊证，应首选
    A. 小建中汤   B. 大柴胡汤
    C. 左金丸   D. 蒿芩清胆汤
    E. 温胆汤

考点：蒿芩清胆汤的主治证候

解析：蒿芩清胆汤清胆利湿，和胃化痰，主治少阳湿热痰浊证。小建中汤主治中焦虚寒，肝脾失调，阴阳不和证。大柴胡汤主治少阳阳明合病。左金丸主治肝火犯胃证。温胆汤主治胆胃不和，痰热内扰证。故本题选D。

15. 透邪解郁，疏肝理脾的方剂是
    A. 青蒿鳖甲汤   B. 半夏泻心汤
    C. 小柴胡汤   D. 四逆散
    E. 逍遥散

考点：四逆散的功用

解析：四逆散透邪解郁，疏肝理脾，主治阳

郁厥逆证、肝脾不和证。青蒿鳖甲汤养阴透热。半夏泻心汤寒热平调，散结除痞。小柴胡汤和解少阳。逍遥散疏肝解郁，养血健脾。故本题选D。

16. 肝胆湿热下注，阴肿阴痒，小便淋浊，带下黄臭者，治疗应选用
   A. 镇肝息风汤　　B. 龙胆泻肝汤
   C. 八正散　　　　D. 蒿芩清胆汤
   E. 茵陈蒿汤
   考点：龙胆泻肝汤的主治证候★
   解析：龙胆泻肝汤清泻肝胆实火，清利肝经湿热，主治肝胆实火上炎证及肝经湿热下注证。镇肝息风汤主治类中风。八正散主治热淋。蒿芩清胆汤主治少阳湿热痰浊证。茵陈蒿汤主治黄疸阳黄证。故本题选B。

17. 清泄肺热，止咳平喘的方剂是
   A. 泻白散　　　　B. 白头翁汤
   C. 左金丸　　　　D. 杏苏散
   E. 清气化痰丸
   考点：泻白散的功用
   解析：泻白散清泄肺热，止咳平喘。白头翁汤清热解毒，凉血止痢。左金丸清泻肝火，降逆止呕。杏苏散轻宣凉燥，理肺化痰。清气化痰丸清热化痰，理气止咳。故本题选A。

18. 青蒿鳖甲汤主治证候的热型是
   A. 骨蒸潮热　　　B. 夜热早凉
   C. 日晡潮热　　　D. 身热夜甚
   E. 皮肤蒸热
   考点：青蒿鳖甲汤的主治证候
   解析：青蒿鳖甲汤养阴透热，主治温病后期，邪伏阴分证。症见夜热早凉，热退无汗，舌红少苔，脉细数。故本题选B。

19. 香薷散的主治病证是
   A. 恶寒发热，腹痛吐泻，舌苔白腻
   B. 腹痛，便脓血，赤白相兼，舌苔黄腻
   C. 腹痛，便脓血，赤多白少，舌红苔黄
   D. 四肢厥逆，腹痛下利，舌苔白滑
   E. 身热下利，胸脘烦热，舌红苔黄
   考点：香薷散的主治证候
   解析：香薷散祛暑解表，化湿和中。主治阴暑，症见恶寒发热，头重身痛，无汗，腹痛吐泻，胸脘痞闷，舌苔白腻，脉浮。白头翁汤主治腹痛，便脓血，赤多白少，舌红苔黄；四逆汤主治四肢厥逆，腹痛下利，舌苔白滑；葛根黄芩黄连汤主治身热下利，胸脘烦热，舌红苔黄。故本题选A。

20. 理中丸的组成药物中含有
   A. 附子　　　　　B. 白术
   C. 生姜　　　　　D. 大枣
   E. 饴糖
   考点：理中丸的组成药物★
   解析：理中丸的组成有人参、干姜、甘草、白术。故本题选B。

21. 四逆汤的组成药物是
   A. 人参、干姜、炙甘草
   B. 人参、肉桂、炙甘草
   C. 生附子、人参、炙甘草
   D. 生附子、肉桂、炙甘草
   E. 生附子、干姜、炙甘草
   考点：四逆汤的组成药物
   解析：四逆汤的药物组成为生附子、干姜、炙甘草。故本题选E。

22. 大柴胡汤的主治证候是
   A. 少阳阳明合病
   B. 太阳少阳合病
   C. 少阳证
   D. 阳明腑实证
   E. 太阳阳明合病
   考点：大柴胡汤的主治证候
   解析：大柴胡汤和解少阳，内泻热结。主治少阳阳明合病。小柴胡汤主治少阳证。大承气汤主治阳明腑实证。故本题选A。

23. 大柴胡汤中调和脾胃，和营卫而行津液的药物组合是
   A. 黄芩、柴胡　　B. 黄芩、大枣
   C. 柴胡、生姜　　D. 生姜、大枣
   E. 黄芩、生姜
   考点：大柴胡汤的配伍意义★
   解析：大柴胡汤重用柴胡为君药。配臣药黄芩和解清热，以除少阳之邪，轻用大黄配枳实以内泻阳明热结，行气消痞，亦为臣药。芍药柔肝缓急止痛，与大黄相配可治腹中实痛，与枳实相伍可以理气和血，以除心下满痛，半夏与大量生姜配伍，和胃降逆，是为佐药。大枣与生姜相配，和营卫而行津液，并调和脾胃，调和诸药，是为佐使。故本题选D。

24. 防风通圣散的功用是
   A. 解表清里
   B. 疏风解表，泻热通便
   C. 清热解毒，辛凉透表

D. 解表温里，活血消积
E. 疏风解表，清热解毒

考点：防风通圣散的功用

解析：防风通圣散疏风解表，泻热通便。主治风热壅盛，表里俱实证。葛根黄芩黄连汤解表清里。银翘散清热解毒，辛凉透表。故本题选 B。

25. **脾虚夹湿便溏泄泻者可以选用的方剂是**
  A. 参苓白术散   B. 归脾汤
  C. 生脉散   D. 炙甘草汤
  E. 玉屏风散

考点：参苓白术散的主治证候★

解析：参苓白术散主治脾虚湿盛证。归脾汤主治心脾气血两虚证；脾不统血证。生脉散主治温热、暑热、耗气伤阴证；久咳伤肺，气阴两虚证。炙甘草汤主治阴血不足，阳气虚弱证；虚劳肺痿。玉屏风散主治表虚自汗。故本题选 A。

26. **可治疗气虚下陷证的方剂是**
  A. 参苓白术散   B. 补中益气汤
  C. 四君子汤   D. 归脾汤
  E. 生脉散

考点：补中益气汤的主治证候★

解析：补中益气汤主治脾胃气虚证，气虚下陷证，气虚发热证。四君子汤主治脾胃气虚证。余参见25题。故本题选 B。

27. **补中益气汤主治证候的热型是**
  A. 阴虚发热   B. 气虚发热
  C. 血虚发热   D. 血瘀发热
  E. 气郁发热

考点：补中益气汤的主治证候★

解析：参见26题。故本题选 B。

28. **补中益气汤中，用于协助诸益气药以升提下陷之中气的药物是**
  A. 黄芪、柴胡   B. 黄芪、升麻
  C. 白术、炙甘草 D. 柴胡、升麻
  E. 黄芪、人参

考点：补中益气汤的配伍意义

解析：补中益气汤中重用黄芪补中益气，升阳固本，为君药。配伍人参、炙甘草、白术甘温补中，补气健脾之功更著，为臣药，与黄芪合用增强其补中益气之功。当归养血和营，陈皮调理气机以复升降，理气和胃，使诸药补而不滞，二者共为佐药。以少量升麻、柴胡轻清升散，协助诸益气药以升提下陷之中气，为佐使药。故本题选 D。

29. **玉屏风散的功用有**
  A. 补肾   B. 涩肠
  C. 止汗   D. 解表
  E. 固冲

考点：玉屏风散的功用

解析：玉屏风散益气固表止汗，主治表虚自汗证。故本题选 C。

30. **炙甘草汤的组成中包含的药物有**
  A. 阿胶、麦冬、麻仁
  B. 桃仁、干姜、当归
  C. 阿胶、麦冬、白芍
  D. 黄芪、天冬、薏苡仁
  E. 熟地、当归、白芍

考点：炙甘草汤的组成药物

解析：炙甘草汤的组成药物为炙甘草、生姜、桂枝、人参、生地、阿胶、麦冬、麻仁、大枣、清酒。故本题选 A。

31. **治疗虚劳肺痿，应首先考虑的方剂是**
  A. 清燥救肺汤   B. 炙甘草汤
  C. 麦门冬汤   D. 生脉散
  E. 四物汤

考点：炙甘草汤的主治证候★

解析：炙甘草汤主治阴血不足，阳气虚弱证，虚劳肺痿。A主治温燥伤肺证。C主治虚热肺痿，胃阴不足证。D主治温热、暑热、耗气伤阴证，久咳伤肺，气阴两虚证。E主治营血虚滞证。故本题选 B。

32. **左归丸的功用是**
  A. 温补肾阳，填精益髓
  B. 滋阴补肾，填精益髓
  C. 补益肝肾，强壮筋骨
  D. 滋阴补肾，涩肠止遗
  E. 填精滋阴补肾

考点：左归丸的功用

解析：左归丸滋阴补肾，填精益髓，主治真阴不足证。右归丸温补肾阳，填精益髓。六味地黄丸填精滋阴补肾。故本题选 B。

33. **治疗脚气的首选方剂是**
  A. 地黄饮子   B. 六味地黄丸
  C. 左归丸   D. 肾气丸
  E. 右归丸

考点：肾气丸的主治证候

解析：地黄饮子主治暗痱证，症见舌强不能言，足废不能用，口干不欲饮，足冷面赤，脉沉细弱。六味地黄丸主治肾阴精不足证，症见腰膝酸软，头晕目眩，耳鸣耳聋，盗汗，遗精，消渴，骨蒸潮热，手足心热，足跟作痛，小便淋沥，舌红少苔，脉沉细数。左归丸主治真阴不足证，症见头晕目眩，腰酸腿软，遗精滑泄，自汗盗汗，舌红少苔，脉细。肾气丸主治肾阳不足证，症见腰痛脚软，身半以下常有冷感，少腹拘急，小便不利，或小便反多，入夜尤甚，舌淡而胖，脉虚弱，尺部沉细，以及痰饮，水肿，消渴，脚气，转胞等。右归丸主治肾阳不足，命门火衰证，症见年老或久病气衰神疲，畏寒肢冷，腰膝软弱，阳痿遗精，大便不实，或小便自遗，舌淡苔白，脉沉而迟。故本题选D。

34. 真人养脏汤的组成药物中不含有
A. 人参、白术
B. 肉豆蔻、肉桂
C. 白芍、当归
D. 木香、诃子
E. 五倍子、乌梅
考点：真人养脏汤的组成药物★
解析：真人养脏汤的组成药物有人参、当归、白术、肉豆蔻、肉桂、炙甘草、白芍、木香、罂粟壳、诃子。故本题选E。

35. 主治心火亢盛，阴血不足证的方剂是
A. 炙甘草汤　B. 酸枣仁汤
C. 牡蛎散　　D. 天王补心丹
E. 朱砂安神丸
考点：朱砂安神丸的主治证候★
解析：炙甘草汤主治阴血不足，阳气虚弱证，虚劳肺痿。酸枣仁汤主治肝血不足，虚热内扰之虚烦不眠证。牡蛎散主治自汗、盗汗证。天王补心丹主治阴虚血少，神志不安证。朱砂安神丸主治心火亢盛，阴血不足证。故本题选E。

36. 朱砂安神丸中配伍生地、当归的意义是
A. 凉血活血　B. 滋阴活血
C. 凉血补血　D. 补血活血
E. 滋阴补血
考点：朱砂安神丸的配伍意义
解析：朱砂安神丸主治心火亢盛，阴血不足证。方中生地甘苦大寒，滋阴补心，当归辛甘温润，滋阴养血，配伍生地补阴血以养心，共为佐药。故本题选E。

37. 安宫牛黄丸的功用是
A. 清热开窍，息风止痉
B. 清热解毒，豁痰开窍
C. 开窍定惊，清热化痰

D. 化浊开窍，清热解毒
E. 辟秽解毒，清热开窍
考点：安宫牛黄丸的功用★
解析：安宫牛黄丸的功用为清热解毒，豁痰开窍。主治邪热内陷心包证。症见高热烦躁，神昏谵语，舌謇肢厥，舌红或绛，脉数有力，亦治中风昏迷，小儿惊厥属邪热内闭者。故本题选B。

38. 越鞠丸的组成药物中含有
A. 苍术、黄柏　B. 苍术、厚朴
C. 苍术、白术　D. 苍术、羌活
E. 苍术、川芎
考点：越鞠丸的组成药物★
解析：越鞠丸的药物组成有香附、川芎、苍术、栀子、神曲。故本题选E。

39. 治疗胸膈痞闷，脘腹胀痛，嗳腐吞酸，恶心呕吐，饮食不消，宜选用
A. 藿香正气散　B. 平胃散
C. 半夏厚朴汤　D. 半夏泻心汤
E. 越鞠丸
考点：越鞠丸的主治证候
解析：越鞠丸行气解郁，主治六郁证。症见胸膈满闷，脘腹胀痛，嗳腐吐酸，恶心呕吐，饮食不消。藿香正气散主治外感风寒，内伤湿滞证。平胃散主治湿滞脾胃证。半夏厚朴汤主治梅核气。半夏泻心汤主治寒热错杂之痞证。故本题选E。

40. 下列各项，具有降逆功用的方剂是
A. 旋覆代赭汤　B. 越鞠丸
C. 柴胡疏肝散　D. 血府逐瘀汤
E. 桃核承气汤
考点：旋覆代赭汤的功用★
解析：旋覆代赭汤的功用为降逆化痰，益气和胃。越鞠丸的功用为行气解郁。柴胡疏肝散的功用为疏肝解郁，活血止痛。血府逐瘀汤的功用为活血化瘀，行气止痛。桃核承气汤的功用为逐瘀泻热。故本题选A。

41. 血府逐瘀汤的主治证候不包含
A. 入暮潮热
B. 头痛日久不愈
C. 呃逆日久不愈
D. 心悸失眠易怒
E. 谵语烦渴
考点：血府逐瘀汤的主治证候
解析：血府逐瘀汤主治胸中血瘀证。症见胸

痛，头痛，日久不愈，痛如针刺而有定处，或呃逆日久不止，或饮水即呛，干呕，或内热瞀闷，或心悸怔忡，失眠多梦，急躁易怒，入暮潮热，唇暗或两目暗黑，舌质暗红，或舌有瘀斑或瘀点，脉涩或弦紧。故本题选 E。

42. 补阳还五汤的配伍中，力专通经活络，配合诸药以行药力的药物是
 A. 地龙　　　　B. 赤芍
 C. 当归　　　　D. 桃仁
 E. 红花
 考点：补阳还五汤的配伍意义
 解析：补阳还五汤方中重用生黄芪，大补脾胃之气以资化源，意在气旺则血行，瘀去则络通，为君药。当归尾活血通络而不伤血，为臣药。赤芍、川芎、桃仁、红花四味，协同当归尾以活血祛瘀，为佐药；地龙通经活络，力专善走，周行全身，配合诸药以行药力，为佐使药。故本题选 A。

43. 温经汤的组成中不包含的药物是
 A. 人参、桂枝、甘草
 B. 阿胶、麦冬、生姜
 C. 当归、川芎、芍药
 D. 半夏、吴茱萸、牡丹皮
 E. 熟地、桃仁、红花
 考点：温经汤的组成药物★
 解析：温经汤的组成药物为吴茱萸、当归、芍药、川芎、人参、桂枝、牡丹皮、阿胶、生姜、甘草、半夏、麦冬。故本题选 E。

44. 生化汤主治证候的病机是
 A. 下焦蓄血　　B. 血虚受寒
 C. 气虚血滞　　D. 冲任虚损
 E. 血瘀气滞
 考点：生化汤的主治证候★
 解析：生化汤主治血虚寒凝，瘀血阻滞证。表现为产后恶露不行，小腹冷痛。故本题选 B。

45. 治疗肝火犯肺所致之咳痰带血，宜选用
 A. 黄土汤　　　B. 温经汤
 C. 生化汤　　　D. 咳血方
 E. 小蓟饮子
 考点：咳血方的主治证候
 解析：咳血方清肝宁肺，凉血止血，主治肝火犯肺之咳血证。黄土汤主治脾阳不足，脾不摄血证。温经汤主治冲任虚寒，瘀血阻滞证。生化汤主治血虚寒凝，瘀血阻滞证。小蓟饮子主治热结下焦之血淋、尿血。故本题选 D。

46. 小蓟饮子的组成药物中不含
 A. 当归、蒲黄　　B. 生地、滑石
 C. 藕节、木通　　D. 大黄、车前子
 E. 栀子、淡竹叶
 考点：小蓟饮子的组成药物★
 解析：小蓟饮子的组成有生地、小蓟、滑石、木通、蒲黄、藕节、淡竹叶、当归、栀子、甘草。故本题选 D。

47. 小蓟饮子与八正散的相同功用是
 A. 利水通淋　　B. 燥湿解毒
 C. 凉血止血　　D. 泻火养阴
 E. 利湿化浊
 考点：小蓟饮子、八正散的功用★
 解析：小蓟饮子的功用是凉血止血，利水通淋。八正散的功用是清热泻火，利水通淋。两者共同的功用是利水通淋。故本题选 A。

48. 治疗外感风邪头痛，宜选用
 A. 消风散
 B. 二陈汤
 C. 川芎茶调散
 D. 天麻钩藤饮
 E. 半夏白术天麻汤
 考点：川芎茶调散的主治证候
 解析：川芎茶调散主治外感风邪头痛。消风散主治风疹、湿疹。二陈汤主治湿痰证。天麻钩藤饮主治肝阳偏亢，肝风上扰证。半夏白术天麻汤主治风痰上扰证。故本题选 C。

49. 治疗口眼㖞斜，面肌抽动，舌淡红，苔白，宜选用
 A. 补阳还五汤　　B. 消风散
 C. 镇肝息风汤　　D. 牵正散
 E. 小活络丹
 考点：牵正散的主治证候
 解析：牵正散祛风化痰，通络止痉，主治风中头面经络。症见口眼㖞斜，或面肌抽动，舌淡红，苔白。补阳还五汤主治中风之气虚血瘀证，症见半身不遂，口眼㖞斜，语言謇涩等。消风散主治风疹、湿疹，症见皮肤瘙痒，疹出色红，抓破后渗出津水等。镇肝息风汤主治类中风，症见头目眩晕，目胀耳鸣，脑部热痛，面色如醉，心中烦热等。小活络丹主治风寒湿痹，症见肢体筋脉疼痛，麻木拘挛，关节屈伸不利等。故本题选 D。

50. 下列各项，不属镇肝息风汤主治证临床表现的是

A. 头目眩晕，目胀耳鸣，脑部热痛，心中烦热，面色如醉
B. 肢体渐觉不利，口角渐行歪斜
C. 眩晕颠仆，昏不知人，移时始醒，或醒后不能复原
D. 舌强不能言，足废不能用，脉沉细弱
E. 脉弦长有力

考点：镇肝息风汤的主治证候★

解析：镇肝息风汤主治类中风，临床表现为头目眩晕，目胀耳鸣，脑部热痛，面色如醉，或时常噫气，或肢体渐觉不利，口眼渐形歪斜，甚或眩晕颠仆，昏不知人，移时始醒，或醒后不能复原，脉弦长有力。A、B、C、E均为类中风的表现，而D为喑痱症状，为地黄饮子主治。故本题选D。

51. 治疗外感凉燥证的首选方是
A. 杏苏散　　　B. 玉液汤
C. 麦门冬汤　　D. 桑菊饮
E. 清燥救肺汤

考点：杏苏散的主治证候

解析：杏苏散轻宣凉燥，理肺化痰，主治外感凉燥证。玉液汤主治消渴之气阴两虚证。麦门冬汤主治虚热肺痿，胃阴不足证。桑菊饮主治风温初起，邪客肺络证。清燥救肺汤主治温燥伤肺证。故本题选A。

52. 治疗虚热肺痿，应首先考虑的方剂是
A. 清燥救肺汤　　B. 炙甘草汤
C. 麦门冬汤　　　D. 杏苏散
E. 玉液汤

考点：麦门冬汤的主治证候★

解析：A主治温燥伤肺，气阴两伤证。B主治阴血不足，阳气虚弱证，虚劳肺痿。C主治虚热肺痿，胃阴不足证。D主治外感凉燥证。E主治消渴之气阴两虚证。故本题选C。

53. 藿香正气散的组成药物中，不含有的是
A. 陈皮　　　　B. 枳壳
C. 厚朴　　　　D. 大腹皮
E. 炙甘草

考点：藿香正气散的组成药物★

解析：藿香正气散的组成药物有大腹皮、白芷、紫苏、茯苓、半夏曲、白术、陈皮、厚朴、桔梗、藿香、炙甘草、姜、枣。故本题选B。

54. 真武汤与实脾散的共同功用是
A. 健脾化湿　　B. 温阳利水
C. 利水渗湿　　D. 温补心阳

E. 健脾益气

考点：真武汤、实脾散的功用

解析：真武汤温阳利水。实脾散温阳健脾，行气利水。二者共同的功用是温阳利水。故本题选B。

55. 主治风痰上扰证的方剂是
A. 温胆汤　　　B. 清气化痰丸
C. 二陈汤　　　D. 贝母瓜蒌散
E. 半夏白术天麻汤

考点：半夏白术天麻汤的主治证候★

解析：温胆汤主治胆胃不和，痰热内扰证。清气化痰丸主治痰热咳嗽。二陈汤主治湿痰证。贝母瓜蒌散主治燥痰咳嗽。半夏白术天麻汤主治风痰上扰证。故本题选E。

56. 主治食积证的方剂是
A. 实脾散　　　B. 保和丸
C. 四君子汤　　D. 归脾汤
E. 健脾丸

考点：保和丸的主治证候★

解析：实脾散主治脾肾阳虚，水气内停之阴水。保和丸主治食积证。四君子汤主治脾胃气虚证。归脾汤主治心脾气血两虚证，脾不统血证。健脾丸主治脾虚食积证。故本题选B。

57. 治疗阵发性剑突下钻顶样疼痛的胆道蛔虫病，宜选用的方剂是
A. 真人养脏汤　　B. 小建中汤
C. 乌梅丸　　　　D. 蒿芩清胆汤
E. 葛根黄芩黄连汤

考点：乌梅丸的主治证候

解析：真人养脏汤主治久泻久痢，脾肾虚寒证，症见泻利无度，滑脱不禁，脐腹疼痛，喜温喜按，倦怠食少。小建中汤主治中焦虚寒，肝脾失调，阴阳不和证，症见腹中拘急疼痛，喜温喜按，或心中悸动，虚烦不宁，面色无华。乌梅丸主治脏寒蛔厥证，症见脘腹阵痛，烦闷呕吐，时发时止，得食则吐，甚则吐蛔，手足厥冷，或久泻久痢，常用于治疗胆道蛔虫病。蒿芩清胆汤主治少阳湿热痰浊证，症见寒热如疟，寒轻热重，口苦膈闷，吐酸苦水，或呕黄涎而黏，甚则干呕呃逆，胸胁胀疼，小便黄少。葛根黄芩黄连汤主治表证未解，邪热入里证，症见身热下利，胸脘烦热，口干作渴，或喘而汗出。故本题选C。

58. 乌梅丸适用于
A. 久咳　　　　B. 久痢
C. 久疟　　　　D. 久瘀

E. 久痢

考点：乌梅丸的主治证候★

解析：乌梅丸主治脏寒蛔厥证。脘腹阵痛，烦闷呕吐，时发时止，得食则吐，甚则吐蛔，手足厥冷，或久泻久痢。<u>故本题选 B。</u>

59. 功用为泻热破瘀，散结消肿的方剂是
   A. 仙方活命饮　　B. 大承气汤
   C. 温脾汤　　　　D. 济川煎
   E. 大黄牡丹汤

考点：大黄牡丹汤的功用

解析：大黄牡丹汤泻热破瘀，散结消肿，主治肠痈初起，湿热瘀滞证。仙方活命饮清热解毒，消肿溃坚，活血止痛。大承气汤峻下热结。温脾汤攻下寒积，温补脾阳。济川煎温肾益精，润肠通便。<u>故本题选 E。</u>

【B1 型题】
   A. 麻黄汤　　　　B. 桂枝汤
   C. 小青龙汤　　　D. 白虎汤
   E. 败毒散

60. 用于风寒表实证的是

61. 用于外寒内饮证的是

考点：麻黄汤、小青龙汤的主治证候

解析：麻黄汤主治外感风寒表实证。桂枝汤主治外感风寒表虚证。小青龙汤主治外寒里饮证。白虎汤主治气分热盛证。败毒散主治气虚外感风寒湿证。<u>故 60 题选 A，61 题选 C。</u>

   A. 和解少阳，内泻热结
   B. 和胃降逆，开结除痞
   C. 寒热平调，消痞散结
   D. 清胆利湿，和胃化痰
   E. 理气化痰，清胆和胃

62. 蒿芩清胆汤的功用是

63. 大柴胡汤的功用是

考点：蒿芩清胆汤、大柴胡汤的功用

解析：蒿芩清胆汤的功用是清胆利湿，和胃化痰，主治少阳湿热痰浊证。大柴胡汤的功用是和解少阳，内泻热结，主治少阳阳明合病。<u>故 62 题选 D，63 题选 A。</u>

   A. 补气利水渗湿
   B. 补气行血活血
   C. 益气生血养阴
   D. 补气升阳固表

E. 益气固表止汗

64. 补中益气汤中用黄芪的意义是

65. 牡蛎散中用黄芪的意义是

考点：补中益气汤、牡蛎散的配伍意义

解析：补中益气汤重用黄芪，味甘微温，入脾肺经，补中益气，升阳固表，为君药。牡蛎散中以黄芪为臣，益气实卫，固表止汗，配牡蛎标本兼治。<u>故 64 题选 D，65 题选 E。</u>

   A. 酸枣仁汤　　　B. 天王补心丹
   C. 归脾汤　　　　D. 朱砂安神丸
   E. 实脾散

66. 阴虚血少而神志不安者，用

67. 肝血不足而虚烦不眠者，用

考点：天王补心丹、酸枣仁汤的主治证候

解析：天王补心丹滋阴养血，补心安神，主治阴虚血少，神志不安证。酸枣仁汤养血安神，清热除烦，主治肝血不足，虚热内扰之虚烦不眠证。归脾汤主治心脾气血两虚证、脾不统血证。朱砂安神丸主治心火亢盛，阴血不足证。实脾散主治脾肾阳虚，水气内停之阴水。<u>故 66 题选 B，67 题选 A。</u>

   A. 羚角钩藤汤　　B. 紫雪
   C. 镇肝息风汤　　D. 苏合香丸
   E. 生脉散

68. 治疗暑热耗气伤津，体倦气短者，应首选

69. 治疗热邪内陷心包，神昏谵语者，应首选

考点：生脉散、紫雪的主治证候★

解析：羚角钩藤汤主治肝热生风证。紫雪主治温热病，热闭心包及热盛动风证，症见高热烦躁，神昏谵语，痉厥，口渴唇焦，尿赤便秘，舌质红绛，苔黄燥，脉数有力或弦数，以及小儿热盛惊厥。镇肝息风汤主治类中风。苏合香丸主治寒闭证，症见突然昏倒，牙关紧闭，不省人事，苔白，脉迟，亦治心腹卒痛，甚则昏厥，属寒凝气滞者。生脉散主治：温热、暑热，耗伤气阴证，症见汗多神疲，体倦乏力，气短懒言，咽干口渴，舌干少苔，脉虚数。久咳伤肺，气阴两虚证。<u>故 68 题选 E，69 题选 B。</u>

   A. 滑石　　　　　B. 车前子
   C. 萹蓄　　　　　D. 木通
   E. 栀子

70. 茵陈蒿汤的组成中包含的药物是

71. 三仁汤的组成中包含的药物是

考点：茵陈蒿汤、三仁汤的组成药物

解析：茵陈蒿汤的组成药物为茵陈、栀子、大黄。三仁汤的组成药物为杏仁、白蔻仁、生薏苡仁、滑石、通草、竹叶、厚朴、半夏。故70题选E，71题选A。

A. 猪苓、茯苓、桂枝、苍术、泽泻
B. 茯苓、猪苓、桂枝、泽泻、白术
C. 猪苓、茯苓、泽泻、滑石、甘草
D. 猪苓、茯苓、泽泻、阿胶、滑石
E. 茯苓、泽泻、甘草、大枣、桂枝

72. 猪苓汤的药物组成有
73. 五苓散的药物组成有

考点：五苓散、猪苓汤的组成药物★

解析：猪苓汤由猪苓、茯苓、泽泻、阿胶、滑石组成。五苓散由猪苓、茯苓、泽泻、白术、桂枝组成。故72题选D，73题选B。

A. 清气化痰丸
B. 半夏白术天麻汤
C. 二陈汤
D. 苓甘五味姜辛汤
E. 贝母瓜蒌散

74. 主治湿痰证的方剂是
75. 主治风痰证的方剂是

考点：二陈汤、半夏白术天麻汤的主治证候

解析：二陈汤主治湿痰证。半夏白术天麻汤主治风痰上扰证。清气化痰丸主治痰热咳嗽。苓甘五味姜辛汤主治寒饮咳嗽。贝母瓜蒌散主治燥痰咳嗽。故74题选C，75题选B。

A. 二陈汤
B. 温胆汤
C. 苓甘五味姜辛汤
D. 贝母瓜蒌散
E. 清气化痰丸

76. 治疗痰热咳嗽，应首先考虑的方剂是
77. 治疗燥痰咳嗽，应首先考虑的方剂是

考点：清气化痰丸、贝母瓜蒌散的主治证候

解析：A主治湿痰证。B主治胆胃不和，痰热内扰证。C主治寒饮咳嗽。D主治燥痰咳嗽。E主治痰热咳嗽。故76题选E，77题选D。

A. 收敛肺气
B. 安蛔止痛
C. 涩精止遗
D. 固冲止血
E. 生津止渴

78. 二陈汤中配伍乌梅的意义是
79. 乌梅丸中配伍乌梅的意义是

考点：二陈汤、乌梅丸的配伍意义★

解析：二陈汤中以辛温性燥之半夏为君，燥湿化痰，和胃降逆。橘红为臣，理气行滞，燥湿化痰。佐以茯苓健脾渗湿；生姜监制半夏之毒，又助半夏化痰降逆、和胃止呕；少佐乌梅收敛肺气，与半夏、橘红相伍，散中兼收，防其燥散伤正。甘草为佐使，健脾和中，调和诸药。乌梅丸重用味酸之乌梅，取其酸能安蛔，使蛔静则痛止，为君药。蜀椒、细辛辛温，辛可伏蛔，温可祛寒，共为臣药。黄连、黄柏性味苦寒，苦能下蛔，寒能清解因蛔虫上扰、气机逆乱所生之热；附子、桂枝、干姜皆为辛热之品，既可增强温脏祛寒之功，亦有辛可制蛔之力；当归、人参补养气血，且合桂枝以养血通脉，以解四肢厥冷。几味均为佐药。以蜜为丸，甘缓和中为佐使。故78题选A，79题选B。

中西医结合内科学

【A1 型题】

1. 治疗慢性支气管炎风寒犯肺证，首选
    A. 三拗汤合止嗽散
    B. 桑菊饮
    C. 二陈汤合三子养亲汤
    D. 清金化痰汤
    E. 小青龙汤
考点：慢性支气管炎
解析：慢性支气管炎风寒犯肺证的治法为宣肺散寒，化痰止咳，代表方为三拗汤合止嗽散加减。桑菊饮用于风热犯肺证。二陈汤合三子养亲汤用于痰湿蕴肺证。清金化痰汤用于痰热郁肺证。小青龙汤用于寒饮伏肺证。故本题选 A。

2. 治疗慢性阻塞性肺疾病发生的低氧血症，一般氧气吸入的浓度为
    A. 28%～30%   B. 30%～32%
    C. 32%～34%   D. 34%～36%
    E. 36%～38%
考点：慢性阻塞性肺疾病
解析：发生低氧血症者可鼻导管吸氧，或通过文丘里面罩吸氧。一般吸入的氧浓度为28%～30%，应避免吸入氧浓度过高引起二氧化碳潴留。故本题选 A。

3. 慢性阻塞性肺疾病痰热郁肺证的中医治法是
    A. 温肺散寒，化痰降逆
    B. 宣肺降气，化痰止咳
    C. 宣肺散寒，化痰止咳
    D. 清肺化痰，降逆平喘
    E. 解表散寒，止咳化痰
考点：慢性阻塞性肺疾病★
解析：慢性阻塞性肺疾病痰热郁肺证的治法为清肺化痰，降逆平喘，方用桑白皮汤或越婢加半夏汤加减。故本题选 D。

4. 目前公认的支气管哮喘最重要的发病机制是
    A. 气道炎症   B. 饮食不节
    C. 情绪激动   D. 外邪侵袭
    E. 吸烟多年
考点：支气管哮喘★
解析：支气管哮喘的发病机制可概括为免疫-炎症反应、气道高反应性及神经机制等因素相互作用。其中气道炎症是目前公认的最重要的发病机制。故本题选 A。

5. 下列各项，与支气管哮喘发病密切相关的是
    A. 心、肝、肾、肺   B. 肝、脾、肾、肺
    C. 心、脾、肾、肺   D. 肺、脾、心、肝
    E. 脾、肾、肝、心
考点：支气管哮喘★
解析：支气管哮喘病位在肺，与脾、肾、肝、心密切相关。其病性属本虚标实，病理因素以痰为主。痰主要由于肺不布津，脾失转输，肝不散精，肾失蒸腾气化，以致津液凝聚成痰，伏藏于肺，成为发病的"夙根"，遇各种诱因而引发。哮病反复发作，寒痰伤及脾肾之阳，痰热耗灼肺肾之阴，从实转虚，严重者因肺不能主治节调理心血的运行，及致命门之火不能上济于心，而使心阳同时受累，则发生"喘脱"之危候。故本题选 E。

6. 治疗寒哮最常用的方剂是
    A. 定喘汤   B. 杏苏散
    C. 射干麻黄汤   D. 大青龙汤
    E. 清气化痰丸
考点：支气管哮喘★
解析：寒哮常治以温肺散寒，化痰平喘，方用射干麻黄汤加减。A 多用于热哮证。B 多用于凉燥证。D 多用于外感风寒，兼有里热。E 多用于痰热咳嗽证。故本题选 C。

7. 支气管哮喘缓解期肺虚证的治法是
    A. 健脾化痰   B. 补肾纳气
    C. 补肺固表   D. 温肺散寒
    E. 清热宣肺
考点：支气管哮喘

解析：支气管哮喘缓解期肺虚证治宜补肺固表，方用玉屏风散加减。A为脾虚证的治法。B为肾虚证的治法。故本题选C。

8. 治疗支气管哮喘缓解期脾虚证，应首选的方剂是
A. 参苓白术散　　B. 归脾汤
C. 六君子汤　　　D. 玉屏风散
E. 四君子汤
考点：支气管哮喘★
解析：支气管哮喘脾虚证的治法为健脾化痰，方用六君子汤加减。故本题选C。

9. 治疗肺炎链球菌肺炎，首选
A. 红霉素　　　　B. 青霉素G
C. 头孢呋辛　　　D. 苯唑西林钠
E. 阿昔洛韦
考点：肺炎链球菌肺炎★
解析：尽早应用抗生素是治疗肺炎链球菌肺炎的首选治疗手段。首选青霉素G。对青霉素过敏者，可用喹诺酮类药物口服或静脉滴注。故本题选B。

10. 肺炎链球菌肺炎邪犯肺卫证的治法是
A. 疏风清热，宣肺止咳
B. 清热化痰，宽胸止咳
C. 清热解毒，化痰开窍
D. 益气养阴，回阳固脱
E. 益气养阴，润肺化痰
考点：肺炎链球菌肺炎
解析：肺炎链球菌肺炎邪犯肺卫证的治法为疏风清热，宣肺止咳，方用三拗汤或桑菊饮加减。B是痰热壅肺证的治法。C是热陷心包证的治法。D是阴竭阳脱证的治法。E是正虚邪恋证的治法。故本题选A。

11. 原发性支气管肺癌的中医基本病机是
A. 外邪内侵，化热生痰酿毒于肺，久成癥积
B. 正气虚弱，痨虫乘虚耗阴伤肺，久成癥积
C. 正气虚弱，毒恋肺脏，瘀阻络脉，久成癥积
D. 外寒内饮，痰浊瘀血互结阻肺，久成癥积
E. 本虚标实，痰邪夙根伏隐于肺，久成癥积
考点：原发性支气管肺癌★
解析：肺癌病位在肺，其发生发展关乎五脏，晚期更致五脏受累，气血阴阳失调。原发性支气管肺癌的基本病机是由于正气虚弱，毒恋肺脏，瘀阻络脉，久成癥积。后期以正虚为根本，因虚致实。其虚以阴虚、气阴两虚多见，实则不外乎气滞、血瘀、痰凝、毒聚。故本题选C。

12. 中央型肺癌通过X线检查表现的直接征象是
A. 肺不张　　　　B. 阻塞性肺炎
C. 局限性肺气肿　D. 一侧肺门肿块
E. 继发性肺脓肿
考点：原发性支气管肺癌
解析：中央型肺癌X线表现：多为一侧肺门类圆形阴影，边缘毛糙，可有分叶或切迹，肿块与肺不张、阻塞性肺炎并存时，可呈现"S"形X线征象。局限性肺气肿、肺不张、阻塞性肺炎和继发性肺脓肿等则是支气管完全或部分阻塞而形成的间接征象。故本题选D。

13. 对中央型肺癌最有诊断意义的检查是
A. 常规胸部X线片　B. 纤维支气管镜
C. 胸部CT　　　　　D. 核素肺扫描
E. 支气管动脉造影
考点：原发性支气管肺癌
解析：纤维支气管镜检查是确诊肺癌的重要检查方法，特别对中央型肺癌的诊断率可达95%。A为常规检查方法，可发现可疑肿块或块影，但无法确诊。C能很好地发现肿块，但确诊率没有纤维支气管镜检查高。D对诊断肺动脉疾病阳性率较高。E多用于诊断肺动脉栓塞，对诊断周围型肺癌较有意义。故本题选B。

14. 治疗原发性支气管肺癌气阴两虚证，应首选的方剂是
A. 沙参麦冬汤合五味消毒饮
B. 血府逐瘀汤
C. 二陈汤
D. 生脉散合沙参麦冬汤
E. 十枣汤
考点：原发性支气管肺癌★
解析：原发性支气管肺癌气阴两虚证，应治以益气养阴，化痰散结，方用生脉散合沙参麦冬汤加减。沙参麦冬汤合五味消毒饮用于阴虚毒热证。血府逐瘀汤用于气滞血瘀证。二陈汤用于痰湿蕴肺证。故本题选D。

15. 肺心病急性加重期死亡的首要原因是
A. 休克　　　　　B. 肺性脑病
C. 心律失常　　　D. 消化道出血
E. 酸碱平衡失调

考点：慢性肺源性心脏病★

解析：肺心病并发症有肺性脑病、酸碱平衡失调及电解质紊乱、心律失常、休克、消化道出血、功能性肾衰竭等。其中肺性脑病是慢性肺、胸疾病伴有呼吸功能衰竭，出现缺氧、二氧化碳潴留而引起的精神障碍、神经症状的一种综合征，为肺源性心脏病死亡的首要原因。故本题选 B。

16. 治疗慢性肺源性心脏病阳虚水泛证，应首选的方剂是
   A. 越婢加半夏汤　　B. 涤痰汤
   C. 真武汤　　　　　D. 苏子降气汤
   E. 补肺汤

考点：慢性肺源性心脏病★

解析：慢性肺源性心脏病阳虚水泛证的治法为温肾健脾，化饮利水，方用真武汤合五苓散加减。A 用于痰热郁肺证，B 用于痰蒙神窍证，D 用于痰浊壅肺证，E 用于肺肾气虚证。故本题选 C。

17. 可引起粉红色泡沫样痰的是
   A. 浸润型肺结核　　B. 肺淤血
   C. 肺囊肿　　　　　D. 急性肺水肿
   E. 风湿性二尖瓣狭窄

考点：急性心力衰竭

解析：浸润型肺结核早期可见干咳或少量黏液痰，可有痰中带血，若继发感染则呈脓性。肺淤血者痰常呈白色浆液性泡沫样。肺囊肿较小无感染时常无症状，若较大继发感染可见咳脓痰。急性肺水肿可见频繁咳嗽、咳粉红色泡沫样血痰。风湿性二尖瓣狭窄频繁咳嗽，多为痰中带血丝。故本题选 D。

18. 对心衰的诊断和鉴别诊断最有意义的标志物是
   A. AMS　　　　　　B. CK－MB
   C. LDH　　　　　　D. cTnT
   E. BNP/NT－proBNP

考点：急性心力衰竭

解析：BNP/NT－proBNP 作为心衰的生物标记物，对急性左心衰竭诊断和鉴别诊断有肯定的价值，对患者的危险分层和预后评估有一定的临床价值。A 血清淀粉酶主要用于急性胰腺炎的测定；B 血清心肌酶能较准确反映梗死范围；C 乳酸脱氢酶用于诊断心肌梗死发生一周以上；D 肌钙蛋白是诊断心肌梗死最特异和敏感的标志物。故本题选 E。

19. 左心衰竭最早出现的症状是
   A. 夜间阵发性呼吸困难
   B. 咳嗽、咳痰
   C. 咯血
   D. 乏力、疲倦
   E. 劳力性呼吸困难

考点：慢性心力衰竭★

解析：左心衰的症状可见呼吸困难；咳嗽、咳痰、咯血；乏力、疲倦、头晕、心慌等。其中劳力性呼吸困难是左心衰最早出现的症状。故本题选 E。

20. 治疗慢性心力衰竭痰饮阻肺证，应首选的方剂是
   A. 四逆汤合五苓散
   B. 参附汤合炙甘草汤
   C. 苓桂术甘汤合丹参饮
   D. 生脉饮合五苓散
   E. 真武汤合葶苈大枣泻肺汤

考点：慢性心力衰竭

解析：慢性心力衰竭痰饮阻肺证的治法为温肺化痰，泻肺逐水，方用苓桂术甘汤合丹参饮加减。故本题选 C。

21. 治疗窦性心动过速，应首选的药物是
   A. 维拉帕米　　　　B. 地尔硫䓬
   C. β 受体阻滞剂　　D. 胺碘酮
   E. 三磷腺苷

考点：快速性心律失常

解析：β 受体阻滞剂是唯一能降低心脏性猝死而降低总死亡率的抗心律失常药物，可作为治疗窦性心动过速的首选药物。不能使用 β 受体阻滞剂时，可选用维拉帕米或地尔硫䓬。故本题选 C。

22. 治疗快速性心律失常痰火扰心证，应首选的方剂是
   A. 桂枝甘草龙骨牡蛎汤
   B. 归脾汤
   C. 安神定志丸
   D. 黄连温胆汤
   E. 桃仁红花煎

考点：快速性心律失常★

解析：快速性心律失常痰火扰心证的治法为清热化痰，宁心安神，方用黄连温胆汤加减。A 主治心阳不振证；B 主治心血不足证；C 主治心虚胆怯证；E 主治心脉瘀阻证。故本题选 D。

23. 下列各项，不属缓慢性心律失常病因病机

的是
A. 心阳不足　　B. 肝郁化火
C. 心肾阳虚　　D. 气阴两虚
E. 痰浊阻滞
考点：缓慢性心律失常
解析：缓慢性心律失常病因病机主要为心阳不足、心肾阳虚、气阴两虚、痰浊阻滞、心脉瘀阻。故本题选 B。

24. 心脏性猝死最常见病因是
A. 冠心病及其并发症
B. 扩张性心肌病
C. 先天性心血管病
D. 电解质失衡
E. QT 间期延长综合征
考点：心脏性猝死
解析：心脏性猝死80%由冠心病及其并发症引起，此外为心肌病（肥厚型、扩张型）、心瓣膜病、先天性心血管疾病、急性心包填塞、充血性心力衰竭、电解质失衡、QT间期延长综合征、神经内分泌等因素所致的电不稳定性等。故本题选 A。

25. 心脏性猝死最常见的心电图表现是
A. 窦性心动过缓　　B. 房室传导阻滞
C. 房性期前收缩　　D. 心室颤动
E. 室性心动过速
考点：心脏性猝死
解析：心脏性猝死临床常见的3种心电图表现：①心室颤动最多见，心电图上出现心室颤动或扑动波。②心室停顿。③心肌电－机械分离。故本题选 D。

26. 血管紧张素转换酶抑制剂的不良反应主要是
A. 低血钾
B. 心率增快、面部潮红、头痛、下肢水肿
C. 心动过缓、乏力、四肢发冷
D. 体位性低血压
E. 刺激性干咳和血管神经性水肿
考点：原发性高血压
解析：血管紧张素转换酶抑制剂的不良反应主要是刺激性干咳和血管神经性水肿。高钾血症、妊娠妇女和双侧肾动脉狭窄患者禁用。故本题选 E。

27. 适用于高血压伴前列腺增生的降压药是
A. α受体阻滞剂
B. 利尿剂
C. β受体阻滞剂
D. 血管紧张素转换酶抑制剂
E. 血管紧张素Ⅱ受体拮抗剂
考点：原发性高血压
解析：α受体阻滞剂不作为一般高血压治疗的首选药，适用于高血压伴前列腺增生患者，也用于难治性高血压患者的治疗。B适用于轻、中度高血压，对单纯收缩期高血压、盐敏感性高血压、合并肥胖或糖尿病、更年期女性、合并心力衰竭和老年人高血压有较强降压效应。C适用于各种不同严重程度高血压，尤其是心率加快的中、青年患者或合并心绞痛患者和慢性心力衰竭患者。D适用于伴有心力衰竭、心肌梗死、蛋白尿、糖耐量减退或糖尿病肾病的高血压患者。E适用于伴左室肥厚、心力衰竭、心房颤动预防、糖尿病肾病、代谢综合征、微量白蛋白尿或蛋白尿患者，以及不能耐受 ACEI 的患者。故本题选 A。

28. 中、青年心率快伴高血压首选
A. 利尿剂
B. 钙通道阻滞剂
C. β受体阻滞剂
D. α受体阻滞剂
E. 血管紧张素转换酶抑制剂
考点：原发性高血压★
解析：钙通道阻滞剂适用于各种不同程度高血压，尤其适用于老年高血压、单纯收缩期高血压，合并糖尿病、冠心病和外周血管病的患者。余参见27题。故本题选 C。

29. 治疗原发性高血压痰湿内盛证，应首选的方剂是
A. 半夏白术天麻汤
B. 瓜蒌薤白半夏汤合涤痰汤
C. 枳实薤白桂枝汤合当归四逆汤
D. 天麻钩藤饮
E. 济生肾气丸
考点：原发性高血压★
解析：原发性高血压痰湿内盛证的治法为祛痰降浊，方用半夏白术天麻汤加减。B用于痰浊内阻之胸痹。C多用于阴寒凝滞证。D多用于肝阳上亢证。E多用于肾阳虚衰证。故本题选 A。

30. 心绞痛病位在心，还涉及的脏腑是
A. 肺、肝、肾　　B. 肝、脾、肾
C. 肺、脾、肾　　D. 肺、脾、肝
E. 肺、心包、脾
考点：心绞痛

解析：心绞痛的病位以心为主，其发病多与肝、脾、肾功能失调有关，病理变化表现为本虚标实，虚实夹杂。发作期以标实为主，并以血瘀为主，缓解期主要有心、脾、肾气血阴阳两虚，其中又以心气虚最为常见。故本题选 B。

31. 下列各项，不符合典型心绞痛特点的是
A. 部位主要在胸骨体中或上段之后
B. 疼痛常为压榨性、闷胀性或窒息性
C. 常由体力劳动或情绪激动所诱发
D. 持续时间一般超过 15 分钟
E. 休息或舌下含服硝酸甘油可缓解

考点：心绞痛★

解析：典型心绞痛的特点：①在胸骨中段或上段之后，可波及心前区，常放射至左肩、左臂内侧达无名指和小指，或至咽、颈及下颌部。②阵发性的胸痛常为压榨性、闷胀性或窒息性，也可有烧灼感。③常由体力劳动或情绪激动所诱发，饱食、寒冷、吸烟、心动过速、休克等亦可诱发。④疼痛出现后常逐步加重，然后在 3~5 分钟内渐消失，很少超过 15 分钟。⑤休息或舌下含服硝酸甘油能在几分钟内缓解。故本题选 D。

32. 对冠心病具有确诊价值的辅助检查是
A. 胸部 X 线   B. 超声心动图
C. CT 造影   D. 心电图
E. 冠状动脉造影

考点：心绞痛

解析：冠状动脉造影对冠心病具有确诊价值。主要指征：①可疑心绞痛而无创检查不能确诊者。②积极药物治疗时心绞痛仍较重。③中危、高危组的不稳定型心绞痛拟行血管重建治疗者。故本题选 E。

33. 下列各项，服用硝酸甘油不能缓解的是
A. 梗死后心绞痛
B. 静息心绞痛
C. 变异型心绞痛
D. 稳定型心绞痛
E. 初发劳力型心绞痛

考点：心绞痛

解析：静息心绞痛常在休息或安静状态发作，发作持续时间相对较长，含硝酸甘油效果欠佳，病程在 1 个月内。故本题选 B。

34. 治疗心绞痛痰浊内阻证，应首选
A. 大陷胸汤
B. 生脉散合温胆汤

C. 桃红四物汤
D. 瓜蒌薤白半夏汤合涤痰汤
E. 保元汤

考点：心绞痛★

解析：心绞痛痰浊内阻证的治法为通阳泄浊，豁痰宣痹。方用瓜蒌薤白半夏汤合涤痰汤。故本题选 D。

35. 急性心肌梗死患者溶栓未成功，应选择的治疗方法是
A. 直接 PCI   B. 补救性 PCI
C. 补充血容量   D. 积极抗凝
E. 应用利尿剂

考点：急性心肌梗死

解析：溶栓治疗后仍有明显胸痛，抬高的 ST 段无明显降低者，应尽快进行冠状动脉造影，如显示 TMI 血流 0~Ⅱ级，说明相关动脉未再通，宜立即施行补救性 PCI。故本题选 B。

36. 治疗急性心肌梗死心阳欲脱证，应首选的方剂是
A. 半夏白术天麻汤
B. 瓜蒌薤白半夏汤合涤痰汤
C. 枳实薤白桂枝汤合当归四逆汤
D. 参附龙牡汤
E. 当归四逆汤合苏合香丸

考点：急性心肌梗死★

解析：急性心肌梗死心阳欲脱证的治法为回阳救逆，益气固脱，方用参附龙牡汤加减。A 用于治疗风痰上扰证。B 用于治疗痰浊内阻证。C 用于治疗阴寒凝滞证。E 用于治疗寒凝心脉证。故本题选 D。

37. 风湿性心脏瓣膜病并发栓塞，最常见于
A. 二尖瓣狭窄合并心力衰竭
B. 二尖瓣狭窄合并心房纤颤
C. 二尖瓣关闭不全合并心力衰竭
D. 二尖瓣关闭不全合并主动脉瓣闭不全
E. 二尖瓣狭窄合并关闭不全

考点：心脏瓣膜病

解析：心脏瓣膜病的并发症有心力衰竭、心律失常、栓塞、感染性心内膜炎、肺部感染。其中栓塞最常见于二尖瓣狭窄伴房颤病人。故本题选 B。

38. 晕厥常发生于以下哪种瓣膜病变
A. 二尖瓣狭窄
B. 主动脉瓣狭窄
C. 二尖瓣关闭不全

D. 主动脉瓣关闭不全
E. 三尖瓣关闭不全

考点：心脏瓣膜病

解析：呼吸困难、心绞痛和晕厥为典型主动脉瓣狭窄常见的"三联征"。晕厥或近似晕厥见于1/3的有症状患者，多发生于直立、运动中或运动后即刻，少数在休息时发生（由于脑缺血引起）。故本题选 B。

39. 治疗慢性胃炎脾胃湿热证，应首选的方剂是
A. 四君子汤   B. 柴胡疏肝散
C. 益胃汤   D. 失笑散
E. 三仁汤

考点：慢性胃炎★

解析：慢性胃炎脾胃湿热证的治法为清利湿热，醒脾化浊，方用三仁汤加减。A 主治脾胃虚弱证；B 主治肝胃不和证；C 主治胃阴不足证；D 主治胃络瘀阻证。故本题选 E。

40. 胃溃疡由以下哪个细菌感染引起
A. 幽门螺杆菌   B. 大肠杆菌
C. 链球菌   D. 葡萄球菌
E. 绿脓杆菌

考点：消化性溃疡

解析：消化性溃疡的主要原因包括幽门螺杆菌（HP）感染和服用非甾体抗炎药。故本题选 A。

41. 胃和十二指肠同时发生的溃疡是
A. 幽门管溃疡   B. 球后溃疡
C. 复合性溃疡   D. 巨大溃疡
E. 老年人消化性溃疡

考点：消化性溃疡

解析：幽门管溃疡常伴胃酸过多，缺乏典型溃疡的周期性和节律性疼痛。球后溃疡多发于十二指肠乳头的近端。复合性溃疡是指胃和十二指肠同时发生的溃疡。巨大溃疡是指直径大于2cm的溃疡。老年人消化性溃疡多表现为无症状性溃疡，或症状不典型，GU 等于或大于DU。故本题选 C。

42. 消化性溃疡肝胃郁热证的治法是
A. 疏肝理气，和胃止痛
B. 清胃泄热，疏肝理气
C. 健脾益气，温中和胃
D. 活血化瘀，和胃止痛
E. 养阴益胃，和阳生津

考点：消化性溃疡★

解析：消化性溃疡肝胃郁热证的治法为清胃泄热，疏肝理气，代表方为化肝煎合左金丸加减。故本题选 B。

43. 消化性溃疡胃阴不足证的治法是
A. 疏肝理气，健脾和胃
B. 温中散寒，健脾和胃
C. 健脾养阴，益胃止痛
D. 清胃泄热，疏肝理气
E. 活血化瘀，通络和胃

考点：消化性溃疡

解析：消化性溃疡胃阴不足证治宜健脾养阴，益胃止痛，方用一贯煎合芍药甘草汤加减。A 是肝胃不和证的治法。B 是脾胃虚寒证的治法。D 是肝胃郁热证的治法。E 是瘀血停胃证的治法。故本题选 C。

44. 胃癌最常见的转移方式是
A. 淋巴结转移   B. 直接蔓延
C. 血行转移   D. 腹腔内种植
E. 胃肠道播散

考点：胃癌★

解析：胃癌转移途径有直接蔓延、淋巴结转移、血行转移、腹腔内种植。其中淋巴结转移是最早、最常见的转移方式。故本题选 A。

45. 胃癌胃热伤阴证的治法是
A. 疏肝和胃，降逆止痛
B. 温中散寒，健脾益气
C. 清热和胃，养阴润燥
D. 理气活血，软坚消积
E. 燥湿健脾，消痰和胃

考点：胃癌

解析：胃癌胃热伤阴证的治法是清热和胃，养阴润燥，方用玉女煎加减。A 为肝胃不和证的治法。B 为脾胃虚寒证的治法。D 为瘀毒内阻证的治法。E 为痰湿阻胃证的治法。故本题选 C。

46. 我国肝硬化的常见病因为
A. 脂肪肝   B. 循环障碍
C. 慢性乙醇中毒 D. 病毒性肝炎
E. 长期胆汁淤积

考点：肝硬化

解析：我国以病毒性肝炎所致的肝硬化为主，西方国家以慢性酒精中毒多见。故本题选 D。

47. 肝硬化门脉高压症的临床表现是
A. 腹水，黄疸，脾肿大
B. 腹水，黄疸，侧支循环建立及开放
C. 腹水，脾肿大，肾功能衰竭

D. 腹水，脾肿大，侧支循环建立及开放
E. 黄疸，脾肿大，侧支循环建立及开放

考点：肝硬化★

解析：门静脉高压症的表现为脾肿大、侧支循环的建立和开放、腹水。故本题选 D。

48. 肝硬化最常见的并发症是
　　A. 上消化道出血　　B. 自发性腹膜炎
　　C. 肝性脑病　　　　D. 原发性肝癌
　　E. 肝肾综合征

考点：肝硬化★

解析：肝硬化并发症有上消化道出血、肝性脑病、感染、原发性肝癌、肝肾综合征、电解质和酸碱平衡紊乱。其中上消化道出血是肝硬化最常见的并发症。故本题选 A。

49. 治疗肝硬化脾肾阳虚证，首选的方剂是
　　A. 柴胡疏肝散合胃苓汤加减
　　B. 实脾饮加减
　　C. 中满分消丸合茵陈蒿汤加减
　　D. 调营饮加减
　　E. 附子理中汤合五苓散加减

考点：肝硬化

解析：治疗肝硬化脾肾阳虚证宜温肾补脾、化气利水，方用附子理中汤合五苓散加减。A 治疗气滞湿阻证。B 治疗寒湿困脾证。C 治疗湿热蕴脾证。D 治疗肝郁血瘀证。故本题选 E。

50. 肝呈进行性增大，质地坚硬，表面凹凸不平，有大小不等的结节，边缘钝而不整齐，常有不同程度压痛，最可能的诊断是
　　A. 胃癌　　　　　　B. 原发性肝癌
　　C. 肝硬化　　　　　D. 上消化道出血
　　E. 消化性溃疡

考点：原发性肝癌

解析：胃癌的体征为上腹部偏右触及坚实可移动的结节状肿块，并有压痛，左锁骨上可触到肿大的淋巴结，或可见血性腹水，反复发作性血栓性静脉炎、黑棘皮病等。原发性肝癌肝大的表现为进行性肝肿大，质地坚硬，表面凹凸不平，有大小不等的结节或巨块，边缘钝而不整齐，常有不同程度压痛。肝硬化表现为肝功能减退和门静脉高压症，肝缩小，质硬，边缘锐利，可有结节感，半数以上患者轻度黄疸。上消化道出血可见呕血和黑便。消化性溃疡表现为慢性、周期性、节律性上腹部疼痛。故本题选 B。

51. 原发性肝癌湿热瘀毒证的主要临床表现是
　　A. 腹大胀满，按之软不坚，胁下胀痛，

食后胀甚，得嗳气稍减
　　B. 胁下结块，痛如锥刺，脘腹胀痛，目肤黄染，肌肤甲错
　　C. 腹大胀满，形体羸瘦，潮热盗汗，头晕耳鸣，腰膝酸软
　　D. 两胁胀痛，腹部结块，推之不移，脘腹胀闷，嗳气泛酸
　　E. 腹大坚满，脘腹撑急，烦热口渴，渴不欲饮，小便短黄，大便秘结

考点：原发性肝癌

解析：原发性肝癌湿热瘀毒证症见胁下结块坚实，痛如锥刺，脘腹胀满，目肤黄染，日渐加深，面色晦暗，肌肤甲错，或高热烦渴，口苦咽干，小便黄赤，大便干黑，舌质红有瘀斑，苔黄腻，脉弦数或涩。故本题选 B。

52. 溃疡性结肠炎的腹痛特点是
　　A. 疼痛－便意－便后缓解
　　B. 转移性右下腹痛
　　C. 膈下钻顶样腹痛
　　D. 夜间隐痛，阵发性加剧
　　E. 腹痛－餐后缓解

考点：溃疡性结肠炎★

解析：溃疡性结肠炎消化系统的表现：①腹泻和黏液脓血便。②腹痛有疼痛－便意－便后缓解的规律，可伴腹胀、食欲不振、恶心及呕吐。故本题选 A。

53. 典型溃疡性结肠炎患者活动期大便的特点是
　　A. 稀水样便　　　　B. 米泔样便
　　C. 鲜血便　　　　　D. 柏油样便
　　E. 黏液脓血便

考点：溃疡性结肠炎★

解析：参见 52 题。故本题选 E。

54. 治疗慢性肾小球肾炎肺肾气虚证，应首选的方剂是
　　A. 异功散
　　B. 玉屏风散合金匮肾气丸
　　C. 附子理中丸
　　D. 杞菊地黄丸
　　E. 五苓散合五皮饮

考点：慢性肾小球肾炎★

解析：慢性肾小球肾炎肺肾气虚证的治法为补益肺肾，方用玉屏风散合金匮肾气丸加减。A 主治脾肾气虚证，C 主治脾肾阳虚证，D 主治肝肾阴虚证，E 主治水湿证。故本题选 B。

55. 慢性肾小球肾炎脾肾阳虚证的治法是

A. 补气健脾益肾
B. 补益肺肾
C. 温补脾肾
D. 滋养肝肾
E. 益气养阴

考点：慢性肾小球肾炎

解析：慢性肾小球肾炎脾肾阳虚证治宜温补脾肾。A 为脾肾气虚证的治法，B 为肺肾气虚证的治法，D 为肝肾阴虚证的治法，E 为气阴两虚证的治法。<u>故本题选 C</u>。

56. 尿路感染最常见的感染途径是
A. 血行感染　　B. 上行感染
C. 淋巴道感染　D. 直接感染
E. 间接感染

考点：尿路感染★

解析：尿路感染的感染途径：①上行感染：为尿路感染的主要途径，约占尿路感染的 95%，常见的病原菌为大肠杆菌。②血行感染：体内局部感染灶的细菌入血而引发，较少见，不足 3%，常见的病原菌有金黄色葡萄球菌、沙门菌属等。③直接感染：细菌从邻近器官的病灶直接入侵肾脏导致的感染。④淋巴道感染：盆腔和下腹部的器官感染时，细菌从淋巴道感染泌尿系统，极为罕见。<u>故本题选 B</u>。

57. 下列各项，不属于尿路感染中医证型的是
A. 膀胱湿热
B. 肝胆郁热
C. 脾肾亏虚，湿热屡犯
D. 心火亢盛，热移小肠
E. 肾阴不足，湿热留恋

考点：尿路感染

解析：尿路感染的中医证型有：①膀胱湿热证。②肝胆郁热证。③脾肾亏虚，湿热屡犯证。④肾阴不足，湿热留恋证。<u>故本题选 D</u>。

58. 丹栀逍遥散合石韦散治疗尿路感染的中医辨证论治是
A. 疏肝理气，清热通淋
B. 清热利湿通淋
C. 健脾补肾
D. 滋阴益肾，清热通淋
E. 清心泻火，利湿通淋

考点：尿路感染★

解析：尿路感染肝胆郁热证的治法为疏肝理气，清热通淋，代表方为丹栀逍遥散合石韦散加减。<u>故本题选 A</u>。

59. 治疗尿路感染脾肾亏虚，湿热屡犯证，应首选的方剂是
A. 八正散　　　B. 丹栀逍遥散
C. 无比山药丸　D. 知柏地黄丸
E. 越婢加术汤

考点：尿路感染

解析：尿路感染脾肾亏虚，湿热屡犯证的治法为健脾补肾，方用无比山药丸加减。A 主治膀胱湿热证；B 主治肝胆郁热证；D 主治肾阴不足，湿热留恋证；E 主治风水相搏证。<u>故本题选 C</u>。

60. 下列关于急性肾损伤少尿期或无尿期出现水中毒的原因，不正确的是
A. 肾脏排尿减少　B. 输入大量液体
C. 抗利尿激素增多　D. 体内生水过多
E. 饮食摄水过多

考点：急性肾损伤

解析：急性肾损伤少尿期或无尿期出现水中毒的原因为肾脏排尿减少、输入大量液体、患者饮食摄水过多以及机体内生水过多。<u>故本题选 C</u>。

61. 急性肾损伤少尿期出现的电解质紊乱主要表现是
A. 高钠血症　　B. 高氯血症
C. 高钾血症　　D. 高钙血症
E. 高镁血症

考点：急性肾损伤

解析：急性肾损伤少尿期电解质紊乱可出现高钾血症，血钾可超过 6.5mmol/L，并可伴低钠血症和高磷血症。<u>故本题选 C</u>。

62. 我国最常见的慢性肾衰竭的病因是
A. 糖尿病肾病　B. 高血压肾病
C. 遗传性肾病　D. 多囊肾
E. 原发性肾小球肾炎

考点：慢性肾衰竭

解析：慢性肾衰竭的病因主要有糖尿病肾病、高血压肾小动脉硬化、原发性与继发性肾小球肾炎、肾小管间质病变、肾血管病变、遗传性肾病等。在发达国家，糖尿病肾病、高血压肾小动脉硬化、原发性肾小球肾炎是导致慢性肾衰竭的前三位病因；发展中国家的病因顺序是原发性肾小球肾炎、糖尿病肾病、高血压肾小动脉硬化。<u>故本题选 E</u>。

63. 治疗慢性肾衰竭阴阳两虚证，应首选的方剂是

A. 济生肾气丸　　B. 参芪地黄汤
C. 杞菊地黄丸　　D. 全鹿丸
E. 六君子汤

考点：慢性肾衰竭★

解析：慢性肾衰竭阴阳两虚证的治法为温扶元阳，补益真阴，方用金匮肾气丸或全鹿丸加减。A用于脾肾阳虚证，B多用于气阴两虚证，C用于肝肾阴虚证，E用于脾肾气虚证。故本题选D。

64. 治疗慢性肾衰竭湿浊证，首选的方剂是
A. 小半夏加茯苓汤
B. 黄连温胆汤
C. 五皮饮合五苓散
D. 桃红四物汤
E. 天麻钩藤饮

考点：慢性肾衰竭

解析：慢性肾衰竭湿浊证的治法为和中降逆，化湿泄浊，方用小半夏加茯苓汤加减。B主治湿热证；C主治水气证；D主治血瘀证；E主治肝风证。故本题选A。

65. 下列各项，不属于引起再生障碍性贫血主要病因的是
A. 药物　　　　B. 接触化学毒物
C. 病毒感染　　D. 饮食不当
E. 电离辐射

考点：再生障碍性贫血★

解析：再生障碍性贫血的病因有药物因素、化学毒物、电离辐射、病毒感染、免疫因素、其他因素。故本题选D。

66. 下列各项，属于骨髓造血功能衰竭引起的贫血是
A. 缺铁性贫血
B. 骨髓增生异常综合征
C. 铁粒幼细胞性贫血
D. 再生障碍性贫血
E. 地中海性贫血

考点：再生障碍性贫血

解析：再生障碍性贫血是由多种病因引起的骨髓造血功能衰竭，而出现以全血细胞减少为主要表现的一组病证。故本题选D。

67. 再生障碍性贫血肾阴虚证的治法是
A. 滋阴补肾，益气养血
B. 补肾助阳，益气养血
C. 滋阴助阳，益气补血
D. 补肾活血

E. 补益气血

考点：再生障碍性贫血

解析：再生障碍性贫血肾阴虚证治宜滋阴补肾，益气养血。B为肾阳虚证的治法。C为肾阴阳两虚证的治法。D为肾虚血瘀证的治法。E为气血两虚证的治法。故本题选A。

68. 下列各项，对白细胞减少症有诊断意义的是
A. 外周血中性粒细胞绝对值低于 $2.0 \times 10^9/L$
B. 外周血白细胞数低于 $4 \times 10^9/L$
C. 外周血白细胞数低于 $5 \times 10^9/L$
D. 外周血中性粒细胞绝对值低于 $0.5 \times 10^9/L$
E. 骨髓检查巨核细胞明显减少

考点：白细胞减少症

解析：外周血白细胞计数低于 $4 \times 10^9/L$ 为白细胞减少症，外周血中性粒细胞绝对值低于 $0.5 \times 10^9/L$ 为粒细胞缺乏症。故本题选B。

69. 治疗白细胞减少症气血两虚证，应首选
A. 黄芪建中汤　　B. 归脾汤
C. 右归丸　　　　D. 生脉散
E. 犀角地黄汤

考点：白细胞减少症

解析：白细胞减少症气血两虚证的治法为益气养血，代表方为归脾汤加减。黄芪建中汤合右归丸用于脾肾亏虚证，生脉散用于气阴两虚证，犀角地黄汤用于外感温热证。故本题选B。

70. 治疗慢性髓细胞白血病热毒壅盛证，应首选
A. 膈下逐瘀汤
B. 青蒿鳖甲汤
C. 八珍汤
D. 清营汤合犀角地黄汤
E. 沙参麦冬汤

考点：慢性髓细胞白血病★

解析：慢性髓细胞白血病热毒壅盛证的治法为清热解毒为主，佐以扶正祛邪，代表方为清营汤合犀角地黄汤加减。膈下逐瘀汤用于瘀血内阻证，青蒿鳖甲汤用于阴虚内热证，八珍汤用于气血两虚证。故本题选D。

71. 下列各项，不属成人原发免疫性血小板减少症临床特点的是
A. 全身皮肤出现瘀点
B. 女性可表现为月经量过多
C. 脾脏显著增大
D. 牙龈出血

E. 血小板功能正常

考点：原发免疫性血小板减少症

解析：原发免疫性血小板减少症：急性型常见于2～6岁的儿童，慢性型主要见于青年和中年女性。慢性型可见起病隐匿，一般无前驱症状，多为皮肤、黏膜出血，如瘀点、瘀斑、外伤后出血不止等，鼻出血、牙龈出血亦常见。严重内脏出血较少见，月经过多常见。患者病情可因感染等骤然加重，出现广泛、严重的皮肤黏膜和内脏出血。病程在半年以上者，部分可出现轻度脾肿大。实验室检查血小板功能一般正常。故本题选C。

72. 下列关于原发免疫性血小板减少症实验室检查的叙述，错误的是

A. 红系及粒、单核系正常
B. 急性型骨髓有血小板形成的巨核细胞显著增加
C. 急性型骨髓巨核细胞数量轻度增加或正常
D. 出血时间延长，血块收缩不良
E. 急性型血小板多在 $20\times10^9/L$ 以下

考点：原发免疫性血小板减少症

解析：原发免疫性血小板减少症的实验室检查：（1）血小板：①急性型血小板多在 $20\times10^9/L$ 以下，慢性型血小板多在 $50\times10^9/L$ 左右。②血小板平均体积偏大，易见大型血小板。③出血时间延长，血块收缩不良。④血小板功能一般正常。（2）骨髓象：①急性型骨髓巨核细胞数量轻度增加或正常，慢性型骨髓巨核细胞数量显著增加。②巨核细胞发育成熟障碍，急性型者尤甚，表现为巨核细胞体积变小，胞浆内颗粒减少，幼稚巨核细胞增加。③有血小板形成的巨核细胞显著减少。④红系及粒、单核系正常。（3）血小板生存时间：90%以上的患者血小板生存时间明显缩短。故本题选B。

73. 原发免疫性血小板减少症用药首选

A. 免疫抑制剂　　B. 免疫球蛋白
C. 抗D血清输入　D. 糖皮质激素
E. 脾切除

考点：原发免疫性血小板减少症★

解析：糖皮质激素是治疗本病的首选药物。常用泼尼松口服，病情严重者用等量地塞米松或甲泼尼龙静脉滴注，好转后改口服。脾切除是治疗本病的有效方法之一。故本题选D。

74. 治疗原发免疫性血小板减少症阴虚火旺证，应首选的方剂是

A. 茜根散加减　　B. 归脾汤加减
C. 桃红四物汤加减　D. 犀角地黄汤加减
E. 黄土汤加减

考点：原发免疫性血小板减少症

解析：治疗原发免疫性血小板减少症阴虚火旺证，宜滋阴降火，清热止血，方用茜根散或玉女煎加减。B治疗气不摄血证。C治疗瘀血内阻证。D治疗血热妄行证。E治疗脾阳不足证。故本题选A。

75. 下列各项，符合甲状腺功能亢进症临床表现的是

A. 食欲减退　　B. 腱反射减弱
C. 心动过速　　D. 月经增多
E. 体重增加

考点：甲状腺功能亢进症★

解析：甲状腺功能亢进症的症状：①高代谢综合征：怕热多汗，皮肤温暖湿润，体重锐减，疲乏无力。②精神神经系统：神经过敏，时有幻觉，甚而发生躁狂症。部分表现为寡言、抑郁。舌、手伸出时可有细震颤，腱反射亢进。③心血管系统：心悸、胸闷、气促，稍活动后更加剧，严重者可导致甲亢性心脏病。④消化系统：食欲亢进，易饥多食，大便次数增多。⑤肌肉骨骼系统：肌肉软弱无力，可伴周期性麻痹。⑥生殖系统：月经减少，甚至闭经，男性常见阳痿，偶见乳房发育。故本题选C。

76. 逍遥散合二陈汤治疗甲状腺功能亢进症的中医证型是

A. 气阴两虚证　B. 气滞痰凝证
C. 肝火旺盛证　D. 阴虚火旺证
E. 痰瘀互结证

考点：甲状腺功能亢进症★

解析：甲状腺功能亢进症气滞痰凝证的治法为疏肝理气，化痰散结，代表方为逍遥散合二陈汤加减。A的代表方为生脉散加味，C的代表方为龙胆泻肝汤加减，D的代表方为天王补心丹加减，E不是甲状腺功能亢进症常见的中医证型。故本题选B。

77. 下列各项，不属于糖尿病主要中医病因的是

A. 禀赋不足　B. 饮食失节
C. 气血瘀滞　D. 情志失调
E. 劳欲过度

考点：糖尿病★

解析：糖尿病的中医病因包括禀赋不足、饮

食失节、情志失调、劳欲过度或外感热邪等。故本题选C。

78. 糖尿病最主要的诊断依据是
A. 尿糖　　　　　B. 空腹血糖
C. 糖耐量　　　　D. 糖化血红蛋白
E. 血浆胰岛素
考点：糖尿病
解析：糖尿病的诊断：①以静脉血浆血糖异常作为依据。应注意单纯空腹血糖正常不能排除糖尿病，应加验餐后血糖，必要时进行OGTT。目前我国采用1999年WHO糖尿病标准。②空腹血糖≥7.0mmol/L。③OGTT 2小时血糖≥11.1mmol/L。④有高血糖的典型症状或高血糖危象，随机血糖≥11.1mmol/L。⑤如无明确高血糖症状，结果应重复检测确认。故本题选B。

79. 判断近2～3个月血糖控制程度的指标是
A. 血浆胰岛素测定
B. 葡萄糖耐量试验
C. 糖化血红蛋白
D. 尿糖
E. 空腹血糖
考点：糖尿病
解析：糖化血红蛋白（GHbA1）是葡萄糖或其他糖与血红蛋白的氨基发生非酶催化反应的产物，其量与血糖浓度呈正相关。GHbA1有a、b、c三种，以GHbA1c最为主要。由于红细胞在血循环中的寿命约为120天，因此A1c反映患者近8～12周总的血糖水平，为糖尿病控制情况的主要监测指标之一。故本题选C。

80. 磺脲类药物降糖的主要机制是
A. 延缓小肠葡萄糖吸收
B. 促进胰岛素释放
C. 增加周围组织对葡萄糖的利用
D. 抑制靶组织对胰岛素的敏感性
E. 改善早期胰岛素分泌
考点：糖尿病
解析：磺脲类主要作用机理为促进胰岛素释放，增强靶组织对胰岛素的敏感性，抑制血小板凝集，减轻血液黏稠度。故本题选B。

81. 平胃散合桃红四物汤治疗糖尿病的中医证型是
A. 痰瘀互结证　　B. 阴阳两虚证
C. 气阴两虚证　　D. 胃热炽盛证
E. 脉络瘀阻证

考点：糖尿病★
解析：糖尿病痰瘀互结证的治法为活血化瘀祛痰，代表方为平胃散合桃红四物汤加减。B多选用金匮肾气丸加减，C多选用七味白术散加减，D多选用玉女煎加减，E多选用血府逐瘀汤加减。故本题选A。

82. 金匮肾气丸适用于治疗糖尿病的证型是
A. 胃热炽盛　　　B. 气阴两虚
C. 肺热津伤　　　D. 阴阳两虚
E. 肾阴亏虚
考点：糖尿病★
解析：糖尿病阴阳两虚证的治法为滋肾温阳，补肾固涩，代表方为金匮肾气丸加减。A的代表方为玉女煎加减，B的代表方为七味白术散加减，C的代表方为消渴方加减，E多选用六味地黄丸加减。故本题选D。

83. 治疗糖尿病并发雀目，首选的方剂是
A. 玉女煎　　　　B. 五味消毒饮
C. 六味地黄丸　　D. 金匮肾气丸
E. 杞菊地黄丸
考点：糖尿病
解析：糖尿病并发白内障、雀目、耳聋的治法为滋补肝肾，益精养血，方用杞菊地黄丸、羊肝丸、磁朱丸加减。A用于中消胃热炽盛证，B用于糖尿病并发疮痈，C用于下消肾阴亏虚证，D用于阴阳两虚证。故本题选E。

84. 痛风急性发作的首选药是
A. 非甾体抗炎药
B. 秋水仙碱
C. 糖皮质激素
D. 环磷酰胺
E. 垂体后叶素
考点：高尿酸血症与痛风
解析：高尿酸血症与痛风急性发作时应卧床休息，抬高患肢，避免关节负重，并立即给予抗炎药物治疗，主要有秋水仙碱、非甾体抗炎药、糖皮质激素。其中秋水仙碱为治疗痛风急性发作的特效药，可控制炎性细胞趋化，对制止炎症、止痛有特效。故本题选B。

85. 类风湿关节炎活动期的主要临床体征是
A. 晨僵　　　　　B. 对称性关节痛
C. 关节肿胀　　　D. 关节功能障碍
E. 关节畸形
考点：类风湿关节炎★
解析：类风湿关节炎的关节表现：①晨僵。

②疼痛与压痛，多呈对称性、持续性。③肿胀。④关节畸形。⑤关节功能障碍。其中疼痛与压痛往往是出现最早的表现，肿胀是类风湿关节炎活动期的主要临床体征。故本题选 C。

86. 类风湿关节炎关节病变中，最早出现的症状是
A. 晨僵　　　　　B. 疼痛及压痛
C. 肿胀　　　　　D. 关节畸形
E. 关节冰凉
考点：类风湿关节炎★
解析：参见 85 题。故本题选 B。

87. 下列哪项不是类风湿关节炎的症状
A. 关节肿痛　　　B. 对称性多关节炎
C. 游走性关节炎　D. 关节晨僵
E. 关节肿胀畸形
考点：类风湿关节炎★
解析：参见 85 题。故本题选 C。

88. 治疗系统性红斑狼疮气血两亏证，应首选
A. 济生肾气丸　　B. 玉女煎
C. 增液汤　　　　D. 八珍汤
E. 犀角地黄汤
考点：系统性红斑狼疮
解析：系统性红斑狼疮气血两亏证的治法为益气养血，代表方为八珍汤加减。济生肾气丸用于脾肾两虚证，玉女煎合增液汤用于阴虚内热证，犀角地黄汤用于瘀热痹阻证。故本题选 D。

89. 癫痫持续状态伴有肝功能不全，首选的治疗措施是
A. 地西泮静注
B. 氯硝西泮口服
C. 苯妥英钠口服
D. 异戊巴比妥钠口服
E. 10% 水合氯醛 30mL 灌肠
考点：癫痫
解析：10% 水合氯醛 25~30mL 加等量植物油保留灌肠，适用于肝功能不全或不宜使用苯巴比妥类患者。地西泮为癫痫持续状态的首选药物；氯硝西泮的药效是地西泮的 5 倍，对各型癫痫状态均有效，需注意对呼吸及心脏功能的抑制作用较强；苯妥英钠为长作用抗痫药，用于地西泮控制发作后防止复发；异戊巴比妥钠对呼吸中枢的抑制作用较苯巴比妥钠轻，对有明显肝肾功能不全者两药均应慎用。故本题选 E。

90. 治疗癫痫肝火痰热证，应首选的方剂是
A. 醒脾汤
B. 龙胆泻肝汤合涤痰汤
C. 五生饮合二陈汤
D. 左归丸
E. 定痫丸
考点：癫痫
解析：癫痫肝火痰热证的治法为清肝泻火，化痰息风，代表方为龙胆泻肝汤合涤痰汤加减。醒脾汤用于脾虚痰湿证，五生饮合二陈汤用于阴痫，左归丸用于肝肾阴虚证，定痫丸用于阳痫。故本题选 B。

91. 治疗缺血性中风肝肾阴虚、风阳上扰证，应首选
A. 镇肝息风汤
B. 天麻钩藤饮
C. 星蒌承气汤
D. 二陈汤合桃红四物汤
E. 补阳还五汤
考点：短暂性脑缺血发作
解析：短暂性脑缺血发作属于中医学的"中风"。肝肾阴虚、风阳上扰证的治法为平肝息风，育阴潜阳，代表方为镇肝息风汤加减。故本题选 A。

92. 动脉硬化性脑梗死后可以溶栓的时间窗是
A. 48 小时内　　B. 24 小时内
C. 12 小时内　　D. 6 小时内
E. 半小时内
考点：动脉硬化性脑梗死
解析：动脉硬化性脑梗死用溶栓治疗以迅速恢复梗死区血流灌注，减轻神经元损伤。溶栓应在起病 6 小时内的治疗时间窗内进行才可能挽救缺血半暗带。故本题选 D。

93. 治疗动脉硬化性脑梗死痰热腑实、风痰上扰证，应首选的方剂是
A. 天麻钩藤饮　　B. 真方白丸子
C. 星蒌承气汤　　D. 补阳还五汤
E. 镇肝息风汤
考点：动脉硬化性脑梗死
解析：动脉硬化性脑梗死痰热腑实、风痰上扰证的治法为通腑泄热，化痰理气，方选星蒌承气汤加减。A 用于肝阳暴亢，风火上扰证，B 用于风痰瘀血，痹阻经络证，D 用于气虚血瘀证，E 用于阴虚风动证。故本题选 C。

94. 引起脑栓塞的最常见原因是

A. 高血压病史　　B. 慢性心房纤颤
C. 风湿性心脏病　D. 肺部感染
E. 肾病综合征高凝状态

考点：脑栓塞★

解析：脑栓塞依据栓子的来源分为3类：①心源性：最常见，占脑栓塞的60%~75%，最多见的直接原因是慢性心房纤颤。风湿性心脏病仍是并发脑栓塞的重要原因，感染性心内膜炎时瓣膜上的炎性赘生物脱落，心肌梗死或心肌病的附壁血栓等亦常引起。②非心源性：主动脉弓及其发出的大血管的动脉粥样硬化斑块和附着物脱落是较常见的原因。③来源不明。故本题选B。

95. 临床中最典型、最常见的腔隙综合征是
A. 纯感觉性卒中
B. 共济失调性轻偏瘫
C. 构音障碍－手笨拙综合征
D. 纯运动性轻偏瘫
E. 感觉运动性卒中

考点：腔隙性梗死

解析：纯运动性轻偏瘫是临床中最典型、最常见的腔隙综合征，约占60%。有一侧面部和上下肢无力，无感觉障碍、视野缺损及皮层功能缺失如失语；脑干病变的PMH无眩晕、耳鸣、眼震、复视及小脑性共济失调。故本题选D。

96. 帕金森病最基本、最有效的治疗药物是
A. 苯海索　　　B. 金刚烷胺
C. 罗匹尼罗　　D. 左旋多巴
E. 溴隐亭

考点：帕金森病

解析：治疗帕金森病的常用药物有抗胆碱能药物（苯海索、丙环定、苯托品及环戊丙醇等）、金刚烷胺、左旋多巴及复方左旋多巴、DA受体激动剂（普拉克索、罗匹尼罗及溴隐亭、培高利特等）、单胺氧化酶B抑制剂（思吉宁）、儿茶酚-邻位-甲基转移酶抑制剂（恩托可朋、答是美）。其中左旋多巴是治疗帕金森病最基本、最有效的药物。故本题选D。

97. 促进已吸收的毒物排除的治疗措施是
A. 立即脱离中毒现场
B. 洗胃
C. 导泻及灌肠
D. 使用特殊解毒药
E. 血液透析

考点：急性中毒总论

解析：促进已吸收的毒物的排出方法：①利尿。②吸氧。③血液净化：血液透析、血液灌流、血浆置换。故本题选E。

98. 血碳氧血红蛋白浓度高于50%，属于
A. 轻度中毒　　B. 中度中毒
C. 重度中毒　　D. 迟发脑病
E. 中间型综合征

考点：急性一氧化碳中毒

解析：急性一氧化碳按中毒程度可分为3级：①轻度中毒：COHb浓度达20%~30%。头痛、头晕、乏力、恶心呕吐等。②中度中毒：COHb浓度达30%~40%。昏睡或浅昏迷、口唇可呈樱桃红色。③重度中毒：COHb浓度>50%。深昏迷，各种反射消失。故本题选C。

99. 下列各项，不属急性CO中毒迟发性脑病临床表现的是
A. 痴呆
B. 震颤麻痹综合征
C. 偏瘫
D. 脑出血
E. 视神经萎缩

考点：急性一氧化碳中毒★

解析：急性一氧化碳中毒迟发性脑病的症状：①精神意识障碍：呈现痴呆状态、谵妄状态或去大脑皮层状态。②锥体外系神经障碍：出现震颤麻痹综合征（面具面容、四肢肌张力增强、静止性震颤、慌张步态等）。③锥体系神经损害：偏瘫、病理反射阳性和小便失禁。④大脑皮质局灶性功能障碍：失语、失明等，或出现继发性癫痫。⑤脑神经及周围神经损害：如视神经萎缩、听神经损害及周围神经病变等。故本题选D。

100. 有机磷杀虫药中毒时出现瞳孔缩小，可选用的药物是
A. 氯解磷定　　B. 阿托品
C. 碘解磷定　　D. 双复磷
E. 双解磷

考点：有机磷杀虫药中毒

解析：有机磷杀虫药中毒的西医治疗：①迅速清除毒物。②使用解毒药物胆碱酯酶复能药，如碘解磷定、氯解磷定、双复磷等；胆碱受体阻断药，如阿托品，可缓解M样症状，尽早使患者达到并维持"阿托品化"（表现为用阿托品后，瞳孔较前扩大、口干、皮肤干燥、心率增快和肺湿啰音消失）。③对症治疗等。故本题选B。

101. 不寐的病理变化，总属
A. 阳盛阴衰，阴阳失交
B. 阳衰阴盛，阴阳失交
C. 病后体虚，久病血虚
D. 劳逸失调
E. 情志失常

考点：不寐

解析：不寐的病因虽多，但其病理变化总属阳盛阴衰，阴阳失交。一为阴虚不能纳阳，一为阳盛不得入于阴。故本题选 A。

102. 下列有关黄疸说法错误的是
A. 以目睛黄染为重要特征
B. 病位在脾、胃、肝、胆
C. 辨证以阴阳为纲，分阳黄、阴黄
D. 治疗以化湿邪，利小便为主
E. 病理因素有湿邪、热邪、寒邪、气滞、瘀血五种

考点：黄疸

解析：黄疸是指以身黄、目黄、小便发黄为特征的病证，其中目睛黄染为本病的重要特征。病位在肝、胆、脾、胃。病理因素主要为湿邪，病理性质有阴阳之分。黄疸的辨证以阴阳为纲，分阳黄和阴黄，由于黄疸是湿邪为患，故化湿邪、利小便是其重要治则。故本题选 E。

103. 下列关于积证的叙述，错误的是
A. 痛有定处　　B. 积属有形
C. 结块固定不移　　D. 病在气分
E. 病在血分

考点：积证

解析：积证：望之有形，但触之必见结块，且固定不移，痛有定处；病多在血分，多属于脏，病机以痰凝血结为主。聚证：望之有形，但按之无块，聚散无常，痛无定处；病多在气分，多属于腑，病机以气机逆乱为主。A、B、C、E 均属积证，D 属聚证。故本题选 D。

104. 具有"腹中结块柔软，时聚时散，攻窜胀痛"特点的病证是
A. 血臌　　B. 气臌
C. 胃痞　　D. 积证
E. 聚证

考点：聚证

解析：血臌为脘腹坚满，青筋显露，腹内积块痛如针刺，面颈部赤丝血缕。气臌为腹部膨隆，嗳气或矢气则舒，腹部按之空空然，扣之如鼓。胃痞为自觉心下痞塞，胸膈胀满，触之无形，按之柔软，压之无痛。积证望之有形，但触之必见结块，且固定不移，痛有定处。聚证望之有形，但按之无块，聚散无常，痛无定处。故本题选 E。

105. 自汗热郁于内证的中医治法是
A. 益气健脾除热
B. 清泄肺热
C. 清泄里热
D. 散风清热
E. 养阴清热

考点：汗证

解析：自汗热郁于内证见蒸蒸汗出，或但头汗出，或手足汗出，或兼面赤，发热，气粗口渴，口苦，喜冷饮，胸腹胀，烦躁不安，大便干结，或见胁肋胀痛，身目发黄，小便短赤，舌质红，苔黄厚，脉洪大或滑数。治法为清泄里热。代表方为竹叶石膏汤加减。故本题选 C。

【A2 型题】

106. 患者，女，40 岁。突起呼吸困难，两肺满布以呼气相为主的哮鸣音，无湿啰音，心率 100 次/分，心界不大，心脏听诊无杂音，并见咳嗽，痰涎稀白，口不渴，面色晦滞带青，形寒肢冷，舌苔白滑，脉浮紧。应首先考虑的治疗药物是
A. β_2 受体激动剂与射干麻黄汤
B. 氨茶碱与玉屏风散
C. 西地兰与六君子汤
D. 异丙肾上腺素与金匮肾气丸
E. 糖皮质激素与定喘汤

考点：支气管哮喘★

解析：根据患者临床表现诊断为支气管哮喘之寒哮证，治宜温肺散寒，化痰平喘，方用射干麻黄汤加减。西医治疗应先解除支气管痉挛，故用 β_2 受体激动剂。故本题选 A。

107. 患者，男，51 岁。有大量吸烟史 23 年，咳嗽痰中带血 2 个月。近 1 个月四肢关节疼痛及杵状指。X 线显示右肺上叶肺不张。应首先考虑的诊断是
A. 支气管扩张
B. 肺结核
C. 肺癌
D. 甲状腺功能亢进症
E. 慢性支气管炎阻塞性肺气肿

考点：原发性支气管肺癌

解析：患者有多年吸烟史，出现咳嗽痰中

带血,这是中央型肺癌常见的症状;并见四肢关节疼痛及杵状指,可为肺癌转移至骨骼;X线显示右肺上叶肺不张,这是由于癌对支气管阻塞引起的间接征象。而A、B的X线均有别于肺癌;D、E不会出现四肢关节疼痛症状。故本题选C。

108. 患者,男,67岁。原发性支气管肺癌,咳嗽痰多,胸闷,纳差便溏,身热尿黄,舌质暗有瘀斑,苔厚腻,脉滑数。其证型是
A. 气滞血瘀   B. 痰湿蕴肺
C. 阴虚毒热   D. 气阴两虚
E. 阴阳两虚

考点:原发性支气管肺癌

解析:本患者痰多胸闷、纳差便溏为痰湿表现;身热尿黄为痰湿内蕴化热;痰湿内停影响气血运行故可见舌质暗有瘀斑,而苔厚腻为痰湿化热的表现。故本题选B。

109. 患者,男,53岁。有慢性肺源性心脏病史,咳嗽痰多,色白黏腻,气短喘息,脘痞纳少,倦怠乏力,舌质淡,苔薄腻,脉滑。其中医辨证论治是
A. 清肺化痰,降逆平喘
B. 涤痰开窍,息风止痉
C. 温肾健脾,化饮利水
D. 补肺纳肾,降气平喘
E. 健脾益肺,化痰降气

考点:慢性肺源性心脏病

解析:根据患者症状辨证为痰浊壅肺证,治宜健脾益肺,化痰降气。A治疗痰热郁肺证。B治疗痰蒙神窍证。C治疗阳虚水泛证。D多用于肺肾气虚证。故本题选E。

110. 患者,女,78岁。慢性肺源性心脏病史5年。近日受凉后咳喘加重,神志恍惚,谵语,抽搐,烦躁不安,咳痰不爽,舌质淡紫,苔白腻,脉细滑数。治疗应首选的方剂是
A. 越婢加半夏汤
B. 苏子降气汤
C. 生脉散合血府逐瘀汤
D. 涤痰汤合至宝丹
E. 真武汤合五苓散

考点:慢性肺源性心脏病★

解析:根据患者临床表现可诊断为慢性肺源性心脏病之痰蒙神窍证,治法为涤痰开窍,息风止痉,方用涤痰汤加减,另服安宫牛黄丸或至宝丹。A用于痰热郁肺证,B用于痰浊壅肺证,

C用于气虚血瘀证,E用于阳虚水泛证。故本题选D。

111. 患者,女,70岁。既往有冠心病、高血压和慢性心功能不全病史。近日外感后,心悸气短,不能平卧,咳吐泡沫痰,精神萎靡,乏力,腰膝酸软,身寒肢冷,尿少,肢体浮肿,下肢尤甚,面色苍白,舌淡苔白,脉沉弱。治疗应首先考虑的方剂是
A. 养心汤合补肺汤
B. 真武汤合葶苈大枣泻肺汤
C. 保元汤合血府逐瘀汤
D. 苓桂术甘汤合丹参饮
E. 生脉饮合血府逐瘀汤

考点:慢性心力衰竭

解析:患者既往有冠心病、高血压和慢性心功能不全病史,外感后不能平卧,咳吐泡沫痰,诊断为慢性心力衰竭。根据患者的症状可辨证为阳虚水泛证,治法为益气温阳,化瘀利水,代表方为真武汤合葶苈大枣泻肺汤加减。养心汤合补肺汤用于心肺气虚证,保元汤合血府逐瘀汤用于气虚血瘀证,苓桂术甘汤合丹参饮用于痰饮阻肺证,生脉饮合血府逐瘀汤用于气阴两虚证。故本题选B。

112. 患者,女,62岁。高血压病史15年。近半年出现活动减少,伴尿少肢肿。现症:心悸,喘息不能平卧,形寒肢冷,面色苍白,下肢浮肿,尿少,舌淡胖,苔白滑,脉沉细。查体:心界向两侧扩大,心率100次/分,两下肺闻及细湿啰音,肝-颈静脉回流征(+),踝部凹陷性水肿。其病证结合诊断是
A. 心绞痛,痰浊内阻证
B. 病毒性心肌炎,阴阳两虚证
C. 慢性心力衰竭,阳虚水泛证
D. 慢性心力衰竭,痰饮阻肺证
E. 缓慢性心律失常,痰浊阻滞证

考点:慢性心力衰竭★

解析:患者卧位呼吸困难,心界向两侧扩大,心率加快,两下肺湿啰音,肝-颈静脉回流征阳性,踝部凹陷性水肿,且有高血压病史,故诊断为慢性心力衰竭。心阳亏虚,不能温养于肾,致肾阳失助,主水无权,饮邪内停,外溢肌肤,故见心悸,喘息不能平卧,形寒肢冷,尿少,面色苍白,下肢浮肿,舌淡苔白,脉沉细。因此可辨证为阳虚水泛证。故本题选C。

113. 患者室性心动过速2年,突然发生低血压,

宜选用
- A. 人工心脏起搏器
- B. 阿托品
- C. 直流电心脏复律
- D. 利多卡因
- E. 胺碘酮

考点：快速性心律失常

解析：终止室速发作：持续性室性心动过速出现血流动力学不稳定的患者推荐直流电心脏复律；血流动力学可耐受的持续性室性心动过速患者，无结构性心脏病（如特发性右室流出道室速），可以考虑静脉使用氟卡胺或传统的β受体阻滞剂、维拉帕米或胺碘酮。故本题选C。

114. 患者，女，65岁。二度Ⅰ型房室传导阻滞病史3年。现症见心悸气短，动则加剧，汗出倦怠，面色苍白，形寒肢冷，舌淡苔白，脉沉细而数。其中医治法是
- A. 益气活血，通脉止痛
- B. 益气壮阳，温络止痛
- C. 温补心肾，温阳利水
- D. 温补心阳，通脉定悸
- E. 理气化痰，宁心通脉

考点：缓慢性心律失常

解析：根据患者临床表现可诊断为二度Ⅰ型房室传导阻滞心阳不足证，治法为温补心阳，通脉定悸，代表方为人参四逆汤合桂枝甘草龙骨牡蛎汤加减。故本题选D。

115. 患者，男，75岁。高血压病30年，血压控制不佳，一直未予重视，近来自觉乏力，腰酸，双目模糊，食欲减退，时有恶心，来医院就诊，查血压160/95mmHg，尿常规提示蛋白质（＋）、红细胞（＋），血清肌酐425μmol/L。目前患者禁用的药物是
- A. β受体阻滞剂
- B. 血管紧张素转换酶抑制剂
- C. 利尿剂
- D. 双嘧达莫
- E. α受体阻滞剂

考点：原发性高血压

解析：患者血清肌酐425μmol/L，尿常规提示蛋白质（＋）、红细胞（＋），且出现"自觉乏力，腰酸，双目模糊，食欲减退，时有恶心"，可诊断为肾功能衰竭期。β受体阻滞剂急性心力衰竭、支气管哮喘、病态窦房结综合征、房室传导阻滞和外周血管病患者禁用。血管紧张素转换酶抑制剂高血钾症、妊娠妇女和双侧肾动脉狭窄患者禁用。血肌酐超过265μmol/L患者使用时需谨慎。利尿剂痛风者禁用；高尿酸血症以及明显肾功能不全者慎用。双嘧达莫为抗血小板药以增强抗栓疗效，禁忌证为休克。α受体阻滞剂体位性低血压者禁用，心力衰竭者慎用。故本题选B。

116. 患者，男，70岁。既往有高血压和糖尿病病史。经常感体乏少力，气短懒言，今洗衣服时突然心前区疼痛，伴有心悸汗出，含服硝酸甘油2分钟疼痛缓解。舌淡暗有齿痕，脉沉细。心电图示$V_3 \sim V_6$导联T波倒置。心肌酶谱正常。应首先考虑的诊断是
- A. 冠心病心绞痛，气虚血瘀证
- B. 冠心病心绞痛，痰浊内阻证
- C. 冠心病心肌梗死，气滞血瘀证
- D. 冠心病心肌梗死，寒凝心脉证
- E. 冠心病心肌梗死，心肾阳虚证

考点：心绞痛

解析：患者有高血压和糖尿病病史，因洗衣服劳累后导致突然心前区疼痛，含服硝酸甘油2分钟疼痛缓解，心电图示$V_3 \sim V_6$导联T波倒置。心肌酶谱正常，可诊断为心绞痛。由体乏少力，气短懒言，辨证为气虚证，舌淡暗有齿痕为血瘀之象。综上可辨证为气虚血瘀证。故本题选A。

117. 患者，男，65岁。急性心肌梗死1周，未行介入治疗。现症：胸闷心痛，动则加重，神疲乏力，气短懒言，心悸自汗，舌胖色暗，苔薄白，脉细无力。心电图示：V_3、V_4、V_5异常Q波，伴T波双向。其病证结合诊断是
- A. 急性前壁心肌梗死，气虚血瘀证
- B. 室性期前收缩，气阴两虚证
- C. 心房颤动，心阳不振证
- D. 二度Ⅰ型房室传导阻滞，气阴两虚证
- E. 心脏性猝死，气阴两脱证

考点：急性心肌梗死★

解析：患者心电图示V_3、V_4、V_5存在异常Q波，伴T波双向，可诊断为急性前壁心肌梗死。症见胸闷心痛，动则加重，神疲乏力，气短懒言，心悸自汗，舌胖色暗，苔薄白，脉细无力，可辨证为气虚血瘀证。故本题选A。

118. 患者，男，49岁。慢性胃炎3年。胃脘隐痛，嘈杂，口干咽燥，五心烦热，舌红少津，脉细。治疗应首先考虑的方剂是

A. 四君子汤加减
B. 益胃汤加减
C. 失笑散合丹参饮加减
D. 柴胡疏肝散加减
E. 三仁汤加减

考点：慢性胃炎★

解析：胃阴不足，虚热内生，胃失濡润，气失和降，则见胃痛隐隐、嘈杂；胃阴亏虚，阴津不能上滋，则口燥咽干；五心烦热，舌红少津，脉细为阴虚内热之象。辨证为胃阴不足证，治法为养阴益胃，和中止痛，方用益胃汤加减。A 用于治疗脾胃虚弱证，C 用于治疗胃络瘀阻证，D 用于治疗肝胃不和证，E 用于治疗脾胃湿热证。故本题选 B。

119. 患者，女，24 岁。反复饥饿痛、夜间痛 1 年，再发 1 周，伴呕吐，呕吐物为大量酸臭宿食。查体：心率 80 次/分，上腹部有振水音。应首先考虑的诊断是

A. 胃窦癌
B. 急性肠梗阻
C. 消化性溃疡合并幽门梗阻
D. 急性胆囊炎
E. 急性胰腺炎

考点：消化性溃疡

解析：患者反复饥饿痛、夜间痛，考虑消化性溃疡。幽门梗阻的临床表现主要有：①胃排空延迟，上腹胀满，餐后加重。②恶心，呕吐宿食，吐后缓解。③严重呕吐可导致失水和低氯低钾性碱中毒。④营养不良和体重减轻。查体：上腹部有振水音。据症状诊断为幽门梗阻。故本题选 C。

120. 患者，男，65 岁。胃癌大部切除术后半年。现症见神疲乏力、面色无华，少气懒言，动则气促，自汗，消瘦。舌苔薄白，舌质淡白，边有齿痕，脉沉细无力。其中医证型是

A. 气阴两虚证 B. 心脾两虚证
C. 气虚不摄证 D. 心气虚证
E. 气血两虚证

考点：胃癌★

解析：患者胃癌大部切除术后出现气虚，脏腑功能减退，故见神疲乏力，少气懒言，动则气促；气虚，卫外不固，故见自汗；气血不足，不能上荣，故见面色无华；血亏，不能滋养形体，故见消瘦；舌苔薄白，舌质淡白，边有齿痕，脉沉细无力均为气血两虚之征象。辨证为气血两

虚证。故本题选 E。

121. 患者，男，45 岁。既往肝炎病史，近来体重下降明显，时感右上腹不适、腹胀、乏力等，于社区医院查 AFP 增高，考虑

A. 肝硬化   B. 原发性肝癌
C. 继发性肝癌 D. 肝肾综合征
E. 肝囊肿

考点：原发性肝癌

解析：原发性肝癌常见症状为肝区疼痛、肝大、黄疸、肝硬化征象、腹胀、消瘦乏力、纳差、上腹肿块。甲胎蛋白（AFP）检测对原发性肝癌的诊断价值很大，特异性较高。故本题选 B。

122. 患者，男，43 岁。慢性肾小球肾炎病史 3 年。现症见面色无华，少气乏力，手足心热，腰酸痛，舌红，少苔，脉细。查体：血压 150/90mmHg。尿蛋白 1.5g/24 小时。应首选的中西医治疗方案是

A. 氢氯噻嗪，玉屏风散合金匮肾气丸
B. 氯沙坦，参芪地黄汤
C. 缬沙坦，杞菊地黄丸
D. 贝那普利，知柏地黄丸
E. 阿替洛尔，无比山药丸

考点：慢性肾小球肾炎★

解析：患者慢性肾小球肾炎病史 3 年，现血压 150/90mmHg，尿蛋白 1.5g/24 小时，故应将血压控制在 125/75mmHg 以下。可选用 ACEI，如贝那普利，或用血管紧张素Ⅱ受体拮抗剂（ARB），如氯沙坦或缬沙坦。症见面色无华，少气乏力，手足心热，腰酸痛，舌红，少苔，脉细，辨证为气阴两虚证，治法为益气养阴，代表方为参芪地黄汤加减。故本题选 B。

123. 患者，女，49 岁。尿频尿急 3 天，小便混浊，排尿刺痛，下腹部疼痛，无发热和腰痛。尿常规：尿蛋白（−），白细胞 20～30/HP，红细胞 10～15/HP。为改善患者症状，同时增加抗生素的疗效，可以服用的药物是

A. 低分子右旋糖酐
B. 必需氨基酸
C. 硝苯地平
D. 碳酸氢钠
E. 呋塞米

考点：尿路感染

解析：由患者临床症状可诊断为膀胱炎。治疗需：①休息，多饮水，勤排尿。②碱化尿液，

可减轻膀胱刺激征，同时增强某些抗菌药物的疗效。可用碳酸氢钠1.0g，每日3次。<u>故本题选D</u>。

124. 患者，女，22岁。寒战高热，腰痛，尿频、尿急、灼热刺痛，舌红苔黄腻，脉滑数。查体：体温39℃，双肾区叩击痛。实验室检查：血白细胞 19.5×10^9/L，中性粒细胞百分比90%，尿白细胞20/HP。应首先考虑的病证结合诊断是

A. 急性肾盂肾炎，膀胱湿热证
B. 慢性肾盂肾炎，脾肾亏虚，湿热屡犯证
C. 膀胱炎，肾阴不足，湿热留恋证
D. 慢性肾小球肾炎，脾肾阳虚证
E. 慢性肾衰竭，湿热内蕴证

考点：尿路感染

解析：患者寒战高热，腰痛，尿频、尿急、灼热刺痛，双肾区叩击痛，血白细胞 19.5×10^9/L，中性粒细胞百分比90%，尿白细胞20/HP，可诊断为急性肾盂肾炎。由尿频、灼热刺痛、舌红苔黄腻、脉滑数可辨证为膀胱湿热证。<u>故本题选A</u>。

125. 患者，女，35岁。尿频、尿急、尿痛3天，伴腰痛，高热，寒战，恶心呕吐。既往有尿路感染反复发作史。查体：39.8℃，肋腰点有压痛，有肾区叩击痛。血常规示白细胞 11.8×10^9/L。尿常规示白细胞（++++），红细胞（+++）。临床诊断最可能是

A. 急性膀胱炎
B. 急性肾损伤
C. 慢性肾小球肾炎
D. 尿路感染
E. 慢性肾盂肾炎急性发作

考点：尿路感染★

解析：急性肾盂肾炎起病急骤，临床表现为：①全身症状：高热、寒战、头痛、周身酸痛、恶心、呕吐，体温多在38℃以上，热型多呈弛张热，亦可呈间歇热或稽留热。②泌尿系统症状：尿频、尿急、尿痛、排尿困难、下腹疼痛、腰痛等，患者多有腰酸痛或钝痛。③体格检查：体检时在肋腰点有压痛，肾区叩击痛。④尿常规检查：可有白细胞尿、血尿、蛋白尿。慢性肾盂肾炎感染严重时可呈急性肾盂肾炎表现。<u>故本题选E</u>。

126. 患者，女，30岁。尿频尿痛，伴发热恶心3天。查体：T 39℃，膀胱区压痛，双肾区叩击痛，尿白细胞（+++），红细胞（+），尿蛋白（±），尿沉渣镜检有白细胞管型，血压升高，中性粒细胞增多。应考虑的诊断为

A. 慢性肾小球肾炎
B. 急性肾盂肾炎
C. 肾炎性肾病
D. 慢性肾炎急性发作
E. 慢性肾盂肾炎

考点：尿路感染★

解析：参见125题。<u>故本题选B</u>。

127. 患者，男，35岁。再生障碍性贫血3年。面色无华，头晕，气短，乏力，动则加剧，舌淡，苔薄白，脉细弱。治疗应首先考虑的方剂是

A. 右归丸合当归补血汤
B. 左归丸、右归丸合当归补血汤
C. 八珍汤
D. 六味地黄丸合桃红四物汤
E. 左归丸合当归补血汤

考点：再生障碍性贫血★

解析：患者血虚濡养不足，则见面色无华、头晕。气虚可见气短、乏力，动则加剧。舌脉均为气血两虚之证。故辨证为气血两虚证，治法为补益气血，方用八珍汤加减。A用于肾阳亏虚证，B用于肾阴阳两虚证，D用于肾虚血瘀证，E用于肾阴虚证。<u>故本题选C</u>。

128. 患者，男，30岁。患粒细胞缺乏症，1周前外感后发热，服用退烧药后无明显好转。现发热不退，口渴欲饮，面赤咽痛，头晕乏力，舌质红绛，苔黄，脉滑数。治疗应首选

A. 黄芪建中汤
B. 麻黄汤
C. 归脾汤
D. 生脉散
E. 犀角地黄汤合玉女煎

考点：粒细胞缺乏症

解析：根据患者的症状可辨证为外感温热证，治法为清热解毒，滋阴凉血，代表方为犀角地黄汤合玉女煎加减。黄芪建中汤为脾肾亏虚证首选。麻黄汤为外感风寒表实证首选。归脾汤为气血两虚证首选。生脉散为气阴两虚证首选。<u>故本题选E</u>。

129. 患者，男，35岁。慢性髓细胞白血病5年。近1个月来低热，盗汗，头晕，面色潮红，口干口苦，心悸，消瘦，皮肤瘀斑，舌红，脉细数。应首选的方剂是

A. 八珍汤
B. 青蒿鳖甲汤
C. 膈下逐瘀汤
D. 茜根散
E. 清营汤

考点：慢性髓细胞白血病★

解析：根据患者低热，盗汗，头晕，面色潮红，口干口苦，心悸，消瘦，皮肤瘀斑，舌红，脉细数，辨证为阴虚内热证。治法为滋阴清热，解毒祛瘀，方用青蒿鳖甲汤加减。八珍汤用于气血两虚证，膈下逐瘀汤用于瘀血内阻证，清营汤用于热毒壅盛证。故本题选B。

130. 患者，女，52岁。既往患有慢性髓细胞白血病，目前病情尚平稳，但有低热，盗汗，五心烦热，口干口苦，消瘦，皮肤有瘀斑，舌红少苔，苔薄白，脉细数。治疗应首先考虑的方剂是

A. 清营汤合犀角地黄汤
B. 八珍汤
C. 青蒿鳖甲汤
D. 膈下逐瘀汤
E. 六味地黄丸

考点：慢性髓细胞白血病★

解析：根据患者临床表现辨证为阴虚内热证，治法为滋阴清热，解毒祛瘀，方用青蒿鳖甲汤加减。A用于治疗热毒壅盛证，B用于治疗气血两虚证，D用于治疗瘀血内阻证，E用于治疗肝肾阴虚证。故本题选C。

131. 患者，女，40岁。患有原发免疫性血小板减少症。下肢皮肤紫斑，月经色紫暗有血块，伴腹痛，头晕目眩，面色黧黑，舌紫暗，脉细涩。治疗应首先考虑的方剂是

A. 归脾汤　　　B. 桃红四物汤
C. 茜根散　　　D. 犀角地黄汤
E. 保元汤

考点：原发免疫性血小板减少症

解析：根据患者临床表现可辨证为瘀血内阻证，治法为活血化瘀止血，方用桃红四物汤加减。A用于气不摄血证，C用于阴虚火旺证，D用于血热妄行证，E用于气虚证。故本题选B。

132. 患者，女，32岁。甲状腺功能亢进症病史2年。症见颈前肿胀，烦躁易怒，胸闷，两胁胀满，善太息，失眠，月经不调，腹胀便溏，舌质淡红，苔白腻，脉弦。治疗应首选的方剂是

A. 龙胆泻肝汤　　B. 海藻玉壶汤
C. 实脾饮　　　　D. 金匮肾气丸

E. 逍遥散合二陈汤

考点：甲状腺功能亢进症★

解析：肝郁气滞，脾虚酿生痰湿，痰浊壅阻，凝结颈前，故见颈前肿胀，烦躁易怒，胸闷，两胁胀满，善太息，失眠，月经不调，腹胀便溏，舌质淡红，苔白腻，脉弦。由此诊断为甲状腺功能亢进症气滞痰凝证，治法为疏肝理气，化痰散结，方选逍遥散合二陈汤加减。故本题选E。

133. 患者颈前肿胀5个月，伴眼突，烦躁易怒，手指颤抖，多汗，面红目赤，头晕目眩，口苦咽干，大便秘结，舌红苔黄，脉弦数。治疗应首选的方剂是

A. 龙胆泻肝汤　　B. 逍遥散
C. 天王补心丹　　D. 柴胡疏肝散
E. 镇肝息风汤

考点：甲状腺功能亢进症★

解析：患者颈前肿胀，伴眼突，烦躁易怒，手指颤抖，多汗，可诊断为甲状腺功能亢进症。肝火炽盛，气火循经上逆头面，则见面红目赤，头晕目眩，口苦咽干，大便秘结。舌红苔黄、脉弦数均为肝火旺盛的表现。辨证为肝火旺盛证，治法为清肝泻火，消瘿散结，代表方为龙胆泻肝汤加减。故本题选A。

134. 患者，男，46岁。患2型糖尿病多年，口服多种降糖药，血糖控制差。现症尿频量多，浊如脂膏，腰膝酸软，口干乏力，头晕耳鸣，皮肤干燥，舌红少苔，脉细数。实验室检查：空腹血糖10.9mmol/L，糖化血红蛋白9.1%。应选用的中西医治疗方案是

A. 噻唑烷二酮，消渴方
B. 胰岛素，六味地黄丸
C. 磺脲类，金匮肾气丸
D. 双胍类，杞菊地黄丸
E. α-糖苷酶抑制剂，知柏地黄丸

考点：糖尿病

解析：患者2型糖尿病病史多年，口服多种降糖药，血糖控制差，空腹血糖10.9mmol/L，糖化血红蛋白9.1%，故最终需要胰岛素治疗。根据患者现症可辨证为下消肾阴亏证，治法为滋阴固肾，代表方为六味地黄丸加减。故本题选B。

135. 患者，男，30岁。有糖尿病病史。多食易饥，口渴多尿，形体消瘦，大便干结，舌苔黄，脉滑实有力。治疗应首先考虑的方剂是

A. 金匮肾气丸　　B. 玉女煎
C. 五味消毒饮　　D. 六味地黄丸
E. 消渴方

考点：糖尿病★

解析：胃火炽盛，脾失健运，不能化生精微而见多食易饥、形体消瘦；热盛灼津见口渴；下元不固见多尿；大便干结、舌脉均为热象。辨证为胃热炽盛证，治法为清胃泻火，养阴增液，方用玉女煎加减。金匮肾气丸用于阴阳两虚证，五味消毒饮用于糖尿病并发疮痈，六味地黄丸用于肾阴亏虚证，消渴方用于肺热伤津证。<u>故本题选B。</u>

136. 患者，男，67岁。近日，口渴引饮，体重下降，精神不振，四肢乏力，舌红苔白，脉细弱。应选用的方剂是

A. 消渴方　　　B. 玉女煎
C. 七味白术散　　D. 六味地黄丸
E. 参苓白术散

考点：糖尿病

解析：根据患者临床表现可诊断为糖尿病（消渴）之气阴两虚证，治法为益气健脾，生津止渴，方用七味白术散加减。A用于上消（肺热伤津证），B用于中消（胃热炽盛证），D用于下消（肾阴亏虚证），E用于脾虚夹湿证。<u>故本题选C。</u>

137. 患者，男，40岁。既往有糖尿病病史。小便频数，混浊如膏，甚至饮一溲一，耳轮干枯，腰膝酸软，四肢欠温，畏寒怕冷，阳痿，舌淡苔白，脉沉细无力。其证型是

A. 痰瘀互结　　B. 气阴两虚
C. 阴虚燥热　　D. 阴阳两虚
E. 脉络瘀阻

考点：糖尿病★

解析：患者肾阳亏虚，温煦不足而见四肢欠温、畏寒怕冷、阳痿；肾虚下元固摄无力而见小便频数；气化不足而见小便混浊如膏；肾开窍于耳，肾精不足见耳轮干枯。舌淡苔白、脉沉细无力均为阳虚之象。辨证为阴阳两虚证。<u>故本题选D。</u>

138. 患者，男，56岁。患痛风，症见肢体关节疼痛，屈伸不利，呈游走性疼痛，肌肤麻木，阴雨天加重，舌苔薄白，脉弦紧。治疗应首选

A. 白虎加桂枝汤
B. 桃红饮
C. 独活寄生汤

D. 蠲痹汤
E. 桂枝芍药知母汤

考点：高尿酸血症与痛风

解析：根据患者的症状可辨证为风寒湿阻证，治法为祛风散寒，除湿通络，代表方为蠲痹汤加减。白虎加桂枝汤为风湿郁热证首选，桃红饮为痰瘀痹阻证首选，独活寄生汤为肝肾亏虚证首选，桂枝芍药知母汤为寒热错杂证首选。<u>故本题选D。</u>

139. 患者，女，30岁。患系统性红斑狼疮。现低热绵绵，口苦纳呆，两肋胀痛，黄疸，肝大，烦躁易怒，皮肤红斑，舌紫暗，脉弦。其证型是

A. 瘀热痹阻　　B. 气血两亏
C. 阴虚内热　　D. 瘀热伤肝
E. 热郁积饮

考点：系统性红斑狼疮

解析：根据患者的症状可辨证为瘀热伤肝证，症见低热绵绵，口苦纳呆，两肋胀痛，月经提前，经血暗紫带块，烦躁易怒，或黄疸、肝脾肿大，皮肤红斑、瘀斑，舌质紫暗或有瘀斑，脉弦。瘀热痹阻证可见手足瘀点累累，斑疹斑块暗红，两手白紫相继，两腿青斑如网，脱发，口糜、口疮等。热郁积饮可见胸闷胸痛，心悸怔忡，时有微热，咽口渴，烦热不安，红斑皮疹等。<u>故本题选D。</u>

140. 患者，男，51岁。高血压病史20年。平素头晕目眩，头重如蒙，肢体麻木，胸脘痞闷。现症：突然出现短暂性神经功能缺失，彩色经颅多普勒（TCD）可见血管狭窄、动脉粥样硬化斑块。应首先考虑的诊断是

A. 腔隙性梗死　　B. TIA
C. 蛛网膜下腔出血　　D. 脑栓塞
E. 癫痫

考点：短暂性脑缺血发作★

解析：TIA多数在50岁以上发病，有高血压、高脂血症、糖尿病等病史，突然局灶性神经功能缺失发作，彩色经颅多普勒（TCD）可见血管狭窄、动脉粥样硬化斑块。腔隙性梗死中年以后发病，有长期高血压病史，临床表现为纯运动性轻偏瘫或纯感觉性卒中等，CT可见深穿支供血区单个或多个直径2～15mm病灶。蛛网膜下腔出血可见突然剧烈头痛、呕吐、脑膜刺激征阳性，眼底检查发现玻璃体膜下出血，脑脊液检查呈均匀血性，压力增高。脑栓塞最多见的直接原因是慢性心房纤颤，临床表现局灶性脑缺血症状

明显，伴有周围皮肤、黏膜和（或）内脏和肢体栓塞状态，头颅 CT 可显示梗死灶呈多发，见于两侧。癫痫患者多在 20 岁以前发病，发作以意识丧失和全身对称性抽搐为特征。故本题选 B。

141. 患者，男，64 岁。患有糖尿病 3 年，血脂、血糖控制不理想。今晨出现昏厥 1 次，短暂失忆，视物黑蒙，右侧肢体无力、麻木，休息 30 分钟后症状消失，应首先考虑的诊断是

A. 脑出血
B. 癫痫
C. 腔隙性梗死
D. 脑栓塞
E. 短暂性脑缺血发作

考点：短暂性脑缺血发作★

解析：脑出血发病年龄常在 50～70 岁，多数有高血压病史，早期有意识障碍及头痛、呕吐等颅内压增高症状，有脑膜刺激征及偏瘫、失语等局灶症状，头颅 CT 示高密度阴影。余参见 140 题。故本题选 E。

142. 患者，女，68 岁。既往有高血压病史。今晨起床时发现右侧偏瘫，口眼歪斜，言语不利，头晕，手足麻木，肌肤不仁，舌暗，舌苔薄白，脉浮数。查体：**血压 170/80mmHg。头颅 CT 检查未见异常。应首先考虑的诊断是**

A. 高血压。痰热腑实，风痰上扰证
B. 高血压。阴虚风动证
C. 高血压，脑出血。痰热腑实，风痰上扰证
D. 高血压，动脉硬化性脑梗死。风痰瘀血，痹阻脉络证
E. 高血压，动脉硬化性脑梗死。肝阳暴亢，风火上扰证

考点：高血压、动脉硬化性脑梗死★

解析：患者既往有高血压病史，血压 170/80mmHg，诊断为高血压。未出现头痛症状，因此排除脑出血。右侧偏瘫，口眼歪斜，言语不利，头晕，手足麻木，肌肤不仁为中风（动脉硬化性脑梗死）的表现。年老体衰，脏腑功能失调，内盛痰浊瘀血，适逢肝风上窜，夹痰夹瘀，窜犯经络，则见偏瘫，口眼歪斜，言语不利，头晕，手足麻木，肌肤不仁，舌暗，舌苔薄白，脉浮数。辨证为风痰瘀血，痹阻脉络证。故本题选 D。

143. 患者，男，27 岁。突然出现剧烈头痛、呕吐，遂急诊就诊。查体：脑膜刺激征阳性。眼底检查发现玻璃体膜下出血，脑脊液检查呈均匀血性，压力增高。最有可能的诊断是

A. 蛛网膜下腔出血
B. 腔隙性梗死
C. 高血压脑病
D. 短暂性脑缺血发作
E. 有机磷农药中毒

考点：蛛网膜下腔出血★

解析：高血压脑病多发生在重症高血压患者，多见严重头痛、呕吐、意识障碍，轻者仅有烦躁、意识模糊，或者一过性失明、失语、偏瘫等，严重者发生抽搐、昏迷。有机磷农药中毒应有毒蕈碱样症状及烟碱样症状。余参见 140 题。故本题选 A。

144. 患者，男，30 岁。煤气中毒，经过积极抢救后苏醒，2 天后又出现神志不清，右侧肢体偏瘫，体温、血压正常，两肺呼吸音粗。应首选的治疗措施是

A. 高压氧舱   B. 地塞米松输注
C. 甘露醇输注   D. 维生素 C 输注
E. 脑营养物质

考点：急性一氧化碳中毒

解析：患者神志不清，右侧肢体偏瘫，体温、血压正常，两肺呼吸音粗，为急性一氧化碳重度中毒。应积极纠正缺氧，高压氧下可加速 COHb 解离，既可迅速纠正组织缺氧，又可加速 CO 的清除。高压氧治疗 CO 中毒可缩短病程，降低病死率，且可减少迟发性脑病的发生。故本题选 A。

145. 患者，女，45 岁。突然昏迷，抽搐，呼气有大蒜味，瞳孔明显缩小，皮肤冷汗，两肺湿啰音。下列各项中，应首先考虑的诊断是

A. 一氧化碳中毒
B. 安定中毒
C. 脑出血
D. 有机磷杀虫药中毒
E. 蛛网膜下腔出血

考点：有机磷杀虫药中毒★

解析：患者出现中枢神经系统症状——昏迷，烟碱样症状——抽搐，毒蕈碱样症状——瞳孔明显缩小，皮肤冷汗，两肺湿啰音。呼气有大蒜味见于有机磷杀虫药中毒。故本题选 D。

146. 患者，男，30 岁。被路人发现昏迷不醒送入医院。查体：**血压 110/80mmHg，心率 60 次/**

分，流涎，瞳孔针尖大小，口唇发绀，肌肉震颤，皮肤湿冷，双肺可闻及较多湿啰音。应首先考虑的诊断是
  A. 巴比妥类中毒　　B. 癫痫发作
  C. 氰化物中毒　　　D. 硝酸盐中毒
  E. 有机磷杀虫药中毒
考点：有机磷杀虫药中毒★
解析：流涎、皮肤湿冷、瞳孔缩小、双肺可闻及湿啰音是有机磷杀虫药中毒的毒蕈碱样症状，肌肉震颤为烟碱样症状，昏迷不醒为中枢神经系统症状。A表现为意识障碍，呼吸抑制，昏迷，血压下降。B表现为精神活动中断，意识丧失，抽搐。C表现为抽搐，口中有苦杏仁味，瞳孔扩大。D多表现为发绀。故本题选E。

147. 患者，女，55岁。喘息，气粗，胸胀，喉中痰鸣，咳痰色黄，黏稠，口苦，身热，面赤，舌红苔黄厚，脉弦滑。应选用的方剂是
  A. 五磨饮子　　　　B. 麻黄汤
  C. 桑白皮汤　　　　D. 麻杏石甘汤
  E. 三子养亲汤
考点：喘证★
解析：根据患者临床表现诊断为喘证之痰热郁肺证，治法为清热化痰，宣肺平喘，代表方为桑白皮汤加减。五磨饮子用于肺气郁痹证，麻黄汤合华盖散用于风寒壅肺证，麻杏石甘汤用于表寒肺热证，二陈汤合三子养亲汤用于痰浊阻肺证。故本题选C。

148. 患者，女，68岁。心烦少寐，入睡困难，多梦，头晕目眩，手足心热，盗汗，耳鸣，舌红，少苔，脉细数。治疗应首选的方剂是
  A. 龙胆泻肝汤
  B. 黄连阿胶汤合六味地黄汤
  C. 归脾汤
  D. 安神定志丸
  E. 黄连温胆汤
考点：不寐
解析：患者心烦少寐，入睡困难，可诊断为不寐。多梦，头晕目眩，手足心热，盗汗，耳鸣，舌红，少苔，脉细数，辨证为心肾不交证。治法为滋阴降火，交通心肾。方选六味地黄汤合黄连阿胶汤加减。龙胆泻肝汤用于肝火扰心证，归脾汤用于心脾两虚证，安神定志丸合酸枣仁汤用于心胆气虚证，黄连温胆汤用于痰热扰心证。故本题选B。

149. 患者，女，50岁。虚烦不寐，触事易惊，终日惕惕，伴气短自汗，倦怠乏力，舌淡，脉弦细。治疗应首选的方剂是
  A. 归脾汤
  B. 安神定志丸合酸枣仁汤
  C. 甘麦大枣汤
  D. 朱砂安神丸
  E. 天王补心丹合六味地黄丸
考点：不寐
解析：患者虚烦不寐，可诊断为不寐。触事易惊，终日惕惕，气短自汗，倦怠乏力，脉弦细，辨证为心胆气虚证。治法为益气镇惊，安神定志。方选安神定志丸合酸枣仁汤加减。故本题选B。

150. 患者，男，56岁。大便艰涩，排出困难，四肢不温，腹中冷痛，腰膝酸冷，舌淡苔白，脉沉迟。治疗应首选
  A. 润肠丸　　　　　B. 麻子仁丸
  C. 黄芪汤　　　　　D. 济川煎
  E. 六磨汤
考点：便秘
解析：根据患者的症状可辨证为阳虚秘，治法为温阳通便，代表方为济川煎加减。润肠丸为血虚秘首选，麻子仁丸为热秘首选，黄芪汤为气虚秘首选，六磨汤为气秘首选。故本题选D。

151. 患者胁肋刺痛，痛有定处，痛处拒按，入夜痛甚，胁肋下见有癥块，舌质紫暗，脉沉涩。其诊断为
  A. 积证　　　　　　B. 聚证
  C. 胁痛　　　　　　D. 腹痛
  E. 胸痹
考点：胁痛
解析：患者胁肋刺痛，可诊断为胁痛。痛有定处，痛处拒按，入夜痛甚，胁肋下见有癥块，舌质紫暗，脉沉涩为瘀血阻络证。积属有形，结块固定不移，痛有定处。聚属无形，包块聚散无常，痛无定处。腹痛是指胃脘以下、耻骨毛际以上部位发生疼痛为主症的病证。胸痹是胸中痞塞不通，而致胸膺内外疼痛之证，以胸闷、胸痛、短气为主症，偶兼脘腹不舒。故本题选C。

152. 患者因颜面及下肢反复浮肿4年，加重2个月入院。现症见面浮身肿，按之凹陷不起，面色晦滞，畏寒肢冷，腰膝酸软，神疲纳呆，舌嫩淡胖有齿痕，苔白，脉沉细。治疗首选的方剂是
  A. 苓桂术甘汤
  B. 济生肾气丸合真武汤

C. 五苓散
D. 五皮饮合胃苓汤
E. 越婢加术汤

考点：水肿★

解析：患者颜面及下肢反复浮肿4年，可诊断为水肿。肾阳衰微，气化失常，水湿停滞，故见面色晦暗，畏寒肢冷，腰膝酸软，神疲纳呆。舌嫩淡胖有齿痕，脉沉细，均为阳虚水停之象。辨证为阴水肾阳衰微证。治法为温肾助阳，化气行水，方选济生肾气丸合真武汤加减。故本题选B。

153. 患者，女，76岁。咳嗽，痰少，胸胁刺痛，呼吸、转侧则疼痛加重，寒热往来，口苦咽干，苔薄白，脉弦数。其中医诊断是

A. 喘证，风寒壅肺证
B. 支饮，寒饮伏肺证
C. 悬饮，邪犯胸肺证
D. 胁痛，肝络失养证
E. 虚劳，肝阴虚证

考点：痰饮

解析：患者胸胁刺痛，呼吸转侧则疼痛加重可诊断为悬饮。邪犯胸肺，枢机不利，肺失宣降，故见寒热往来，口苦咽干，咳嗽痰少，苔薄白，脉弦数。辨证为邪犯胸肺证。A、B均无胁肋不适，D、E无肺系症状，可排除。故本题选C。

154. 患者咳逆喘息不得卧，咳吐白沫量多，受寒后加重，腰背痛，舌苔白腻，脉弦紧。其中医诊断是

A. 喘证，痰浊阻肺证
B. 喘证，风寒壅肺证
C. 支饮，寒饮伏肺证
D. 痰饮，脾阳虚弱证
E. 悬饮，邪犯胸肺证

考点：痰饮

解析：患者咳逆喘息不得卧，咳吐白沫量多，可诊断为支饮。寒饮伏肺，遇寒引动，肺失宣降，故见咳逆，咳吐白沫，腰背痛，苔白腻，脉弦紧。辨证为寒饮伏肺证。故本题选C。

【A3型题】

(155～157题共用题干)

患者，女，62岁。诊断为肝硬化。症见腹大胀满，按之如囊裹水，下肢浮肿，怯寒懒动，精神困倦，脘腹痞胀，得热则舒，食少便溏，舌

苔白，脉缓。

155. 中医学认为该病的病位主要在

A. 肝、胆、脾、胃
B. 肝、胆、肺、肾
C. 肝、心、脾、肾
D. 肝、脾、肾
E. 肝、心、脾

156. 中医治法为

A. 温肾补脾，化气利水
B. 滋养肝肾，化气利水
C. 活血化瘀，化气行水
D. 温中散寒，行气利水
E. 疏肝理气，健脾利湿

157. 治疗应首选

A. 柴胡疏肝散合胃苓汤
B. 实脾饮
C. 中满分消丸合茵陈蒿汤
D. 调营饮
E. 附子理中汤合五苓散

考点：肝硬化★

解析：试题155考查中医病因病机。本病病变脏腑在肝，与脾、肾密切相关。基本病机为肝、脾、肾三脏功能失调，气滞、血瘀、水停腹中。故155题选D。试题156、157考查中医辨证论治。根据患者的症状可辨证为寒湿困脾证，治法为温中散寒，行气利水。温肾补脾，化气利水为脾肾阳虚证的治法，滋养肝肾，化气利水为肝肾阴虚证的治法，活血化瘀，化气行水为肝脾血瘀证的治法，疏肝理气，健脾利湿为气滞湿阻证的治法。故156题选D。肝硬化寒湿困脾证的代表方为实脾饮加减。柴胡疏肝散合胃苓汤为气滞湿阻证首选，中满分消丸合茵陈蒿汤为湿热蕴脾证首选，调营饮为肝脾血瘀证首选，附子理中汤合五苓散为脾肾阳虚证首选。故157题选B。

(158～160题共用题干)

患者，女，47岁。近2年来经常自觉头晕，易于疲劳，每于月经后加重，月经量多，平素纳差倦怠，食后腹胀，便溏。现症：面色苍白，倦怠乏力，头晕目眩，心悸失眠，少气懒言，食欲不振，腹胀便溏，口唇色淡，爪甲脆裂，舌淡胖，苔薄白，脉濡细。血常规：白细胞 8.2×10^9/L，中性粒细胞66%，红细胞 3.0×10^{12}/L，血红蛋白90g/L。血清铁浓度2.98μmol/L，总铁结合力90μmol/L，转铁蛋白饱和度10%。

158. 最可能的诊断是
　　A. 缺铁性贫血，脾肾阳虚证
　　B. 缺铁性贫血，脾胃虚弱证
　　C. 缺铁性贫血，心脾两虚证
　　D. 再生障碍性贫血，气血两虚证
　　E. 急性白血病，气阴两虚证

159. 西医治疗首选的药物是
　　A. 铁剂　　　　B. 维生素 E
　　C. 雄激素　　　D. 糖皮质激素
　　E. 干扰素

160. 治疗应首选
　　A. 香砂六君子汤
　　B. 六味地黄丸
　　C. 当归补血汤
　　D. 八珍汤
　　E. 无比山药丸

考点：缺铁性贫血★

解析：试题158考查疾病的诊断。根据患者的症状可诊断为缺铁性贫血心脾两虚证。再生障碍性贫血主要表现为骨髓造血功能低下、全血细胞减少、贫血、出血和感染等。急性白血病临床以发热、贫血、出血为主要表现，并伴有不同程度的肝、脾和淋巴结肿大。故 158 题选 C。试题 159 考查西医治疗。缺铁性贫血的治疗包括病因治疗、铁剂治疗和辅助治疗。其中口服铁剂是治疗缺铁性贫血的首选。加用维生素 E 可用于铁剂疗效不显著者。故 159 题选 A。试题 160 考查中医辨证论治。心血不足可见面色苍白、心悸失眠、头晕目眩、毛发干脱、爪甲脆裂；脾气亏虚，则见倦怠乏力、少气懒言、食欲不振，辨证为心脾两虚证。心脾两虚证的代表方为归脾汤或八珍汤加减。香砂六君子汤合当归补血汤为脾胃虚弱证首选，无比山药丸合八珍汤为脾肾阳虚证首选。故 160 题选 D。

（161～163题共用题干）

患者，男，46岁。主因"双手近端指间关节疼痛3年，加重1周"就诊。现症见：双手近端指间关节对称性肿胀、灼热疼痛，活动受限。伴低热，形寒肢冷，阴雨天关节疼痛加重，得温则舒，舌质红，苔白，脉弦细。血沉 50mm/h，类风湿因子（+++）。

161. 该病基本病理改变是
　　A. 皮肌炎　　　B. 滑膜炎
　　C. 心包炎　　　D. 血管炎
　　E. 心脏炎

162. 中医辨证是
　　A. 阴虚内热证
　　B. 湿热痹阻证
　　C. 寒热错杂证
　　D. 肝肾亏损证
　　E. 痰瘀互结证

163. 治疗应首选
　　A. 四妙丸
　　B. 丁氏清络饮
　　C. 桂枝芍药知母汤
　　D. 身痛逐瘀汤合指迷茯苓丸
　　E. 独活寄生汤

考点：类风湿关节炎★

解析：试题161考查西医病理变化。类风湿关节炎的基本病理改变为滑膜炎。故 161 题选 B。试题 162、163 考查中医辨证论治。根据患者的症状可辨证为寒热错杂证，其临床表现为低热，关节灼热疼痛，或有红肿，形寒肢凉，阴雨天疼痛加重，得温则舒，舌质红，苔白，脉弦细或数。故 162 题选 C。类风湿关节炎寒热错杂证的治法为祛风散寒，清热化湿，代表方为桂枝芍药知母汤加减。四妙丸为湿热痹阻证首选，丁氏清络饮为阴虚内热证首选，身痛逐瘀汤合指迷茯苓丸为痰瘀互结证首选，独活寄生汤为肝肾亏损证首选。故 163 题选 C。

（164～166题共用题干）

患者，男，60岁。既往有高血压病史。在剧烈运动时，突然出现剧烈头痛，呕吐，口眼歪斜，言语不利，肌肤不仁，手足麻木，口角流涎，舌强謇涩，手足拘挛，关节酸痛，舌苔薄白，脉浮数。头颅CT示高密度阴影。

164. 首先应考虑的是
　　A. 脑栓塞
　　B. 动脉硬化性脑梗死
　　C. 脑出血
　　D. 短暂性脑缺血发作
　　E. 蛛网膜下腔出血

165. 治疗应首选
　　A. 天麻钩藤饮
　　B. 安宫牛黄丸合羚羊角汤
　　C. 涤痰汤送服苏合香丸
　　D. 镇肝息风汤
　　E. 真方白丸子

166. 最重要的内科治疗是
A. 控制脑水肿　　B. 给止血剂
C. 降低血压　　　D. 抗生素治疗
E. 给氧

考点：脑出血★

解析：试题164考查西医诊断。脑出血发病年龄常在50～70岁，多数有高血压病史，早期有意识障碍及头痛、呕吐等颅内压增高症状，有脑膜刺激征及偏瘫、失语等局灶症状，头颅CT示高密度阴影。余参见140题。故164题选C。试题165考查中医辨证论治。根据患者的症状可辨证为风痰瘀血，痹阻脉络证。治法为祛风化痰通络，代表方为真方白丸子加减。天麻钩藤饮为肝阳暴亢，风火上扰证首选，安宫牛黄丸合羚羊角汤为痰热内闭清窍证首选，涤痰汤送服苏合香丸为痰湿蒙闭心神证首选，镇肝息风汤为阴虚风动证首选。故165题选E。试题166考查西医治疗。因患者出现剧烈头痛、呕吐等颅内压增高的症状，首先应积极抗脑水肿，降低颅压，立即使用脱水剂，可快速静脉滴注20%甘露醇。故166题选A。

【B1型题】

A. 80次/分
B. 100～150次/分
C. 150～350次/分
D. 250～350次/分
E. 350～600次/分

167. 心房扑动的心房率是
168. 心房颤动的心房率是

考点：快速性心律失常

解析：房扑的频率是250～350次/分；房颤动的频率是350～600次/分。故167题选D，168题选E。

A. 增加心肌需氧量为因素诱发的心绞痛
B. 无明显心肌需氧增加的条件下发生的心绞痛
C. 心绞痛发作时，心电图示此导联ST段抬高
D. 心尖部针刺样疼痛，发作时无心电图异常
E. 心前区压迫样疼痛15分钟以上，心电图有病理性Q波

169. 劳力型心绞痛的诊断标准是

170. 变异型心绞痛的诊断标准是

考点：心绞痛★

解析：心绞痛分为稳定型心绞痛和不稳定型心绞痛。不稳定型心绞痛又分为初发劳力型心绞痛、恶化劳力型心绞痛、静息型心绞痛、梗死后心绞痛、变异型心绞痛。劳力型心绞痛指由运动或其他增加心肌需氧量的情况所诱发的心绞痛。变异型心绞痛是指休息或一般活动时的心绞痛，发作时心电图显示ST段暂时性抬高。故169题选A，170题选C。

A. 阴寒凝滞　　B. 心血瘀阻
C. 气虚血瘀　　D. 痰浊内阻
E. 气阴两虚

171. 心绞痛遇劳则发，神疲乏力，气短懒言，心悸自汗，舌淡暗，苔薄白，脉结代。证属

172. 心绞痛发则胸闷痛如窒，气短痰多，肢体沉重，纳呆泛恶，舌苔浊腻，脉滑。证属

考点：心绞痛

解析：心绞痛遇劳则发，神疲乏力，气短懒言，心悸自汗，舌淡为气虚证，舌暗，脉结代属于血瘀证，辨证为气虚血瘀证。痰浊盘踞，胸阳失展，故胸闷痛如窒；脾主四肢，痰浊困脾，脾气不运，故肢体沉重；舌苔浊腻，脉滑为痰浊内阻之象，辨证为痰浊内阻证。故171题选C，172题选D。

A. 心血瘀阻，气血运行不畅
B. 心脉痹阻不通，心失所养
C. 气血阴阳亏虚，心失所养
D. 肝阳上亢，痰浊内蕴
E. 心肾阳气虚衰，饮停血瘀

173. 上述各项，属于符合急性心肌梗死中医病机的是

174. 上述各项，属于符合原发性高血压中医病机的是

考点：急性心肌梗死、原发性高血压

解析：急性心肌梗死的基本病机为心脉痹阻不通，心失所养。原发性高血压的主要病理环节为风、火、痰、瘀、虚，病机性质为本虚标实，肝肾阴虚为本，肝阳上亢、痰浊内蕴为标。故173题选B，174题选D。

A. 补阳还五汤
B. 血府逐瘀汤

C. 左归丸
D. 参附汤合生脉散
E. 独参汤合桃仁红花煎

175. 风湿性心脏瓣膜病气虚血瘀证首选
176. 急性心肌梗死气虚血瘀证首选

考点：急性心肌梗死、心脏瓣膜病

解析：风湿性心脏瓣膜病气虚血瘀证的治法为益气养心，活血通脉，代表方为独参汤合桃仁红花煎加减。急性心肌梗死气虚血瘀证的治法为益气活血，祛瘀止痛，代表方为补阳还五汤加减。<u>故175题选E，176题选A。</u>

A. 柴胡疏肝散合五磨饮子
B. 黄芪建中汤
C. 益胃汤
D. 化肝煎合左金丸
E. 失笑散合丹参饮

177. 治疗消化性溃疡肝胃不和证，应首选
178. 治疗消化性溃疡脾胃虚寒证，应首选

考点：消化性溃疡

解析：消化性溃疡肝胃不和证的治法为疏肝理气，健脾和胃，方用柴胡疏肝散合五磨饮子加减。消化性溃疡脾胃虚寒证的治法为温中散寒，健脾和胃，方用黄芪建中汤加减。C用于治疗胃阴不足证，D用于治疗肝胃郁热证，E用于治疗瘀血停胃证。<u>故177题选A，178题选B。</u>

A. 香砂六君子汤合当归补血汤
B. 黄芪建中汤合右归丸
C. 犀角地黄汤合玉女煎
D. 八珍汤合无比山药丸
E. 知柏地黄丸合二至丸

179. 治疗白细胞减少症脾肾亏虚证，应首选的方剂是
180. 治疗缺铁性贫血脾肾阳虚证，应首选的方剂是

考点：缺铁性贫血、白细胞减少症★

解析：白细胞减少症脾肾亏虚证的治法为温补脾肾，代表方为黄芪建中汤合右归丸加减。缺铁性贫血脾肾阳虚证的治法为温补脾肾，代表方为八珍汤合无比山药丸加减。<u>故179题选B，180题选D。</u>

A. 心、肝
B. 心、脾

C. 骨髓
D. 心、肝、脾、肾
E. 肺、心、脾、肾

181. 再生障碍性贫血的中医病位是
182. 再生障碍性贫血的关联脏腑是

考点：再生障碍性贫血★

解析：再生障碍性贫血多为虚证，也可见虚中夹实。阴阳虚损为本病的基本病机，病变部位在骨髓，发病脏腑为心、肝、脾、肾，肾为根本，是由于精气内夺而引起。虚劳损及肾，必影响多脏腑阴阳，涉及肝之阴血、脾肾之阳气，而致肝肾阴虚或脾肾阳虚。<u>故181题选C，182题选D。</u>

A. 天王补心丹
B. 逍遥散合二陈汤
C. 当归六黄汤
D. 龙胆泻肝汤
E. 生脉散

183. 治疗甲状腺功能亢进症肝火旺盛证，应首选的方剂是
184. 治疗甲状腺功能亢进症阴虚火旺证，应首选的方剂是

考点：甲状腺功能亢进症★

解析：甲状腺功能亢进症肝火旺盛证的治法为清肝泻火，消瘿散结，方选龙胆泻肝汤加减。甲状腺功能亢进阴虚火旺证的治法为滋阴降火，消瘿散结，方选天王补心丹加减。<u>故183题选D，184题选A。</u>

A. 降糖
B. 控制饮食
C. 纠正酸碱平衡
D. 补液
E. 消除诱因

185. 高渗高血糖综合征治疗的关键是
186. 糖尿病酮症酸中毒治疗的关键是

考点：糖尿病

解析：糖尿病酮症酸中毒和高渗高血糖综合征是糖尿病常见的急性并发症。糖尿病酮症酸中毒以补液为主，应用胰岛素、纠酸、补钾、处理诱发病和防治并发症。高渗高血糖综合征以补液为主，应用胰岛素、补钾、积极治疗诱发病和防治并发症。因此两者的治疗关键是补液。<u>故185题选D，186题选D。</u>

A. 噻唑烷二酮

B. α-糖苷酶抑制剂
C. 双胍类
D. 胰岛素
E. 磺脲类

187. 治疗糖尿病体形肥胖并伴有血脂异常者，应首选的药物是

188. 治疗糖尿病仅餐后血糖增高者，应首选的药物是

考点：糖尿病★

解析：噻唑烷二酮适用于使用其他降糖药物效果不佳的 T_2DM 患者，特别是胰岛素抵抗患者。α-糖苷酶抑制剂适用于空腹血糖正常而餐后血糖高者。双胍类适用于无明显消瘦以及伴血脂异常、高血压或高胰岛素血症的患者。胰岛素适用于 T_1DM 替代治疗；T_2DM 患者经饮食及口服降糖药治疗未获得良好控制；T_2DM 无明显诱因出现体重显著下降者，应该尽早使用胰岛素治疗；新诊断的 T_2DM，$GHbA1c>9\%$ 或空腹血糖 $>11.1mmol/L$，首选胰岛素；糖尿病酮症酸中毒、高渗高血糖综合征和乳酸性酸中毒伴高血糖者；各种严重的糖尿病其他急性或慢性并发症；糖尿病手术、妊娠和分娩；某些特殊类型糖尿病。磺脲类适用于 T_2DM 经饮食及运动治疗后不能使病情获得良好控制的病人。故187题选C，188题选B。

A. 七味白术散
B. 逍遥散
C. 杞菊地黄丸
D. 附子理中汤
E. 保和丸合小承气汤

189. 血脂异常胃热滞脾证首选
190. 血脂异常肝郁脾虚证首选

考点：血脂异常

解析：血脂异常胃热滞脾证的治法为清胃泄热，代表方为保和丸合小承气汤加减。血脂异常肝郁脾虚证的治法为疏肝解郁，健脾和胃，首选逍遥散加减。杞菊地黄丸为肝肾阴虚证首选，附子理中汤为脾肾阳虚证首选。故189题选E，190题选B。

A. 蠲痹汤   B. 四妙丸
C. 独活寄生汤   D. 六味地黄丸
E. 虎潜丸

191. 治疗类风湿关节炎肝肾亏损证，应首选的方剂是

192. 治疗类风湿关节炎湿热痹阻证，应首选的方剂是

考点：类风湿关节炎★

解析：类风湿关节炎肝肾亏损证的治法为益肝肾，补气血，祛风湿，通经络，方选独活寄生汤加减。类风湿关节炎湿热痹阻证的治法为清热利湿，祛风通络，方选四妙丸加减。故191题选C，192题选B。

A. 丙戊酸钠   B. 苯妥英钠
C. 卡马西平   D. 扑痫酮
E. 乙琥胺

193. 癫痫典型失神发作首选
194. 癫痫部分性发作首选

考点：癫痫

解析：抗癫痫药物的选择：①大发作首选苯妥英钠、卡马西平，次选丙戊酸钠。②典型失神发作及肌阵挛发作首选丙戊酸钠，次选乙琥胺、氯硝西泮；非典型失神发作首选乙琥胺或丙戊酸钠，次选氯硝西泮。③部分性发作和继发全面性发作首选卡马西平，其次为苯妥英钠、丙戊酸钠或苯巴比妥。④儿童肌阵挛发作首选丙戊酸钠，其次为乙琥胺或氯硝西泮。故193题选A，194题选C。

A. 脑水肿
B. 腓肠肌酸痛
C. 流涎
D. 横纹肌肌束颤动
E. 头晕

195. 有机磷杀虫药中毒的毒蕈碱样症状是
196. 有机磷杀虫药中毒的烟碱样症状是

考点：有机磷杀虫药中毒★

解析：有机磷杀虫药中毒毒蕈碱样症状：①腺体分泌增加：表现为大汗、多泪和流涎。②平滑肌痉挛：表现为瞳孔缩小、胸闷、气短、呼吸困难、恶心、呕吐、腹痛、腹泻。③括约肌松弛：表现为大小便失禁。④气道分泌物明显增多：表现为咳嗽、气促、双肺干性或湿性啰音，严重者发生肺水肿。有机磷杀虫药中毒烟碱样症状：肌纤维颤动、全身紧缩或压迫感，甚至全身骨骼肌强直性痉挛，也可出现肌力减退甚至呼吸停止。还可出现血压升高和心律失常。故195题选C，196题选D。

A. 新加香薷饮
B. 葱白七味饮
C. 桑白皮汤
D. 二陈汤合三子养亲汤
E. 加减葳蕤汤

197. 喘证患者,喘咳气涌,胸部胀痛,痰多质黏色黄,或夹有血色,伴胸中烦闷,身热,有汗,口渴而喜冷饮,面赤,咽干,小便赤涩,大便或秘,舌质红,舌苔薄黄或腻,脉滑数。治疗宜选

198. 喘证患者,喘而胸满窒闷,其则胸盈仰息,咳嗽,痰多黏腻色白,咳吐不利,兼有呕恶,食少,口黏不渴,舌苔白腻,脉滑或濡。治疗宜选

考点:喘证

解析:前者根据患者临床症状可诊断为喘证之痰热郁肺证。治法为清热化痰,宣肺平喘。代表方为桑白皮汤加减。后者根据患者临床症状可诊断为喘证之痰浊阻肺证。治法为祛痰降逆,宣肺平喘。代表方为二陈汤合三子养亲汤加减。故197题选C,198题选D。

A. 消食导滞,理气止痛
B. 消食导滞,和中止泻
C. 健脾益气,化湿止泻
D. 温中补虚,缓急止痛
E. 芳香化湿,解表散寒

199. 患者腹痛肠鸣,泻下粪便臭如败卵,脘腹胀满,其中医治法是

200. 患者泄泻清稀,脘闷食少,腹痛肠鸣,恶寒头痛,其中医治法是

考点:泄泻★

解析:患者腹痛肠鸣,泻下粪便臭如败卵,脘腹胀满,诊断为泄泻之食滞肠胃证。治法为消食导滞,和中止泻。患者泄泻清稀,腹痛肠鸣,脘闷食少,恶寒头痛,诊断为泄泻之寒湿内盛证。治法为芳香化湿,解表散寒。故199题选B,200题选E。

A. 心下满闷,呕吐清水痰涎,胃肠辘辘有声,体形昔肥今瘦
B. 身体疼痛而沉重,甚则肢体浮肿,当汗出而不汗出
C. 咳逆倚息,短气不得平卧,其形如肿
D. 胸胁胀满,咳唾引痛,喘促不能平卧
E. 肢体浮肿,汗出恶风

201. 悬饮的特点是
202. 溢饮的特点是

考点:痰饮

解析:A为痰饮,症见心下满闷,呕吐清水痰涎,胃肠辘辘有声,形体昔肥今瘦,属饮停胃肠。B为溢饮,症见身体疼痛而沉重,甚则肢体浮肿,当汗出而不汗出,属饮溢肢体。C为支饮,症见咳逆倚息,短气不得平卧,其形如肿,属饮邪支撑胸肺。D为悬饮,症见胸胁胀满,咳唾引痛,喘促不能平卧,属饮流胁下。E为水肿。故201题选D,202题选B。

中西医结合外科学

【A1 型题】

1. 下列各项，辨证属阴证的是
   A. 病发于皮肉
   B. 肿块软硬适度，溃后渐消
   C. 疼痛剧烈
   D. 肿块柔软如棉
   E. 肿胀形势高起
   考点：辨证★
   解析：阴证的特征为慢性发作，病发于筋骨，皮色紫暗或不变，皮温微热或不变，肿形平塌下陷，肿胀范围不局限且根脚散漫，肿块坚硬如石或柔软如棉，不痛、隐痛或抽掣，脓液稀薄或纯血水，病程较长，无明显全身症状，预后多逆。A、B、C、E 项均为阳证表现。故本题选 D。

2. 在外科病因辨证中，漫肿宣浮，或游走不定，微热不红，疼痛轻微的，属于哪种病邪致病
   A. 风   B. 火
   C. 寒   D. 湿
   E. 气
   考点：辨证
   解析：风邪致病的特点为漫肿宣浮，患部皮色或红或不变，痛无定处，走注甚速，伴恶风、头痛等全身症状。火邪致病多发病迅速，来势猛急，焮红灼痛，肿处皮薄光亮，疼痛剧烈，容易化脓腐烂或有皮下瘀斑，常伴口渴喜饮，小便短赤、大便干结等。寒邪致病多色紫青暗，不红不热，肿势散漫，痛有定处，得暖则减，化脓迟缓，常伴恶寒、四肢不温、小便清长。湿邪致病多发于身体下部，湿热相兼尤为多见，可流注于下肢或膀胱，湿侵肌肤则可郁结不散，发生湿疮、水疱等损害。因气致病攻痛无常，时感抽掣，喜缓怒甚。故本题选 A。

3. 肿而色红，皮薄光泽，焮热疼痛，肿势急剧，此为
   A. 阳证疮疡   B. 皮下血肿

   C. 脱疽   D. 湿疮
   E. 瘰疬
   考点：辨证★
   解析：肿而色红，皮薄光泽，焮热疼痛，肿势急剧是热肿的表现，常见于阳证疮疡。肿而胀急，病程较快，色初暗褐，后转青紫，逐渐变黄至消退是瘀血肿的表现，常见于皮下血肿。肿而不硬，皮色不泽，苍白或紫暗，皮肤清冷，常伴有酸痛，得暖则舒是寒肿的表现，常见于脱疽。肉重垂胀急，深按凹陷，如烂棉不起，浅则光亮如水瘤，破流黄水，浸淫皮肤是湿肿的表现，常见于股肿、湿疮等。肿势软如棉，或硬如馒，大小不一，形态各异，无处不生，不红不热，皮色不变是痰肿的表现，常见于瘰疬、脂瘤等。故本题选 A。

4. 肿物肿势高突根脚收紧属
   A. 虚证   B. 实证
   C. 虚实夹杂证   D. 真虚假实证
   E. 真实假虚证
   考点：辨证
   解析：肿胀分实肿和虚肿。实肿肿势高突，根盘收束，常见于正盛邪实之疮疡。虚肿肿势平坦，根盘散漫，常见于正虚不能托毒之疮疡。故本题选 B。

5. 疼痛轻微，皮色不变，压之酸痛的原因是
   A. 风   B. 气
   C. 湿   D. 痰
   E. 寒
   考点：辨证★
   解析：疼痛轻微，或隐隐作痛，皮色不变，压之酸痛为痰痛的特征。风痛的特征为痛无定处，忽彼忽此，走注甚速，遇风则剧。气痛的特征为攻痛无常，时感抽掣，喜缓怒甚。湿痛的特征为痛而酸胀，肢体沉重，按之出现可凹性水肿或见糜烂流滋。寒痛的特征为皮色不红、不热，酸痛，得温则痛缓。故本题选 D。

6. 下列各项，适用于托法的是
   A. 外疡中期，正虚毒盛
   B. 初期肿疡
   C. 溃疡后期，疮口难敛
   D. 肿疡疮形已成
   E. 蜂窝织炎破溃
   考点：内治法
   解析：托法是用补益气血和透脓的药物，扶助正气，托毒外出，以免毒邪扩散和内陷的治疗法则。托法适用于外疡中期即成脓期。分为补托和透托两种方法。补托法用于正虚毒盛，正气不能托毒外达，疮形平塌、根脚散漫不收、难溃难腐的虚证；透托法用于毒气虽盛而正气未衰者。故本题选 A。

7. 下列各项，适用于消法的是
   A. 尚未成脓的初期肿疡
   B. 脓肿已成的中期肿疡
   C. 肿疡已腐烂筋骨
   D. 正虚邪盛的肿疡
   E. 不易愈合的感染性溃疡
   考点：内治法★
   解析：消法是运用不同的治疗方法和方药，使初起的肿疡邪毒不致结聚成脓而得到消散的治法，是一切肿疡初起的治法总则。此法适用于尚未成脓的初期肿疡和非化脓性肿块性疾病以及各种皮肤疾病。故本题选 A。

8. 治疗肿疡期肿而有结块，应选用的药物是
   A. 生肌白玉膏   B. 金黄膏
   C. 九一丹   D. 无极膏
   E. 皮质类固醇激素软膏
   考点：外治法
   解析：油膏用法：肿疡期用金黄膏、玉露膏清热解毒、消肿止痛、散瘀化痰，适用于疮疡阳证。回阳玉龙膏有温经散寒、活血化瘀的作用，适用于疮疡阴证。溃疡期可用生肌玉红膏、红油膏、生肌白玉膏。故本题选 B。

9. 灭菌是指
   A. 杀灭有害微生物
   B. 杀灭有益微生物
   C. 杀灭一切活微生物
   D. 杀灭致病微生物
   E. 杀灭芽孢及孢子
   考点：灭菌
   解析：灭菌是指杀灭一切活的微生物。故本题选 C。

10. 高压蒸汽灭菌法杀灭一切细菌需维持的时间是
   A. 15 分钟   B. 20 分钟
   C. 25 分钟   D. 30 分钟
   E. 60 分钟
   考点：物理灭菌法
   解析：高压蒸汽灭菌法是目前应用最普遍且效果可靠的灭菌方法。一般当蒸气压力达到 102.97～137.2kPa 时，温度可达 121～126℃，持续 30 分钟，即可杀灭包括细菌芽孢在内的一切细菌，达到杀菌目的。故本题选 D。

11. 用甲醛消毒导尿管，其常用浓度为
   A. 10%   B. 8%
   C. 5%   D. 2%
   E. 1%
   考点：化学消毒法
   解析：甲醛的常用浓度为 10%，可用于输尿管导管、塑料类、有机玻璃的消毒。故本题选 A。

12. 手术器械和敷料最常用的灭菌方法是
   A. 甲醛气体熏蒸法
   B. 紫外线消毒法
   C. 乳酸消毒法
   D. 高压蒸汽灭菌法
   E. 环氧乙烷熏蒸法
   考点：物理消毒法★
   解析：高压蒸汽灭菌法是目前应用最普遍且效果可靠的灭菌方法。适用于能耐受高温的物品，如金属器械、玻璃、搪瓷器皿、敷料、橡胶、药液等。故本题选 D。

13. 下列各项，不属蛛网膜下腔麻醉并发症的是
   A. 头痛   B. 腰背痛
   C. 尿潴留   D. 呼吸抑制
   E. 下肢瘫痪
   考点：蛛网膜下腔麻醉★
   解析：蛛网膜下腔麻醉并发症包括术后头痛（最常见的并发症）、腰背痛、尿潴留和下肢瘫痪。D 属于硬膜外麻醉的术中并发症之一。故本题选 D。

14. 蛛网膜下腔麻醉最常见的并发症是
   A. 神经损伤   B. 尿潴留
   C. 头痛   D. 腰背痛
   E. 下肢瘫痪
   考点：蛛网膜下腔麻醉★
   解析：参见13题。故本题选 C。

15. 下列部位手术时不可使用硬膜外麻醉的是
   A. 胸壁　　　　　　B. 脑
   C. 上肢　　　　　　D. 下肢
   E. 会阴区
考点：硬膜外麻醉
解析：硬膜外麻醉适于胸壁、上肢、下肢、腹部和肛门会阴各部位的手术，亦适用于颈椎病、腰背痛及腿痛等急、慢性疼痛的治疗。术后并发症有神经损伤、硬膜外血肿、硬膜外脓肿、脊髓前动脉综合征等。故本题选B。

16. 硬膜外麻醉术后并发症不包括
   A. 神经损伤
   B. 头痛
   C. 脊髓前动脉综合征
   D. 硬膜外脓肿
   E. 硬膜外血肿
考点：硬膜外麻醉
解析：硬膜外麻醉术后并发症包括神经损伤、硬膜外血肿、硬膜外脓肿、脊髓前动脉综合征等。B属于蛛网膜下腔麻醉并发症之一。故本题选B。

17. 下列各项，属正常人血清钠浓度的是
   A. 100mmol/L　　　B. 110mmol/L
   C. 120mmol/L　　　D. 130mmol/L
   E. 140mmol/L
考点：水和钠的代谢紊乱
解析：正常人的血清钠浓度为136～146mmol/L。故本题选E。

18. 血清钾浓度低于多少时可诊断为低钾血症
   A. 3.5mmol/L　　　B. 4mmol/L
   C. 4.5mmol/L　　　D. 5mmol/L
   E. 5.5mmol/L
考点：钾的异常★
解析：血清钾正常值为3.5～5.5mmol/L，<3.5mmol/L为低钾血症，>5.5mmol/L为高钾血症。故本题选A。

19. 呼吸深快，呼出气带有酮味的是
   A. 肝昏迷　　　　　B. 吗啡中毒
   C. 呼吸性酸中毒　　D. 代谢性酸中毒
   E. 代谢性碱中毒
考点：代谢性酸中毒★
解析：呼吸深快，呼出气带有酮味是代谢性酸中毒的诊断标准之一，其他相关确诊依据有严重腹泻、肠瘘等病史；血气分析pH值、[HCO_3^-]明显下降，PCO_2在正常范围或有所降低，AB、SB、BB均降低，BE负值增大；酸中毒程度的估计可比照CO_2CP，轻度酸中毒CO_2CP为15～22mmol/L，中度酸中毒CO_2CP为8～15mmol/L，重度酸中毒CO_2CP<8mmol/L。故本题选D。

20. 输血后，出现酱油色尿，呼吸困难，血压下降，应为
   A. 发热反应　　　　B. 溶血反应
   C. 过敏反应　　　　D. 充血性心力衰竭
   E. 枸橼酸中毒
考点：输血不良反应及并发症
解析：输血溶血反应的症状为头痛，腰背痛，心前区紧闷感，呼吸急促，酱油色尿。发热反应的症状为畏寒，高热，出汗，伴有恶心、呕吐，皮肤潮红，心悸，心动过速，头痛。过敏反应的症状为轻者皮肤瘙痒、红斑、荨麻疹；重者支气管痉挛、血管神经性水肿、会厌水肿、咳嗽、呼吸困难，以及腹痛腹泻、喉头水肿，甚至窒息、过敏性休克、昏迷、死亡。故本题选B。

21. 下列各项，属于自体输血禁忌的是
   A. 血型特殊
   B. 凝血因子缺乏
   C. 有大出血的手术和创伤
   D. 出血量在1000mL以上的择期手术
   E. 较大的急诊手术
考点：自体输血
解析：自体输血禁忌证：①血液受胃肠道内容物或尿液等污染。②血液可能有癌细胞的污染，如恶性肿瘤患者。③心、肺、肝、肾功能不全者。④贫血或凝血因子缺乏者。⑤血液内可能有感染者。⑥胸腹开放性损伤超过4小时以上者。故本题选B。

22. 术后一般监测不包括
   A. 心电监测　　　　B. 肾功能监测
   C. 血容量监测　　　D. 呼吸功能监测
   E. 体温监测
考点：术后监护
解析：术后病情监护包括心电监测、动静脉压监测、呼吸功能监测、肾功能监测、体温监测，不包括血容量监测。故本题选C。

23. 四肢手术缝线的拆除时间是
   A. 4～5日　　　　　B. 6～7日
   C. 7～9日　　　　　D. 10～12日
   E. 14～16日
考点：切口处理★

解析：一般头、面、颈部4~5日拆线；下腹部、会阴部6~7日；胸、上腹部、背部、臀部7~9日；四肢10~12日；减张缝线14日。故本题选D。

24. 术后减张缝线的拆除时间是
A. 4~5日 B. 6~7日
C. 7~9日 D. 10~12日
E. 14日
考点：切口处理★
解析：参见23题。故本题选E。

25. 世界卫生组织推荐用于轻度疼痛的药物是
A. 哌替啶 B. 吗啡
C. 可待因 D. 布桂嗪
E. 阿司匹林
考点：按阶梯口服用药
解析：第一阶梯用药：为解热镇痛药，如阿司匹林，替代药物有消炎痛、扑热息痛、布洛芬、双氯芬酸、萘普生等，适用于轻度疼痛。第二阶梯用药：为弱阿片类镇痛药，如可待因，替代药物有强痛定、羟考酮、曲吗多、右丙氧芬等，适用于中度疼痛。第三阶梯用药：为强效阿片类镇痛药，如吗啡，替代药物有氢吗啡酮、羟吗啡酮、左马喃、美沙酮、芬太尼贴剂和丁丙诺啡等，适用于重度疼痛。故本题选E。

26. 颈痈的中医治法是
A. 和营祛瘀，清热利湿
B. 清肝解郁，消肿化毒
C. 散风清热，化痰消肿
D. 利湿祛瘀，清热解毒
E. 活血化瘀，清热解毒
考点：浅部急性淋巴管炎和淋巴结炎★
解析：颈痈的中医治法是散风清热，化痰消肿，代表方为牛蒡解肌汤加减。故本题选C。

27. 下肢丹毒易导致
A. 组织坏死 B. 化脓
C. 反复发作 D. 败血症
E. 脓血症
考点：丹毒
解析：丹毒是皮肤及其网状淋巴管的急性炎症，好发于下肢和面部，其特点是蔓延很快，很少发生组织坏死和化脓，全身反应剧烈且易复发。故本题选C。

28. 治疗脓性指头炎火毒结聚证，应首选
A. 黄连解毒汤 B. 萆薢渗湿汤
C. 透脓散 D. 五味消毒饮

E. 托里消毒散
考点：脓性指头炎
解析：脓性指头炎火毒结聚证的治法为清热解毒，代表方为五味消毒饮加减。黄连解毒汤合五味消毒饮为热毒肉腐证首选。故本题选D。

29. 气胸作胸腔穿刺排气，其穿刺部位是
A. 锁骨中线第2肋间
B. 锁骨中线第3肋间
C. 腋中线第7肋间
D. 腋后线第7肋间
E. 腋后线第8肋间
考点：气胸
解析：闭式胸膜腔引流的穿刺部位：液体一般选在腋中线和腋后线之间的第6~8肋间插管引流；气体常选锁骨中线第2肋间。故本题选A。

30. 治疗血胸血瘀气滞证，应首选的方剂是
A. 四君子汤合生脉散
B. 复元活血汤
C. 当归补血汤
D. 少腹逐瘀汤
E. 桃核承气汤
考点：血胸
解析：血胸血瘀气滞证的治法为理气活血，逐瘀通络，首选方剂是复元活血汤加减。故本题选B。

31. 肾损伤的卧床时间是
A. 1~2周 B. 2~4周
C. 3~5周 D. 4~6周
E. 5~7周
考点：肾损伤
解析：肾损伤的非手术治疗：绝对卧床休息2~4周；镇静、止痛及止血药的应用；应用抗生素防治感染；加强支持疗法，保持足够尿量；动态检测血红蛋白和血细胞比容；定时监测生命指征及局部体征的变化。故本题选B。

32. 治疗膀胱损伤络伤血瘀证，应首选
A. 小蓟饮子 B. 知柏地黄汤
C. 活血散瘀汤 D. 活血止痛散
E. 补中益气汤
考点：膀胱损伤
解析：膀胱损伤络伤血瘀证的治法为活血祛瘀，代表方为小蓟饮子加减。知柏地黄汤合补中益气汤为膀胱损伤气阴两虚证首选，活血散瘀汤为尿道损伤瘀血阻窍证首选，活血止痛散为尿道损伤络伤溢血证首选。故本题选 A。

33. 后尿道损伤伴尿潴留应首选的紧急措施是
A. 立即导尿
B. 经会阴手术
C. 耻骨上膀胱造瘘
D. 尿道扩张术
E. 结肠造瘘

考点：尿道损伤

解析：尿潴留未能立即手术者，可进行耻骨上膀胱穿刺造瘘引流尿液；经会阴手术是前尿道横断或严重撕裂的手术治疗；尿道扩张术是尿道狭窄的处理措施；结肠造瘘是尿外渗合并直肠损伤的措施。故本题选 C。

34. 按中国九分法计算烧伤面积，双上肢的面积为
A. 9%   B. 18%
C. 27%   D. 36%
E. 46%

考点：烧伤★

解析：中国新九分法按体表面积划分为 11 个 9% 的等份，另加 1%，构成 100% 的体表面积，即头、面、颈部：1×9%；双上肢：2×9%；躯干前后包括外阴：3×9%；双下肢包括臀部：5×9%+1%。因此双上肢面积为：2×9%=18%。故本题选 B。

35. 5 岁小儿，双下肢（包括臀部）烧伤，其烧伤面积为
A. 34%   B. 39%
C. 41%   D. 46%
E. 48%

考点：烧伤★

解析：参见 34 题。故本题选 D。

36. 单纯性甲状腺肿属肝郁肾虚证，应使用
A. 逍遥散   B. 四海舒郁丸
C. 柴胡疏肝散   D. 金铃子散
E. 小柴胡汤

考点：单纯性甲状腺肿★

解析：单纯性甲状腺肿肝郁肾虚证的治法为疏肝补肾，调摄冲任，方用四海舒郁丸合右归丸加减。故本题选 B。

37. 甲状腺功能亢进术后 48 小时内最危急的并发症是
A. 呼吸困难   B. 喉返神经损伤
C. 喉上神经损伤   D. 手足抽搐
E. 甲状腺危象

考点：甲状腺功能亢进症的外科治疗

解析：甲状腺功能亢进术后 48 小时内最危急的并发症是术后呼吸困难和窒息，常见原因有血肿压迫气管、喉头水肿、气管塌陷、双侧喉返神经损伤。甲状腺危象属于甲亢的严重合并症。故本题选 A。

38. 治疗甲状腺功能亢进术后手足抽搐，应首选的药物是
A. 葡萄糖   B. 肾上腺素
C. 氯化钾   D. 碘剂
E. 葡萄糖酸钙

考点：甲状腺功能亢进症的外科治疗

解析：甲状腺功能亢进术后手足抽搐发作时立即静脉注射葡萄糖酸钙或氯化钙。故本题选 E。

39. 治疗甲状腺腺瘤痰凝血瘀证，应首选
A. 逍遥散   B. 四逆散
C. 四海舒郁丸   D. 海藻玉壶汤
E. 柴胡疏肝散

考点：甲状腺腺瘤★

解析：甲状腺腺瘤是因肝郁气滞，或痰凝血瘀，或肝肾亏虚所致，海藻玉壶汤合神效瓜蒌散用于痰凝血瘀证。故本题选 D。

40. 肺癌纵隔受累侵犯下颈交感神经链的体征是
A. 患侧声带麻痹
B. 患侧横膈运动迟缓
C. 上腔静脉综合征
D. 心包堵塞体征
E. Horners 综合征

考点：原发性支气管肺癌

解析：肺癌纵隔受累的体征表现为：压迫喉返神经时，喉镜检查可见患侧声带麻痹；压迫膈神经可引起同侧横膈麻痹和上升，X 线透视可见病侧横膈运动迟缓；压迫上腔静脉、奇静脉可致上腔静脉综合征；心肌和心包受到侵犯时可出现心包填塞症状及体征；癌侵犯下颈交感神经链则产生 Horners 综合征。故本题选 E。

41. 食管癌患者出现声音嘶哑，说明肿瘤已侵及
A. 迷走神经   B. 声带
C. 气管隆嵴   D. 喉返神经
E. 喉上神经

考点：食管癌

解析：中晚期食管癌的症状为吞咽困难、梗阻症状、疼痛、出血、呕血或黑便，声音嘶哑。声音嘶哑，是喉返神经受到肿瘤直接侵犯或转移淋巴结压迫所引起的早期临床症状。故本题选 D。

42. 治疗急性乳腺炎肝胃郁热证，应首选
A. 二仙汤　　　　B. 失笑散
C. 桃红四物汤　　D. 瓜蒌牛蒡汤
E. 逍遥散
考点：急性乳腺炎★
解析：急性乳腺炎肝胃郁热证的临床表现为乳房肿胀疼痛，皮肤微红或不红，结块或有或无，乳汁排泄不畅，患部微热触痛；可伴有畏寒发热，头痛，胸闷不舒，骨节酸痛，口渴等；舌质淡红或红，苔薄黄，脉弦或浮数。治法为疏肝清胃，通乳散结，方选瓜蒌牛蒡汤加减。故本题选 D。

43. 以乳房有形状、大小不一的肿块，有疼痛感，与月经周期相关为主要表现的乳腺组织的良性增生性疾病属
A. 急性乳腺炎　　B. 乳腺增生病
C. 乳房纤维腺瘤　D. 乳腺结核
E. 乳腺癌
考点：乳腺增生病★
解析：乳腺增生病：乳房内肿块；乳房胀痛；乳头溢液；可伴胸闷不舒，失眠多梦，疲乏无力等。乳房内可扪及多个形态不规则的肿块，边界都不甚清楚，与皮肤及深部组织无粘连，推之能活动，多有压痛。乳房纤维腺瘤：乳房肿块；乳房轻微疼痛；乳房内可扪及单个或多个圆形或卵圆形肿块，质地坚韧，表面光滑，边缘清楚，无粘连，极易推动。患乳外观无异常，腋窝淋巴结不肿大。乳腺癌：乳房内包块，无疼痛、单发包块，质地硬、表面不光滑、与周围组织粘连、界限不清、不易推动、无自觉症状；局部皮肤改变，包块表面皮肤出现明显的凹陷性酒窝征，皮肤呈橘皮样改变；乳头部抬高或内陷；炎性乳癌见整个乳房高度肿胀，质地坚硬，无明显的局限性包块。故本题选 B。

44. 逍遥散加减用于乳腺增生病的哪一种证型
A. 肝郁气滞　　　B. 痰瘀凝结
C. 冲任失调　　　D. 肝脾不和
E. 肝肾不足
考点：乳腺增生病
解析：乳腺增生病肝郁气滞证的治法为疏肝理气，散结止痛，代表方为逍遥散加减。痰瘀凝结证的治法为活血化瘀，软坚祛痰，代表方为失笑散合开郁散加减。冲任失调证的治法为调

理冲任，温阳化痰，活血散结，代表方为二仙汤加减。故本题选 A。

45. 下列哪项不属于乳腺癌的典型表现
A. 乳内包块
B. 质地硬
C. 局部皮肤橘皮样改变
D. 表面不光滑，与周围组织粘连，不易推动
E. 乳房肿块极易推动
考点：乳腺癌★
解析：参见43题。故本题选 E。

46. 治疗门静脉高压症气随血脱证，应首选的方剂是
A. 实脾饮　　　　B. 独参汤
C. 麦门冬汤　　　D. 人参养荣汤
E. 膈下逐瘀汤
考点：门静脉高压症
解析：门静脉高压症气随血脱证临床表现为患者突然大量吐血及便血后出现面色苍白，四肢厥冷，汗出，舌淡，苔白，脉微。治宜益气固脱，方选独参汤。故本题选 B。

47. 急性阑尾炎瘀滞证的中医治法是
A. 通腑泄热，利湿解毒
B. 通腑排毒，养阴清热
C. 行气活血，通腑攻下
D. 活血清热，通里攻下
E. 行气活血，通腑泄热
考点：急性阑尾炎★
解析：急性阑尾炎瘀滞证的临床表现为转移性右下腹痛，呈持续性、进行性加剧，右下腹局限性压痛或拒按；伴恶心纳差，可有轻度发热；苔白腻，脉弦滑或弦紧。治宜行气活血，通腑泄热，方选大黄牡丹汤合红藤煎剂加减。故本题选 E。

48. 急性阑尾炎湿热证的治法是
A. 行气活血，通腑泻热
B. 通腑泻热，利湿解毒
C. 通腑排毒，养阴清热
D. 活血通络，通里攻下
E. 温中散寒，通里攻下
考点：急性阑尾炎★
解析：急性阑尾炎湿热证的治法为通腑泻热，利湿解毒，代表方为复方大柴胡汤加减。故本题选 B。

49. 腹胀，腹痛伴呕吐，停止排便、排气，应首

先考虑的诊断是
A. 结缔组织病　　B. 肠梗阻
C. 急性腹腔内出血　D. 结核性腹膜炎
E. 急性胆囊炎
考点：肠梗阻
解析：腹胀，腹痛伴呕吐，停止排便、排气是肠梗阻的常见临床表现，故本题选 B。

50. 治疗肠梗阻肠腑热结证，应首选
A. 调胃承气汤　　B. 复方大承气汤
C. 小承气汤　　　D. 增液承气汤
E. 大黄丹皮汤
考点：肠梗阻★
解析：肠梗阻肠腑热结证的治法为活血清热，通里攻下，方用复方大承气汤加减。故本题选 B。

51. 急性梗阻性化脓性胆管炎常见的证型是
A. 气郁　　　　　B. 湿热
C. 血瘀　　　　　D. 厥脱
E. 气虚
考点：急性胆道感染★
解析：急性梗阻性化脓性胆管炎常见的证型有蕴热证（肝胆蕴热）、湿热证（肝胆湿热）、热毒证（肝胆脓毒）。故本题选 B。

52. 茵陈蒿汤合大柴胡汤治疗急性胆囊炎的中医证型是
A. 肝胆蕴热证　　B. 肝胆湿热证
C. 肝胆脓毒证　　D. 血瘀痰凝证
E. 肝胃不和证
考点：急性胆道感染
解析：急性胆囊炎的肝胆湿热证治宜清胆利湿，通气通腑，代表方为茵陈蒿汤合大柴胡汤加减。肝胆蕴热证治宜疏肝清热，通下利胆，方选金铃子散合大柴胡汤加减。肝胆脓毒证治宜泻火解毒，通腑救逆，方选黄连解毒汤合茵陈蒿汤加减。故本题选 B。

53. 内痔的主要临床表现是
A. 瘙痒　　　　　B. 便血
C. 便秘　　　　　D. 流脓
E. 周期性疼痛
考点：痔★
解析：内痔是肛门直肠疾病中最常见的一种疾病，以便血、坠胀、肿块脱出为主要临床表现。故本题选 B。

54. 治疗便血不伴疼痛及痔块脱出的内痔，其中医治法是

A. 清热凉血祛风
B. 清热渗湿止血
C. 清热利湿祛风
D. 补气升提止血
E. 通腑泄热化瘀
考点：痔★
解析：便血不伴疼痛及痔块脱出为内痔的早期临床表现，属于风伤肠络证，治宜清热凉血祛风。故本题选 A。

55. 治疗结肠癌湿热下注证，应首选的方剂是
A. 木香分气丸　　B. 槐角地榆汤
C. 茜根散　　　　D. 桃红四物汤
E. 四妙散合白头翁汤
考点：结肠癌
解析：结肠癌湿热下注证治宜清热，解毒，利湿，方选槐角地榆汤加味。木香分气丸是直肠癌湿热瘀毒证首选方；四妙散合白头翁汤是直肠癌脾虚湿热证的首选方；桃红四物汤是结肠癌气滞血瘀证首选方。故本题选 B。

56. 治疗直肠癌湿热瘀毒证，应首选的方剂是
A. 四妙散　　　　B. 木香分气丸
C. 吴茱萸汤　　　D. 导痰汤
E. 参苓白术散
考点：直肠癌★
解析：直肠癌湿热瘀毒证治宜清热解毒，通腑化瘀，攻积祛湿，方选木香分气丸加减。四妙散是直肠癌脾虚湿热证的首选方；参苓白术散合吴茱萸汤是直肠癌脾肾寒湿证的首选方；导痰汤是直肠癌肾阳不固、痰湿凝聚证的首选方。故本题选 B。

57. 治疗泌尿系结石湿热蕴结证，应首选的方剂是
A. 石韦散　　　　B. 济生肾气丸
C. 八正散　　　　D. 龙胆泻肝汤
E. 仙方活命饮
考点：泌尿系结石
解析：泌尿系结石湿热蕴结证临床表现为腰痛，少腹急满，小便频数短赤，溺时涩痛难忍，淋沥不爽，口干欲饮；舌红，苔黄腻，脉弦细。治宜清热利湿，通淋排石，方选八正散加减。故本题选 C。

58. 血栓闭塞性脉管炎热毒证的治法是
A. 清热解毒，化瘀止痛
B. 活血通络，散寒止痛
C. 清热凉血，疏通经络

D. 温阳通脉，祛寒化湿
E. 清热解毒，化痰通络

考点：血栓闭塞性脉管炎

解析：中医认为，血栓闭塞性脉管炎热毒证的治法为清热解毒，化瘀止痛，代表方为四妙勇安汤加减。<u>故本题选 A</u>。

59. 四妙勇安汤治疗血栓闭塞性脉管炎的中医证型是

A. 寒湿证　　　　B. 血瘀证
C. 热毒证　　　　D. 肾虚证
E. 气血两虚证

考点：血栓闭塞性脉管炎★

解析：血栓闭塞性脉管炎热毒证的治法为清热解毒，化瘀止痛，代表方为四妙勇安汤加减。寒湿证的代表方为阳和汤加减；血瘀证的代表方为桃红四物汤加减；肾虚证的代表方为桂附八味丸加减或六味地黄丸加减；气血两虚证的代表方是十全大补丸加减。<u>故本题选 C</u>。

60. 动脉硬化性闭塞症寒凝血脉证的中医治法是

A. 温阳通脉，祛寒化湿
B. 温经散寒止痛
C. 益气活血，通阳利水
D. 温经散寒，活血化瘀
E. 活血化瘀，通络止痛

考点：动脉硬化性闭塞症

解析：动脉硬化性闭塞症寒凝血脉证的临床表现为肢体肢端发凉、冰冷，肤色苍白，肢体疼痛；舌质淡苔白，脉沉迟或弦细。治宜温经散寒，活血化瘀，代表方为阳和汤加减。<u>故本题选 D</u>。

61. 一期梅毒的主要表现为

A. 疳疮（硬下疳）
B. 杨梅疮
C. 横痃
D. 小儿遗毒，胎传梅毒
E. 杨梅结毒

考点：梅毒★

解析：一期梅毒主要表现为疳疮（硬下疳），发生于不洁性交后 2～4 周，常发生在外生殖器部位，少数发生在唇、咽、宫颈等处，男性多发生在阴茎的包皮、冠状沟、系带或龟头上。<u>故本题选 A</u>。

【A2 型题】

62. 患者，男，49 岁。患甲沟炎，需行麻醉做拔甲术。应首选的麻醉方法是

A. 区域阻滞麻醉　　B. 吸入麻醉
C. 局部浸润麻醉　　D. 静脉麻醉
E. 硬膜外麻醉

考点：麻醉方法

解析：局部浸润麻醉适用于各类中小型手术，亦适用于各种封闭治疗和特殊穿刺的局部止痛。区域阻滞麻醉最适用于皮下小囊肿摘除，浅表小肿块活检、舌、阴茎或带蒂肿块等手术和乳腺手术。吸入麻醉和静脉麻醉为全身麻醉。硬膜外麻醉适用于胸壁、上肢、下肢、腹部和肛门会阴区各部位的手术，亦适用于颈椎病、腰背痛及腿痛等急、慢性疼痛的治疗。<u>故本题选 C</u>。

63. 患者在输血过程中，突发心率加快，咳嗽甚至呼吸困难，肺部大量湿性啰音，咳大量血性泡沫样痰，皮肤发绀，X 线摄片显示肺水肿影像。应首先考虑的诊断是

A. 发热反应
B. 细菌污染反应
C. 循环超负荷
D. 过敏反应
E. 溶血反应

考点：输血不良反应及并发症

解析：根据题干描述该患者在输血过程中出现了循环超负荷，导致充血性心力衰竭和肺水肿。循环超负荷症状：突发心率加快，呼吸急促，发绀或咳吐血性泡沫痰，静脉压升高，颈静脉怒张，肺部可闻及大量湿啰音。胸片有肺水肿表现。发热反应症状：畏寒或寒战，高热，体温可达 39～41℃，出汗。可伴恶心、呕吐、皮肤潮红、心悸、心动过速、头痛。反应持续 30 分钟～2 小时后逐渐缓解。细菌污染反应症状：轻者可仅有发热。重者可出现败血症和中毒性休克。出现寒战高热、面红、结膜充血、呼吸困难、紫绀、呕吐、腹泻、脉搏细数、血压下降，甚至发生休克。血常规化验见白细胞明显升高。过敏反应症状：轻者仅有皮肤局限性或全身性瘙痒、皮肤红斑、荨麻疹。严重者只输入几毫升血制品即可出现支气管痉挛、血管神经性水肿、会厌水肿等。溶血反应症状：患者突感头痛、腰背痛、呼吸急促、心前区压迫感、小便颜色酱油样（血红蛋白尿），严重时伴寒战、高热、黄疸、黏膜及皮下出血、少尿或无尿、休克等。<u>故本题选 C</u>。

64. 患者，男，56 岁。背部突然红肿疼痛 5 天，

伴高热。查体：背部见巨大红肿区，表面多个粟粒样脓头，有较多坏死组织。手术切开的方法是
  A. 纵切口　　　B. 洞式切口
  C. 梭形切口　　D. "十"字切口
  E. 斜切口
考点：痈
解析：患者背部突然红肿疼痛，红肿区表面有多个粟粒样脓头，且有坏死组织，可诊断为痈。痈的手术治疗，可采用"十"字切口，或双"十"字切口。故本题选D。

65. 痈患者，局部疮形平塌，根盘散漫，疮色紫滞，不易化脓腐脱，溃出脓水稀少，疼痛剧烈，伴有高热，唇燥咽干，纳呆，大便秘结，小便短赤，舌红，苔黄，脉细数。治疗应首选的方剂是
  A. 仙方活命饮　　B. 竹叶黄芪汤
  C. 十全大补汤　　D. 知柏地黄汤
  E. 防风通圣散
考点：痈★
解析：根据题干症状可辨证为阴虚火盛证，治法为滋阴生津，清热托毒，方选竹叶黄芪汤加减。故本题选B。

66. 患者背部有一疮疡初起，逐渐向周围扩大，局部红肿焮痛，偶有身热恶寒，舌红苔黄，脉滑数。治疗应首选
  A. 仙方活命饮　　B. 五神汤
  C. 犀角地黄汤　　D. 竹叶黄芪汤
  E. 普济消毒饮
考点：痈
解析：根据题干症状可辨证为痈之热毒蕴结证，治法为和营托毒，清热利湿，代表方为仙方活命饮加减。五神汤为足发背首选。犀角地黄汤为丹毒之胎火蕴毒证首选。竹叶黄芪汤为痈之阴虚火盛证首选。普济消毒饮为锁喉痈首选。故本题选A。

67. 患者，男，32岁。左下肢丹毒，皮肤红肿焮热，痛如火燎，口渴少饮，尿黄，舌红苔黄腻，脉滑数。其证型是
  A. 热毒蕴结　　B. 胎火蕴毒
  C. 湿热毒蕴　　D. 风热毒蕴
  E. 肝脾湿火
考点：丹毒★
解析：湿热毒蕴证表现为下肢小腿处焮热肿胀，痛如火燎，表面光亮，舌红，苔黄腻，脉滑数。故本题选C。

68. 患者，女，18岁。右手食指被铁钉刺伤7天，现头晕头痛，张口不利，咀嚼无力。其诊断是
  A. 毒血症　　　B. 右食指感染
  C. 破伤风　　　D. 败血症
  E. 右食指骨折
考点：破伤风
解析：患者右手刺伤，有皮肉破伤史。现出现头痛头晕、张口不利、咀嚼无力等症状，为邪毒由外伤入里所致。可诊断为破伤风。毒血症、败血症均起病急，且伴高热。右食指感染可见局部红肿热痛。故本题选C。

69. 脑震荡患者受伤10天后仍感头晕、肢倦乏力，精神不振，舌淡，苔薄白，脉细。其中医治法是
  A. 益气补肾，养血健脑
  B. 益气养血，活血化瘀
  C. 疏肝活血，安神健脑
  D. 清热解毒，活血养血
  E. 开窍通闭，活血化瘀
考点：脑震荡
解析：根据患者表现，辨证为脑震荡恢复期，治宜益气补肾，养血健脑，代表方为可保立苏汤加减。故本题选A。

70. 患者，男，45岁。因背部发现一肿物来诊，刻诊未诉明显异常感觉，挤压时偶有刺痛感，肿块表面皮肤正常，触诊瘤体柔软，呈分叶状，境界清楚。应诊断为
  A. 脂肪瘤　　　B. 皮脂腺囊肿
  C. 纤维瘤　　　D. 毛细血管瘤
  E. 神经纤维瘤
考点：脂肪瘤★
解析：脂肪瘤单发或多发，好发于肩、背、臀部。大小不等，呈圆形、扁圆形或分叶状，边界清楚，基部较广泛，质软，有假性波动感，与周围组织无粘连，基底部可移动，但活动度不大。一般无自觉症状，发展缓慢，极少恶变。皮脂腺囊肿可单发或多发，多呈圆形，直径多在1～3cm，略隆起。质软，界清，表面与皮肤粘连，稍可移动，肿物中央皮肤表面可见一小孔，有时可见有一黑色粉样小栓。一般无自觉症状，合并感染时，局部可出现红肿、疼痛、触痛、化脓甚至破溃。纤维瘤可分为软、硬两种。软者又称皮赘，有蒂，大小不等，柔软无弹性，多见于面、颈及胸背部。硬者具有包膜，切除后不易复发，不发生转移。其生长缓慢，大小不定，实

性，圆形，质硬，光滑，界清，无粘连，活动度大，无压痛，很少引起压迫和功能障碍。毛细血管瘤好发于婴幼儿头、面、颈部或成人的胸腹部，单发或多发，色鲜红或暗红，呈边缘不规则、不高出皮肤的斑片状，或高出皮肤，分叶，似草莓样。大小不一，界限清楚，柔软可压缩，压之可退色。神经纤维瘤可单发或多发，以单发者常见，多发者临床上又称为神经纤维瘤病。神经纤维瘤病有如下特点：①呈多发性，数目不定，几个甚至上千个不等。肿物大小不一，米粒至拳头大小，多凸出于皮肤表面，质地或软或硬，有的可下垂或有蒂，大者可达十数千克。②肿瘤沿神经干走向生长，多呈念珠状，或呈蚯蚓结节状。③皮肤出现咖啡斑，大小不定，可为雀斑小点状，或为大片状，其分布与神经瘤分布无关，是诊断本病的重要依据。故本题选 A。

71. 患者面部突发肿物，直径约 1cm，质软，边界清楚，表面与皮肤粘连，肿物中央皮肤表面有一小孔。应首先考虑的诊断是
 A. 脂肪瘤 B. 纤维瘤
 C. 神经纤维瘤 D. 皮脂腺囊肿
 E. 动脉血管瘤
考点：皮脂腺囊肿★
解析：参见70题。故本题选 D。

72. 单纯性甲状腺肿患者，症见颈部肿块皮宽质软，伴有神情呆滞，倦怠畏寒，行动迟缓，肢冷，性欲下降，舌质淡，脉沉细。其中医治法是
 A. 疏肝解郁，健脾益气
 B. 疏肝补肾，调摄冲任
 C. 疏肝理气，软坚散结
 D. 清肝泄胃，解毒消肿
 E. 理气开郁，化痰散坚
考点：单纯性甲状腺肿
解析：根据患者临床表现辨证为肝郁肾虚证，治宜疏肝补肾，调摄冲任，方选四海舒郁丸合右归丸加减。故本题选 B。

73. 甲状腺癌患者，肿块坚硬如石，推之不移，局部僵硬，形体消瘦，皮肤枯槁，声音嘶哑，腰酸无力，舌苔红，少苔，脉沉细数。治疗应首选的方剂是
 A. 海藻玉壶汤合逍遥散
 B. 桃红四物汤合海藻玉壶汤
 C. 通窍活血汤合养阴清肺汤
 D. 柴胡疏肝散合海藻玉壶汤
 E. 龙胆泻肝汤合藻药散

考点：甲状腺癌★
解析：根据患者临床表现辨证为瘀热伤阴证，治宜养阴和营，化痰散结，方选通窍活血汤合养阴清肺汤加减。海藻玉壶汤合逍遥散主治甲状腺癌气郁痰凝证，桃红四物汤合海藻玉壶汤主治甲状腺癌气血瘀滞证。故本题选 C。

74. 患者，女，30岁。左侧乳房疼痛，以胀痛为主，肿块形态不规则，质地中等，表面光滑，活动度好。应首先考虑的中医诊断是
 A. 急性乳腺炎 B. 乳腺增生病
 C. 乳腺癌 D. 乳房纤维腺瘤
 E. 乳房结核
考点：乳腺增生病★
解析：参见43题。故本题选 B。

75. 患者，女，26岁。左乳房发现肿块1年，无疼痛。查体：左乳外下象限可及 2.5cm × 1.5cm 大小肿块，形如鸡卵，表面光滑，活动度好。应首先考虑的是
 A. 乳腺增生病
 B. 乳房纤维腺瘤
 C. 乳房结核
 D. 乳腺癌
 E. 乳腺导管内乳头状瘤
考点：乳房纤维腺瘤★
解析：参见43题。故本题选 B。

76. 患者，女，45岁。1 周前发现右乳外上结节，直径约 2.5cm，较硬，不易推动，无压痛，乳头轻度内陷，皮肤呈橘皮样，右侧腋下触及一直径 0.8cm 的淋巴结，表面光滑，活动度好。应首先考虑的中医诊断是
 A. 乳腺增生病 B. 乳房纤维腺瘤
 C. 乳腺癌 D. 乳房结核
 E. 急性乳腺炎
考点：乳腺癌★
解析：参见43题。故本题选 C。

77. 患者，男，35岁。消化性溃疡反复发作10年。突然剧烈腹痛3小时，全腹压痛、反跳痛、肌紧张，X线检查示膈下游离气体。应首先考虑的诊断是
 A. 胃、十二指肠溃疡急性穿孔
 B. 急性腹膜炎
 C. 急性胰腺炎
 D. 急性阑尾炎
 E. 急性胆囊炎
考点：胃及十二指肠溃疡急性穿孔

解析：胃及十二指肠溃疡急性穿孔的诊断依据：多数病人有溃疡病史，近期有溃疡病活动症状；突然发生持续性上腹部剧烈疼痛，迅速发展到全腹，并常伴有轻度休克症状；检查时有明显的腹膜刺激征，并多有肝浊音界缩小或消失。如X线检查发现膈下有游离气体，应能确诊。必要时可行腹腔穿刺检查。急性胰腺炎：疼痛位于上腹偏左并放射至腰背部，血尿淀粉酶显示改变。急性阑尾炎：体征局限于右下腹，无气腹征。急性胆囊炎：大多右上腹绞痛，Murphy征阳性。故本题选A。

78. 患者突发腹痛，并逐渐转移至右下腹，进行性加剧，右下腹压痛、反跳痛阳性，腹皮挛急，可摸及包块，壮热，恶心纳差，便秘，舌红，苔黄腻，脉滑数。治疗可与大黄牡丹汤合用的方剂是

　　A. 复方大柴胡汤　　B. 透脓散
　　C. 白虎汤　　　　　D. 犀角地黄汤
　　E. 托里消毒散

　　考点：急性阑尾炎★

　　解析：根据题干的表述可诊断为急性阑尾炎之湿热证，治宜通腑泄热，利湿解毒，方选复方大柴胡汤。故本题选A。

79. 患者餐后突发性上腹痛，刀割样，恶心呕吐，全腹压缩，反跳痛阳性，腹肌紧张。为确诊，进一步应做的检查是

　　A. 尿淀粉酶　　　　B. 立位腹部平片
　　C. 腹部彩超　　　　D. 肝、肾功能
　　E. 血脂肪酶

　　考点：急性胆道感染

　　解析：患者餐后突发性上腹痛，恶心呕吐，全腹压缩，反跳痛阳性，腹肌紧张，可初步诊断为急性胆囊炎。为确诊，应进行的检查是腹部平片。故本题选B。

80. 患者，女，39岁。诊断为急性胰腺炎，症见全腹疼痛，痛而拒按，发热，口苦而干，脘腹胀满，小便短赤，大便秘结，舌红，苔黄腻，脉滑数。其证型是

　　A. 肝郁气滞　　　　B. 脾胃实热
　　C. 肝胆湿热　　　　D. 肝郁脾虚
　　E. 血瘀内停

　　考点：急性胰腺炎

　　解析：根据患者的症状可辨证为脾胃实热证，其临床表现为上腹满痛拒按，痞寒腹坚，呕吐频繁，吐后腹痛不减，大便干结，小便短赤，

身热口渴；舌质红，苔黄腻或燥，脉弦滑或滑数，重者厥脱。治法为清热泻火，通里逐积，活血化瘀。代表方为大陷胸汤、大柴胡汤、清胰合剂。故本题选B。

81. 患者，女，28岁。周期性无痛性便血2年，呈滴血，新鲜，量较多，痔核较大，便时痔核脱出肛外，便后能自行还纳。应首先考虑的诊断是

　　A. Ⅰ期内痔　　　　B. Ⅱ期内痔
　　C. Ⅲ期内痔　　　　D. Ⅳ期内痔
　　E. 血栓外痔

　　考点：痔★

　　解析：①Ⅰ期内痔：无明显自觉症状，痔核小，便时粪便带血，或滴血，量少，无痔核脱出，镜检痔核小，质软，色红。②Ⅱ期内痔：周期性、无痛性便血，呈滴血或射血状，量较多，痔核较大，便时痔核能脱出肛外，便后能自行还纳。③Ⅲ期内痔：便血少或无便血，痔核大，呈灰白色，便时痔核经常脱出肛外，甚至行走、咳嗽、喷嚏、站立时也会脱出肛门，不能自行还纳，须用手托、平卧休息或热敷后方能复位。④Ⅳ期内痔（嵌顿性内痔）：平时或腹压稍大时痔核即脱出肛外，手托亦常不能复位，痔核经常位于肛外，易感染，形成水肿、糜烂和坏死，疼痛剧烈。指诊肛门括约肌松弛，肛内可触及较大、质硬的痔核。镜检见痔核表面纤维组织增生变厚呈灰白色。长期便血者可引起贫血。故本题选B。

82. 患者，男，35岁。尿频，尿道灼痛，会阴部隐痛1周。前列腺液镜检：白细胞增多，卵磷脂小体减少。应首先考虑的中医诊断是

　　A. 上尿路结石　　　B. 睾丸炎
　　C. 附睾炎　　　　　D. 前列腺增生症
　　E. 前列腺炎

　　考点：前列腺炎★

　　解析：患者出现尿频，尿道灼痛，会阴部隐痛。前列腺液镜检：白细胞增多，卵磷脂小体减少。这些症状符合慢性前列腺炎的诊断要点。故本题选E。

83. 前列腺增生症患者，尿频不爽，排尿无力，尿线变细，滴沥不畅，伴倦怠乏力，气短懒言，食欲不振，面色无华，舌淡，苔白，脉细弱。其中医证型是

　　A. 气血两虚证　　　B. 气滞血瘀证
　　C. 脾肾气虚证　　　D. 肾阴亏虚证
　　E. 肺脾气虚证

考点：前列腺增生症

解析：前列腺增生症有五个证型：①湿热下注证：症见小便频数，排尿不畅，甚或点滴而下，尿黄而热，尿道灼热或涩痛，小腹拘急胀痛，口苦而黏，或渴不欲饮；舌红，苔黄腻，脉弦数或滑数。②气滞血瘀证：症见小便不畅，尿线变细或尿液点滴而下，或尿道闭塞不通，小腹拘急胀痛；舌质紫暗或有瘀斑，脉弦或涩。③脾肾气虚证：症见尿频不爽，排尿无力，尿线变细，滴沥不畅，甚者夜间遗尿；倦怠乏力，气短懒言，食欲不振，面色无华，或气坠脱肛；舌淡，苔白，脉细弱无力。④肾阳衰微证：症见小便频数，夜间尤甚，排尿无力，滴沥不爽或闭塞不通；神疲倦怠，畏寒肢冷，面色白；舌淡，苔薄白，脉沉细。⑤肾阴亏虚证：症见小便频数不爽，淋沥不尽，尿少热赤；神疲乏力，头晕耳鸣，五心烦热，腰膝酸软，咽干口燥；舌红，苔少或薄黄，脉细数。故本题选 C。

84. 患者，男，65岁，有前列腺增生症病史，小便频数不爽，淋沥不尽，伴头晕目眩，腰膝酸软，尿黄而热，舌红少苔，脉细数。治疗应首选

　　A. 补中益气汤　　B. 济生肾气丸
　　C. 知柏地黄丸　　D. 前列腺汤
　　E. 八正散

考点：前列腺增生症★

解析：此为前列腺增生症肾阴亏虚证，治宜滋补肾阴，清利小便，选用知柏地黄丸加减。补中益气汤用于脾肾气虚证，八正散用于湿热下注证，济生肾气丸用于肾阳衰微证，前列腺汤用于前列腺炎气滞血瘀证。故本题选 C。

85. 血栓闭塞性脉管炎患者，症见右下肢暗红，下垂时更甚，足趾毫毛脱落，趺阳脉搏动消失，患肢持久性静息痛，尤以夜间痛甚，舌质紫暗，苔薄白，脉沉细而涩。其中医证型为

　　A. 寒湿证　　　　B. 血瘀证
　　C. 气滞血瘀证　　D. 寒凝血瘀证
　　E. 血瘀脉络证

考点：血栓闭塞性脉管炎

解析：血栓闭塞性脉管炎分为五个证型：寒湿证、血瘀证、热毒证、气血两虚证和肾虚证，根据题干信息辨证为血瘀证。临床表现为患肢暗红、紫红或青紫，下垂时更甚，抬高则见苍白，足趾毫毛脱落，皮肤、肌肉萎缩，趾甲变厚，并可有粟粒样黄褐色瘀点反复出现，趺阳脉搏动消失，患肢持久性静息痛，尤以夜间痛甚，

患者往往抱膝而坐，或患肢悬垂在床边，不能入睡；舌质红或紫暗，苔薄白，脉沉细而涩。故本题选 B。

86. 带状疱疹患者，皮损色淡，疱壁松弛，破后糜烂，渗出，疼痛轻；口不渴，食少腹胀，大便时溏；舌质淡，苔白腻，脉沉缓。其中医治法是

　　A. 凉血解毒，泄热散瘀
　　B. 清肝泻火，解毒止痛
　　C. 健脾利湿，清热解毒
　　D. 清热利湿，解毒化浊
　　E. 清热利湿，和营通络

考点：带状疱疹

解析：根据患者临床表现辨证为脾虚湿蕴证，治宜健脾利湿，清热解毒，方选除湿胃苓汤加减。肝经郁热证治宜清泄肝火，解毒止痛；气滞血瘀证治宜理气活血，通络止痛。故本题选 C。

87. 患者，男，30岁。患荨麻疹，症见皮疹色红片大，瘙痒剧烈，伴腹痛，恶心呕吐，神疲纳呆，大便秘结。舌质红，苔黄腻，脉弦滑数。治疗首选

　　A. 除湿胃苓汤
　　B. 消风散
　　C. 当归饮子
　　D. 防风通圣散
　　E. 麻黄桂枝各半汤

考点：荨麻疹

解析：根据患者的症状可辨证为胃肠湿热证，治法为疏风解表，通腑泄热，代表方为防风通圣散加减。除湿胃苓汤为湿疹脾虚湿蕴证首选，消风散为风热犯表证首选，当归饮子为血虚风燥证首选，麻黄桂枝各半汤为风寒束表证首选。故本题选 D。

88. 患者，男，30岁。5 天前有不洁性生活史，昨天发现尿道口红肿发痒，轻度刺痛，排尿不适，今晨排尿时尿道外口刺痛约热，排尿后减轻，尿道口有黄色黏稠的脓性分泌物。应首先考虑的诊断是

　　A. 梅毒　　　　B. 淋病
　　C. 尖锐湿疣　　D. 慢性前列腺炎
　　E. 前列腺增生症

考点：淋病

解析：结合患者的病史和临床表现首先考虑淋病。男性急性淋病的临床表现为尿道口红肿发痒及轻度刺痛，继而有稀薄黏液流出，引起排尿

不适，24小时后症状加剧。排尿开始时有尿道外口刺痛或灼热痛，排尿后疼痛减轻；尿道口溢脓，开始为浆液性分泌物，以后逐渐出现黄色黏稠的脓性分泌物。**故本题选 B。**

【A3 型题】

(89～91题共用题干)

患者，男，57岁。呕血、柏油样黑便伴嗜睡、厌食、腹胀5天。既往有慢性乙型肝炎病史20年，脾功能亢进10年。查体：心率100次/分，血压100/70mmHg。上腹部压痛，肠鸣音活跃。面色苍白，四肢厥冷，汗出如油，苔白，脉微。血常规：Hb 60g/L。

89. 应首先考虑的诊断是
　　A. 胃癌　　　　　B. 急性胆囊炎
　　C. 原发性肝癌　　D. 门静脉高压症
　　E. 肠梗阻

90. 中医辨证是
　　A. 热毒证　　　　B. 寒湿困脾证
　　C. 气随血脱证　　D. 气虚血瘀证
　　E. 肠腑热结证

91. 治疗应首选
　　A. 独参汤　　　　B. 桃仁承气汤
　　C. 大黄牡丹汤　　D. 膈下逐瘀汤
　　E. 甘遂通结汤

考点：门静脉高压症★

解析：试题89考查西医诊断。根据患者临床表现诊断为门静脉高压症。门静脉高压症的症状：肿大、脾功能亢进、呕血或柏油样黑便、腹水及非特异性全身症状（如乏力、嗜睡、厌食、腹胀等）。体征：可触及脾肿大，肿大可达脐下。胃癌：胃部痛是最常见的症状；食欲减退、消瘦、乏力；恶心、呕吐；出血和黑便。早期胃癌常无明显体征，晚期胃癌可出现上腹部肿块、直肠前触及肿物、脐部肿块、锁骨上淋巴结肿大等体征。急性胆囊炎：突发右上腹阵发性绞痛，常在饱餐、进油腻食物后或在夜间发作。疼痛常放射至右肩部、肩胛部和背部。伴恶心呕吐、厌食等。右上腹可有不同程度、不同范围的压痛、反跳痛及肌紧张，Murphy征阳性。原发性肝癌：早期无明显症状。常见症状为肝区疼痛、腹胀、消瘦乏力、纳差、上腹肿块。体征为肝肿大、黄疸、腹水。肠梗阻：腹痛、呕吐、腹胀、停止排气排便。单纯性肠梗阻的早期一般无明显变化。梗阻晚期有脱水表现，绞窄性肠梗阻

可出现休克表现。**故89题选 D。**试题90考查中医辨证。血亡气脱，气血不能上荣于面，故面色苍白，苔白；气脱亡阳，形体失于温煦，则四肢厥冷；津随气泄，则汗出如油，阳气亡失将尽，无力鼓动于脉，则脉微，辨证为气随血脱证。**故90题选 C。**试题91考查方剂的选用。门静脉高压症之气随血脱证的治法为益气固脱，首选独参汤。膈下逐瘀汤为瘀血内结证首选。**故91题选 A。**

(92～94题共用题干)

患者，女，30岁。转移性右下腹疼痛2天，伴发热，口干欲饮，大便秘结，小便黄。查体：右下腹压痛、反跳痛、肌紧张，腰大肌试验阳性。舌红苔黄腻，脉滑数。血常规：血白细胞升高。

92. 应首先考虑的诊断是
　　A. 急性阑尾炎　　B. 急性胃肠炎
　　C. 肠梗阻　　　　D. 急性胆囊炎
　　E. 胆石症

93. 中医治法是
　　A. 行气活血，通腑泄热
　　B. 通腑泄热，利湿解毒
　　C. 通腑排毒，养阴清热
　　D. 疏肝利胆，清热利湿
　　E. 温中散寒，通里攻下

94. 治疗应首选
　　A. 大陷胸汤
　　B. 大承气汤
　　C. 茵陈蒿汤合大柴胡汤
　　D. 大黄牡丹汤合透脓散
　　E. 复方大柴胡汤

考点：急性阑尾炎★

解析：试题92考查西医诊断。根据患者临床表现诊断为急性阑尾炎。急性阑尾炎的主要症状：转移性右下腹疼痛，胃肠道症状，全身症状可有头晕、头痛、乏力、汗出、口干、尿黄、脉数等症状。主要体征：右下腹局限性显著压痛是阑尾炎最重要的特征，反跳痛，腹肌紧张，右下腹包块。腰大肌试验阳性提示炎性贴近腰大肌，多见于盲肠后位阑尾炎。胆石症：①胆囊结石：阵发性绞痛，可向右肩胛部放射，常伴有恶心呕吐。高脂肪餐、暴饮暴食、过度疲劳可诱发胆绞痛。右上腹部有程度不同的压痛。②肝外胆管结石：发作期间可表现Charcot三联征，即腹

痛、寒战高热和黄疸。上腹部及右上腹有压痛。③肝内胆管结石：急性发作时肝区疼痛，寒战发热，体温为弛张热型，轻度黄疸，肝脏不对称增大，叩击痛。在不发作期间症状不典型，常表现有上腹隐痛、恶心、嗳气、反酸、食欲不振等，也可无任何症状。余参见89题。故92选题A。试题93、94考查中医辨证论治。患者右下腹疼痛，发热，口干欲饮，大便秘结，小便黄，舌红苔黄腻，脉滑数，辨证为湿热证，治法为通腑泄热、利湿解毒，首选复方大柴胡汤加减。故93题选B，94题选E。

(95～97题共用题干)

患者，女，42岁。患带状疱疹，症见皮疹潮红，疱壁紧张，灼热刺痛，口苦咽干，心烦易怒，大便干，小便黄。舌红，苔黄腻，脉滑数。

95. 中医辨证是
 A. 气血虚弱证 B. 气滞血瘀证
 C. 心脾两虚证 D. 脾虚湿蕴证
 E. 肝经郁热证

96. 治法是
 A. 清泻肝火，解毒止痛
 B. 滋阴潜阳，柔肝息风
 C. 健脾利湿，清热解毒
 D. 理气活血，通络止痛
 E. 清心泻火，涤痰镇惊

97. 治疗应首选
 A. 除湿胃苓汤 B. 龙胆泻肝汤
 C. 桃红四物汤 D. 柴胡疏肝散
 E. 右归丸

考点：带状疱疹★

解析：试题95考查中医辨证。根据患者的症状可辨证为肝经郁热证，其临床表现为皮疹潮红，疱壁紧张，灼热刺痛；伴口苦咽干，心烦易怒，大便干，小便黄；舌质红，苔黄腻，脉滑数。故95题选E。试题96考查中医治法。带状疱疹肝经郁热证的治法为清泻肝火，解毒止痛。健脾利湿，清热解毒为脾虚湿蕴证的治法；理气活血，通络止痛为气滞血瘀证的治法。故96题选A。试题97考查方剂的选用。治疗肝经郁热证首选龙胆泻肝汤加减。除湿胃苓汤为脾虚湿蕴证首选，桃红四物汤合柴胡疏肝散为气滞血瘀证首选，右归丸为肾阳虚证首选。故97题选B。

【B1型题】

 A. 油膏   B. 箍围药
 C. 草药   D. 酊剂
 E. 洗剂

98. 疮疡未溃者，常用

99. 初起外疡，肿势散漫不聚而无集中之硬块者，常用

考点：外治法

解析：酊剂适用于疮疡未溃及皮肤病等。箍围药的适应证：凡外疡不论初起、成脓或溃后，肿势散漫不聚而无集中之硬块者。油膏的适应证：一切外科疾病初起、成脓、溃后各个阶段。草药的适应证：一切外科疾病之阳证，具有红肿热痛者；创伤浅表出血；皮肤病的止痒；毒蛇咬伤等。洗剂适用于急性、过敏性皮肤病，如酒齄鼻和粉刺等。故98题选D，99题选B。

 A. Ⅰ类   B. Ⅱ类
 C. Ⅲ类   D. Ⅳ类
 E. Ⅴ类

100. 阑尾炎穿孔切除术的类型是

101. 甲状腺次全切除术的类型是

考点：切口的分类

解析：清洁切口（Ⅰ类切口）：指缝合的无菌切口，如甲状腺次全切术、疝修补术等。可能污染切口（Ⅱ类切口）：指手术时可能带有污染的缝合切口，如单纯性阑尾炎切除术、胃大部分切除术等；6～8小时以内创伤，经清创处理缝合的切口等。污染切口（Ⅲ类切口）：即在邻近感染区或直接暴露于感染区的手术，如胃溃疡穿孔、阑尾穿孔手术、肠梗阻坏死的手术等。故100题选C，101题选A。

 A. 疮   B. 痈
 C. 疖   D. 发
 E. 疽

102. 相邻近的多个毛囊及毛囊周围急性化脓性炎症为

103. 化脓菌侵入单个毛囊及周围组织引起的急性化脓性炎症为

考点：疖、痈★

解析：痈为相邻近的多个毛囊及毛囊周围急性化脓性炎症；疖是化脓菌侵入单个毛囊及周围组织引起的急性化脓性炎症；一般把来势迅猛而

病变范围大于痈的外疡称之为发，相当于西医的蜂窝织炎；疽是局部皮肤肿胀坚硬而皮色不变的毒疮，分有头疽和无头疽。故102题选B，103题选C。

  A. 痈   B. 丹毒
  C. 气性坏疽 D. 蝼蛄疖
  E. 火陷证
104. 属于特异性感染的是
105. 属于全身性感染的是
  考点：气性坏疽、火陷证
  解析：特异性感染包括破伤风和气性坏疽。全身性感染分为疖疮走黄证、火陷证、干陷证、虚陷证。痈、丹毒、蝼蛄疖均属于浅部组织的化脓性感染。故104题选C，105题选E。

  A. 绝对卧床休息
  B. 吸氧
  C. 纠正休克
  D. 立即手术探查
  E. 输血补液
106. 轻度肾挫伤首选的治疗
107. 严重肾裂伤首选的治疗
  考点：肾损伤
  解析：轻度肾挫伤首选非手术治疗，首先应绝对卧床休息2~4周；镇静、止痛及止血药的应用；应用抗生素防治感染；加强支持疗法，保持足够尿量；动态检测血红蛋白和血细胞比容；定时监测生命指征及局部体征的变化。一旦确定为严重肾裂伤应立即手术探查。故106题选A，107题选D。

  A. 逍遥散 B. 失笑散
  C. 桃红四物汤 D. 二仙汤
  E. 瓜蒌牛蒡汤
108. 治疗乳房纤维腺瘤肝气郁结证，应首选的方剂是
109. 治疗乳腺增生病冲任失调证，应首选的方剂是
  考点：乳腺增生病、乳房纤维腺瘤
  解析：乳房纤维腺瘤肝气郁结证治宜疏肝解郁，化痰散结，方选逍遥散加减。乳腺增生病冲任失调证治宜调理冲任，温阳化痰，活血散结，方选二仙汤加减。故108题选A，109题选D。

  A. 小柴胡汤
  B. 清胰汤合龙胆泻肝汤
  C. 大承气汤
  D. 桃仁承气汤
  E. 大柴胡汤
110. 急性胰腺炎肝郁气滞证，治疗应首选的方剂是
111. 急性胰腺炎脾胃湿热证，治疗应首选的方剂是
  考点：急性胰腺炎
  解析：急性胰腺炎肝郁气滞证的治法为疏肝理气，兼以清热燥湿通便，代表方为柴胡清肝饮、大柴胡汤、清胰汤Ⅰ号。急性胰腺炎脾胃湿热证的治法为清热利湿，行气通下，代表方为龙胆泻肝汤、清胰汤Ⅰ号。故110题选E，111题选B。

  A. 腹股沟斜疝 B. 腹股沟直疝
  C. 股疝   D. 肠梗阻
  E. 睾丸鞘膜积液
112. 腹股沟肿块，站立时进入阴囊，平卧时消失，是指
113. 最易嵌顿的疝，是指
  考点：腹股沟斜疝★
  解析：腹股沟斜疝的肿块常在站立、行走、咳嗽或劳动时出现，多呈带蒂柄的梨形，并可降至阴囊或大阴唇，平卧时肿块可向腹腔内纳而消失。腹股沟直疝为当病人直立时，在腹股沟内侧端、耻骨结节上外方出现一半球形肿物，平卧时可消失。嵌顿性疝通常发生在斜疝，强劳力或排便等腹内压骤增是其主要原因，临床上表现为疝块突然增大，并伴有明显疼痛，平卧或用手推送不能使肿物回纳，肿物紧张发硬，且明显触痛。故112题选A，113题选A。

  A. 肛裂   B. 便血
  C. 腹泻   D. 流脓
  E. 疼痛
114. 内痔的主要临床表现是
115. 血栓性外痔的主要临床表现是
  考点：痔
  解析：内痔的主要临床表现有便血、坠胀、肿块脱出。外痔的主要临床表现有自觉坠胀、疼痛和有异物感。血栓性外痔是外痔的一种，因便秘或排便时用力努挣，致使肛门静脉丛破裂，血

液漏出血管外所形成的静脉血栓。故114题选B，115题选E。

  A. 尿频、尿急、尿痛
  B. 进行性排尿困难
  C. 尿道口滴白
  D. 无痛性血尿
  E. 突发腰腹痛伴血尿

116. 属于前列腺增生症的症状是
117. 属于泌尿系结石的症状是

  考点：前列腺增生症、泌尿系结石★

  解析：前列腺增生症主要表现为尿频、进行性排尿困难、血尿、尿潴留等。泌尿系结石主要表现：①上尿路结石：疼痛（肾绞痛、腰腹部钝痛、放射痛）、血尿、梗阻。②下尿路结石：膀胱结石、尿道结石。故116题选B，117题选E。

  A. 阳和汤
  B. 桃红四物汤
  C. 四妙勇安汤
  D. 八珍汤合左归丸
  E. 十全大补汤

118. 动脉硬化性闭塞症热毒蕴结证首选
119. 动脉硬化性闭塞症血瘀脉络证首选

  考点：动脉硬化性闭塞症

  解析：动脉硬化性闭塞症热毒蕴结证的治法为清热解毒，利湿通络，代表方为四妙勇安汤加减。动脉硬化性闭塞症血瘀脉络证的治法为活血化瘀，通络止痛，代表方为桃红四物汤加减。阳和汤为寒凝血脉证首选。八珍汤合左归丸为脾肾阳虚证首选。十全大补汤为气血两虚证首选。故118题选C，119题选B。

  A. 硬下疳 B. 脊髓痨
  C. 杨梅疮 D. 神经梅毒
  E. 心血管梅毒

120. 一期梅毒的主要表现是
121. 二期梅毒的主要表现是

  考点：梅毒★

  解析：一期梅毒主要表现为疳疮（硬下疳），发生于不洁性交后2~4周，常发生在外生殖器部位，少数发生在唇、咽、宫颈等处，男性多发生在阴茎的包皮、冠状沟、系带或龟头上。二期梅毒主要表现为杨梅疮，一般发生在感染后7~10周或硬下疳出现后6~8周。早期症状有流感样综合征，表现为头痛、恶寒、低热、食欲差、乏力、肌肉及骨关节疼痛，全身淋巴结肿大，继而出现皮肤黏膜损害、骨损害、眼梅毒、神经梅毒等。故120题选A，121题选C。

中西医结合妇产科学

【A1 型题】

1. 下列关于子宫正常位置的叙述，错误的是
　　A. 位于膀胱之后　　B. 位于直肠之前
　　C. 位于骨盆腔正中　　D. 前倾前屈位
　　E. 下界达阴道口水平
考点：内生殖器★
解析：子宫的正常位置是位于骨盆腔中央，直肠之前，膀胱之后，下接阴道，呈倒置的梨形，前面扁平，后面稍凸出、前倾前屈位。故本题选 E。

2. 胞宫的功能是
　　A. 产生卵子　　B. 主月经
　　C. 司血海，主疏泄　　D. 主第二性发育
　　E. 产生性激素
考点：中医对女性生殖器的认识★
解析：子宫又称为女子胞、胞宫、胞脏、子脏、子处、血室。中医认为，子宫具有主行月经、孕育胎儿的功能。故本题选 B。

3. 黄体发育成熟的时间，大约在排卵后的
　　A. 4～5 天　　B. 7～8 天
　　C. 9～10 天　　D. 11～12 天
　　E. 13～14 天
考点：卵巢的周期性变化
解析：排卵后 7～8 日黄体体积和功能达到高峰，直径 1～2cm，外观呈黄色。故本题选 B。

4. 若卵子排出后未受精，黄体开始萎缩的时间是在排卵后的
　　A. 4～5 天　　B. 7～8 天
　　C. 9～10 天　　D. 11～12 天
　　E. 13～14 天
考点：卵巢的周期性变化
解析：若卵子排出后未受精，黄体在排卵后 9～10 日开始退化，黄体功能限于 14 日。故本题选 C。

5. 下列关于雌激素生理作用叙述，错误的是

　　A. 促使子宫发育，使子宫收缩力增强
　　B. 加强输卵管节律性收缩的振幅
　　C. 使宫颈口闭合，黏膜分泌减少
　　D. 促使乳腺管增生、乳腺发育
　　E. 促进水钠潴留
考点：卵巢激素及其生理作用★
解析：雌激素生理作用：①促进子宫肌细胞增生和肥大；增进血运促使维持子宫发育；增加子宫平滑肌对缩宫素的敏感性。②使子宫内膜腺体及间质增生、修复。③使宫颈口松弛、扩张，宫颈黏液分泌增加，性状变稀薄，富有弹性易拉成丝状。④促进输卵管肌层发育及上皮分泌活动，并可加强输卵管平滑肌节律性收缩振幅。⑤使阴道上皮细胞增生和角化，黏膜变厚，增加细胞内糖原含量，使阴道维持酸性环境。⑥使阴唇发育丰满，色素加深。⑦促使乳腺管增生，乳头、乳晕着色，促进其他第二性征的发育。⑧协同 FSH 促进卵泡发育。⑨通过对下丘脑和垂体的正负反馈调节，控制促性腺激素的分泌。⑩促进水钠潴留；促进肝脏高密度脂蛋白合成，抑制低密度脂蛋白合成，降低循环中胆固醇水平；维持和促进骨基质代谢。故本题选 C。

6. 下列关于孕激素生理作用的叙述是，正确的是
　　A. 降低子宫平滑肌兴奋性，升高基础体温
　　B. 促进子宫内膜腺体及间质增生、恢复
　　C. 使子宫颈口松弛，黏液分泌增加，变稀薄
　　D. 促进卵泡发育
　　E. 促进水钠潴留
考点：卵巢激素及其生理作用★
解析：孕激素生理作用：①降低子宫平滑肌兴奋性及其对缩宫素的敏感性，抑制子宫收缩，有利于胚胎及胎儿宫内生长发育。②使增生期子宫内膜转化为分泌期内膜，为受精卵着床准备。③使宫颈口闭合，黏液分泌减少，性状变黏稠。

④抑制输卵管平滑肌节律性收缩的振幅。⑤加快阴道上皮细胞脱落。⑥促进乳腺腺泡发育。⑦孕激素在月经中期具有增强雌激素对垂体 LH 排卵峰释放的正反馈作用；在黄体期对下丘脑、垂体有负反馈作用，抑制促性腺激素分泌。⑧兴奋下丘脑体温调节中枢，使基础体温在排卵后升高 0.3～0.5℃。⑨促进水钠排泄。故本题选 A。

7. 下列哪项不属于子宫内膜的周期性变化
A. 增生早期　　B. 增生晚期
C. 排卵期　　　D. 分泌期
E. 月经期
考点：子宫内膜周期性变化
解析：子宫内膜周期性变化包括增生期、分泌期、月经期。不包括排卵期。故本题选 C。

8. 身无病，每三月一行经者，称为
A. 居经　　　　B. 暗经
C. 闭经　　　　D. 激经
E. 并月
考点：中医有关月经的概念和认识★
解析：三个月一潮者称为居经，亦名季经。B 是指终身不来月经而能受孕。C 为年逾 16 岁第二性征已发育，月经尚未来潮，或年龄超过 14 岁，第二性征未发育者。D 是指妊娠早期仍按月有少量阴道流血，但无损于胎儿，亦称盛胎和垢胎。E 是指身无病而月经定期两个月来潮一次。故本题选 A。

9. 胎盘的功能不包括
A. 保护母体
B. 防御和合成
C. 营养物质供应
D. 气体交换
E. 排出胎儿代谢产物
考点：胎儿附属物的功能
解析：胎盘具有气体交换、营养物质供应、排出胎儿代谢产物、防御和合成功能。故本题选 A。

10. 分泌人绒毛膜促性腺激素的是
A. 胎盘的滋养层细胞
B. 腺垂体
C. 下丘脑
D. 卵巢
E. 子宫
考点：胎儿附属物的功能
解析：人绒毛膜促性腺激素（HCG）是由胎盘合体滋养细胞产生的糖蛋白激素，受精后

第 6 天开始分泌。故本题选 A。

11. 下列关于产程的叙述，错误的是
A. 第一产程也称为宫颈扩张期
B. 第一产程指规律宫缩到宫口开全
C. 第三产程约需时间为 1 小时
D. 总产程从规律宫缩开始到胎儿胎盘娩出
E. 第二产程指宫口全开到胎儿娩出
考点：总产程及产程分期
解析：总产程指从开始出现规律宫缩到胎儿胎盘娩出的全过程，分为 3 个产程：①第一产程（宫颈扩张期）：从规律宫缩到宫口开全。初产妇潜伏期一般不超过 20 小时，经产妇不超过 14 小时。②第二产程（胎儿娩出期）：从宫口开全到胎儿娩出。初产妇不超过 3 小时，经产妇约不超过 1 小时。③第三产程（胎盘娩出期）：从胎儿娩出后到胎盘胎膜娩出。需 5～15 分钟，不超过 30 分钟。故本题选 C。

12. 下列各项，不属于软产道范围的是
A. 子宫体部　　B. 子宫下段
C. 子宫颈　　　D. 骨盆底软组织
E. 阴道
考点：产道
解析：软产道是由子宫下段、子宫颈、阴道及骨盆底软组织构成的弯曲通道。故本题选 A。

13. 下列产褥期的临床表现，正确的是
A. 产后第 1 天，子宫底稍下降
B. 产后初期，产妇脉搏增快
C. 产后 1～2 天可发生"泌乳热"
D. 产后宫缩痛持续 2～3 天可自然消失
E. 恶露通常持续 1～2 周
考点：产褥期临床表现
解析：产后宫缩痛于产后 1～2 日出现，持续 2～3 天疼痛自然消失。A 产后第 1 天宫底稍上升至脐平，以后每日下降 1～2cm，在产后 10 日子宫下降入骨盆腔内。B 产后脉搏略缓慢，每分钟 60～70 次，产后 1 周恢复正常。C 产后 3～4 天可出现泌乳热。E 产褥期恶露通常可持续 4～6 周。故本题选 D。

14. 妊娠剧吐的临床常见证型是
A. 肾气亏损证　　B. 脾胃虚弱证
C. 气阴两虚证　　D. 痰火上扰证
E. 肝气郁结证
考点：妊娠剧吐
解析：妊娠剧吐的主要发病机理是冲气上逆，胃失和降。孕后血聚养胎，冲气偏盛而上

逆，循经犯胃引起恶心呕吐。常见证型有脾胃虚弱证、肝胃不和证和痰滞证。故本题选 B。

15. 下列各项，属妊娠剧吐肝胃不和证主要症状的是
   A. 呕吐血性分泌物
   B. 呕吐清水
   C. 呕吐痰涎
   D. 呕吐食物残渣
   E. 呕吐酸水或苦水

考点：妊娠剧吐★

解析：妊娠剧吐肝胃不和证症见恶心呕吐，甚则食入即吐，呕吐酸水或苦水，口苦咽干，头晕而胀，胸胁胀痛；舌质红，苔薄黄或黄，脉弦滑数。故本题选 E。

16. 先兆流产相当于中医的
   A. 胎动不安   B. 滑胎
   C. 子痫   D. 子肿
   E. 子满

考点：流产★

解析：先兆流产，指妊娠28周前出现少量阴道流血，下腹痛或腰背痛。经治疗及休息后症状消失，可继续妊娠。中医称"胎漏""胎动不安"。故本题选 A。

17. 复发性流产宫颈内口松弛者，环扎术最佳时间为
   A. 妊娠 8~12 周   B. 妊娠 12~14 周
   C. 妊娠 24~28 周   D. 妊娠 32~36 周
   E. 分娩前

考点：流产

解析：复发性流产若宫颈功能不全，应在孕12~14周行宫颈环扎术，术后定期随诊，提前住院，分娩发动前拆除缝线，以免造成宫颈撕裂。故本题选 B。

18. 治疗复发性流产肾气亏损证，应首选的方剂是
   A. 寿胎丸   B. 胎元饮
   C. 保阴煎   D. 补肾固冲丸
   E. 泰山磐石散

考点：滑胎★

解析：复发性流产中医称"滑胎"，肾气亏损证的治法为补肾益气，调固冲任，方用补肾固冲丸。寿胎丸用于胎漏、胎动不安肾虚证；胎元饮用于胎漏、胎动不安气血虚弱证；保阴煎用于胎漏、胎动不安血热证，泰山磐石散用于滑胎气血虚弱证。故本题选 D。

19. 下列关于妊娠期高血压疾病基本病理生理变化的叙述，正确的是
   A. 妊娠20周后血压升高
   B. 子宫胎盘灌注不足
   C. 胎儿宫内生长受限
   D. 全身小血管痉挛
   E. 可见蛋白尿

考点：妊娠期高血压疾病

解析：全身小血管痉挛、内皮损伤及局部缺血是妊娠期高血压疾病的基本病理生理变化。由于小动脉广泛性痉挛，造成管腔狭窄，周围循环阻力增大，血管壁及内皮细胞损伤，通透性增加，体液和蛋白质渗漏，出现血压升高、蛋白尿、水肿、全身各脏器灌流减少，造成脑、肾、肝、心血管等重要器官功能受到损害，出现相应的临床症状，甚至导致母儿死亡。子宫胎盘灌注不足，出现胎儿生长受限、胎儿窘迫、胎盘早剥，对母儿造成危害。故本题选 D。

20. 产后出血的最常见原因是
   A. 子宫收缩乏力   B. 胎盘植入
   C. 软产道裂伤   D. 凝血功能障碍
   E. 前置胎盘

考点：产后出血

解析：产后出血的常见病因有子宫收缩乏力、胎盘因素、软产道裂伤和凝血功能障碍。其中子宫收缩乏力是最常见的原因。故本题选 A。

21. 产后三病是指
   A. 病痉、郁冒、大便难
   B. 冲心、冲肺、冲胃
   C. 呕吐、盗汗、泄泻
   D. 冲肺、冲胃、泄泻
   E. 痉病、郁冒、泄泻

考点：产后"三病"★

解析：产后"三病"指产后病痉、郁冒、大便难。产后"三冲"指产后败血上冲，冲心、冲肺、冲胃。产后"三急"指产后呕吐、盗汗、泄泻，三者并见必危。故本题选 A。

22. 产褥感染最常见的中医证型是
   A. 气虚血瘀证   B. 气血虚弱证
   C. 感染邪毒证   D. 肝郁气滞证
   E. 湿热下注证

考点：产褥感染

解析：产褥感染常见的中医证型有感染邪毒证、热入营血证、热陷心包证。故本题选 C。

23. 产褥感染热入营血证的治法是

A. 清热解毒，凉血化瘀
B. 清热解毒，泻下逐瘀
C. 清热解毒，凉血养阴
D. 清营解毒，散瘀泄热
E. 清心开窍，回阳救逆

考点：产褥感染

解析：产褥感染热入营血证的治法为清营解毒，散瘀泄热，代表方为清营汤加紫花地丁、蒲公英、栀子、丹皮。故本题选 D。

24. 治疗产后身痛血虚证，应首选的方剂是
A. 独活寄生汤
B. 八珍汤
C. 黄芪桂枝五物汤
D. 生化汤
E. 人参养荣汤

考点：产后关节痛

解析：产后身痛即产后关节痛。血虚证的治法为养血益气，温经通络，代表方为黄芪桂枝五物汤加当归、鸡血藤。故本题选 C。

25. 下列各项，不属于滴虫阴道炎肝经湿热证主要症状的是
A. 带下色黄呈泡沫状或脓性
B. 带下色黄呈脓性或浆液性
C. 外阴瘙痒
D. 心烦失眠
E. 舌苔黄腻，脉弦

考点：阴道炎症

解析：滴虫阴道炎肝经湿热证主要症状：带下多，色白或黄，呈泡沫状或黄绿如脓，甚或有赤带，有臭味，外阴瘙痒，头晕目胀，心烦口苦，胸胁、少腹胀痛，尿黄便结；舌质红，苔黄腻，脉弦数。故本题选 B。

26. 盆腔炎性疾病湿热瘀结证的治法是
A. 清热解毒，化瘀止痛
B. 清热利湿，化瘀止痛
C. 滋阴降火，化瘀止痛
D. 清热利湿，杀虫止痒
E. 清热利湿，燥湿止带

考点：盆腔炎性疾病★

解析：盆腔炎性疾病湿热瘀结证的治法为清热利湿，化瘀止痛，代表方为仙方活命饮加薏苡仁、冬瓜仁。故本题选 B。

27. 治疗盆腔炎性疾病湿热瘀结证，应首选
A. 少腹逐瘀汤 B. 五味消毒饮
C. 膈下逐瘀汤 D. 血府逐瘀汤
E. 仙方活命饮

考点：盆腔炎性疾病★

解析：盆腔炎性疾病湿热瘀结证治法为清热利湿，化瘀止痛，代表方为仙方活命饮加薏苡仁、冬瓜仁。五味消毒饮合大黄牡丹皮汤为热毒炽盛证首选，少腹逐瘀汤、膈下逐瘀汤、血府逐瘀汤三者均主要治疗血瘀证。故本题选 E。

28. 下列关于排卵性异常子宫出血子宫内膜病理改变的叙述，错误的是
A. 子宫内膜于经前呈分泌反应
B. 分泌期的子宫内膜腺体呈现分泌反应不良
C. 子宫内膜可见复杂性增生
D. 月经第 5~6 天，可以见到分泌反应的子宫内膜
E. 月经第 5~6 天，可以见到混合型的子宫内膜

考点：排卵障碍性异常子宫出血

解析：①排卵性月经过多：子宫内膜于经前呈分泌反应，少数有高度分泌反应。②黄体功能不足：分泌期内膜腺体分泌不良，内膜活检显示分泌反应落后 2 日。③子宫内膜不规则脱落：黄体发育良好但萎缩过程延长。月经期第 5~6 天，仍能见分泌反应的子宫内膜，常表现为混合型子宫内膜。④排卵期出血：子宫内膜呈早期分泌反应，部分可能有晚期增生期变化。故本题选 C。

29. 关于排卵障碍性异常子宫出血的叙述，正确的是
A. 排卵性月经过多——子宫内膜于经前呈分泌反应
B. 子宫内膜不规则脱落——月经周期紊乱，经期缩短
C. 排卵期出血——月经后期出现少量阴道流血
D. 黄体功能不足——基础体温呈单相型，升高时间延长 9~11 天
E. 无排卵性功血——周期短，规律，经量多少不定

考点：排卵障碍性异常子宫出血

解析：无排卵性异常子宫出血：主要是不规则子宫出血。常表现为月经周期紊乱，经期长短不一，经量时多时少，甚至大量出血。排卵性月经过多：子宫内膜于经前呈分泌反应，少数有高度分泌反应。黄体功能不足：黄体期缩短，常伴

不孕或孕早期流产。子宫内膜不规则脱落：月经周期正常，但经期延长，可达9~10日，或伴经量增多。排卵期出血：月经中期或在基础体温开始上升时出现少量阴道出血。故本题选A。

30. 疑子宫内膜脱落不全者，取宫内膜送病检的时间是
   A. 经来潮24小时内
   B. 月经来潮第5天
   C. 月经干净后3天
   D. 月经干净后7天
   E. 月经干净后10天

   考点：排卵障碍性异常子宫出血

   解析：为确定排卵和黄体功能，应在经前1~2日或月经来潮6小时内诊刮；若怀疑子宫内膜不规则脱落，应在月经第5天诊刮；长期、大量出血者可随时诊刮。故本题选B。

31. 下列各项，属于"治崩三法"的是
   A. 塞流、澄源、求因
   B. 塞流、固涩、调冲
   C. 止血、固冲、复旧
   D. 塞流、澄源、复旧
   E. 塞流、止血、澄源

   考点：排卵障碍性异常子宫出血

   解析：崩漏的治疗，应根据缓急轻重、出血的久暂，采用"急则治其标，缓则治其本"的原则，灵活运用"塞流""澄源""复旧"三法。故本题选D。

32. 下列各项，属黄体功能不足脾气虚证的主要症状是
   A. 月经提前，量少，色淡暗
   B. 精神倦怠
   C. 腰背酸痛
   D. 心悸失眠
   E. 少腹胀痛

   考点：排卵障碍性异常子宫出血★

   解析：黄体功能不足脾气虚证症见月经提前，或兼量多，色淡质稀，神疲肢倦，面色萎黄，气短懒言，食少纳差，舌淡，脉缓弱。A、C见于肾气虚证，D见于阴虚血热证，E见于肝郁血热证。故本题选B。

33. 闭经的治疗原则是
   A. 虚者补而通之，实者泻而通之
   B. 调理冲任气血为主
   C. 温经养血，活血行滞
   D. 急者治其标，缓者治其本
   E. 热者清之，逆者平之

   考点：闭经

   解析：闭经的中医治疗原则是虚者补而通之，实者泻而通之，虚实夹杂者当补中有通，攻中有养。故本题选A。

34. 治疗闭经气血虚弱证，应首选
   A. 一阴煎   B. 启宫丸
   C. 人参养荣汤   D. 举元煎
   E. 圣愈汤

   考点：闭经★

   解析：闭经气血虚弱证的治法为益气健脾，养血调经，代表方为人参养荣汤。故本题选C。

35. 治疗闭经气滞血瘀证，应首选
   A. 血府逐瘀汤
   B. 温经汤
   C. 膈下逐瘀汤
   D. 少腹逐瘀汤
   E. 桂枝茯苓丸

   考点：闭经★

   解析：闭经气滞血瘀证的治法为行气活血，祛瘀通经，方用血府逐瘀汤。故本题选A。

36. 黄芪建中汤治疗痛经所适用的中医证型是
   A. 气滞血瘀证   B. 寒凝血瘀证
   C. 湿热瘀阻证   D. 气血虚弱证
   E. 肝肾亏损证

   考点：痛经

   解析：痛经气血虚弱证的治法为补气养血，调经止痛，代表方为黄芪建中汤加党参、当归。A项的代表方为膈下逐瘀汤加蒲黄，B项的代表方为少腹逐瘀汤加苍术、茯苓、乌药，C项的代表方为清热调血汤加蒲公英、薏苡仁，E项的代表方为调肝汤加桑寄生、肉苁蓉。故本题选D。

37. 治疗经前期综合征肝郁气滞证，应首选的方剂是
   A. 逍遥散   B. 柴胡疏肝散
   C. 血府逐瘀汤   D. 滋水清肝饮
   E. 丹栀逍遥散

   考点：经前期综合征★

   解析：经前期综合征肝郁气滞证治宜疏肝解郁，养血调经，方用柴胡疏肝散。故本题选B。

38. 治疗绝经综合征心肾不交证，应首选的方剂是
   A. 安神定志丸
   B. 天王补心丹
   C. 加减一阴煎

D. 二至丸合二仙汤
E. 左归饮

考点：绝经综合征

解析：绝经综合征心肾不交证的治法为滋阴降火，交通心肾，代表方为天王补心丹去人参、朱砂，加太子参、桑葚。故本题选 B。

39. 下列关于宫颈癌的叙述，错误的是
    A. 高危型HPV持续感染不是宫颈癌的主要危险因素
    B. 宫颈癌Ⅱ期指肿瘤已超出宫颈子宫，但未达骨盆壁，或未达阴道下1/3
    C. 原位癌或微小浸润癌可无明显病灶
    D. 早期宫颈癌多为接触性出血或血水样阴道分泌物
    E. 宫颈刮片细胞学检查是宫颈癌筛查的主要方法

考点：宫颈癌★

解析：高危型HPV持续感染是宫颈癌发生的主要危险因素。宫颈癌Ⅱ期指肿瘤已超出宫颈，但未达盆壁，或未达阴道下1/3。原位癌或微小浸润癌可无明显病灶。宫颈癌阴道流血早期多为接触性出血或血水样阴道分泌物，晚期为不规则阴道流血。宫颈刮片细胞学检查是宫颈癌筛查的主要方法。故本题选 A。

40. 下列关于女性生殖器官肿瘤的叙述，正确的是
    A. 高危型HPV的持续感染是宫颈癌的主要危险因素
    B. 子宫肌瘤最常见的变性是红色样变
    C. 浸润性鳞状细胞浸润癌占宫颈癌的15%~20%
    D. 宫腔镜检查是确诊子宫内膜癌的主要依据
    E. 子宫肌瘤≥1个月妊娠大时，于腹部可触及

考点：女性生殖器官肿瘤★

解析：高危型HPV持续感染是宫颈癌发生的主要危险因素。子宫肌瘤常见变性有玻璃样变（最常见）、囊性变、红色样变（多见于妊娠期或产褥期）、肉瘤样变（仅0.4%~0.8%）、钙化。浸润性鳞状细胞浸润癌占宫颈癌的75%~80%；诊断性刮宫是确诊子宫内膜癌的确诊依据。子宫肌瘤≥3个月妊娠大时，于腹部可触及。故本题选 A。

41. 下列各项，不属于子宫肌瘤中医常见证型的是
    A. 气血虚弱 B. 气滞血瘀
    C. 气虚血瘀 D. 痰湿瘀阻
    E. 湿热瘀阻

考点：子宫肌瘤

解析：子宫肌瘤中医常见证型包括气滞血瘀证、痰湿瘀阻证、肾虚血瘀证、气虚血瘀证、湿热瘀阻证。故本题选 A。

42. 治疗子宫肌瘤气滞血瘀证，应首选
    A. 血府逐瘀汤
    B. 温经汤
    C. 膈下逐瘀汤
    D. 少腹逐瘀汤
    E. 桂枝茯苓丸

考点：子宫肌瘤★

解析：子宫肌瘤气滞血瘀证的治法为行气活血，化瘀消癥，方用膈下逐瘀汤。故本题选 C。

43. 葡萄胎随访应定时复查
    A. 肝功能
    B. 肾功能
    C. 血人绒毛膜促性腺激素（HCG）
    D. 甲状腺功能全项
    E. 尿常规

考点：葡萄胎

解析：葡萄胎定期随访可早期发现滋养细胞肿瘤并及时处理。随访包括：①HCG定量测定：在葡萄胎排空后每周一次直至HCG正常后3周，以后每月一次直至HCG正常后6个月，然后再每2个月一次共6个月，自第一次阴性后共计一年。②应注意月经是否规则，有无阴道异常流血、咳嗽、咯血及其他转移灶症状，并进行妇科检查，定期或必要时进行盆腔B超、X线胸片或CT检查。葡萄胎随访期间必须严格避孕6个月，推荐避孕套和口服避孕药，一般不用宫内节育器，以免穿孔或混淆子宫出血的原因。故本题选 C。

44. 子宫内膜异位症的基本病机是
    A. 肝肾亏损
    B. 肝肾阴虚
    C. 气血瘀滞
    D. 冲任不固，代脉失约，提摄无力
    E. 瘀血阻滞冲任胞宫

考点：子宫内膜异位症

解析：子宫内膜异位症以瘀血阻滞冲任胞宫为基本病机。常见病因病机有气滞血瘀、寒凝血

瘀、瘀热互结、痰瘀互结、气虚血瘀、肾虚血瘀。故本题选 E。

45. 治疗子宫内膜异位症气滞血瘀证，首选的方剂是
  A. 温经汤　　　B. 桃红四物汤
  C. 少腹逐瘀汤　D. 失笑散
  E. 膈下逐瘀汤
  考点：子宫内膜异位症★
  解析：子宫内膜异位症气滞血瘀证治宜理气活血，化瘀止痛，方用膈下逐瘀汤。故本题选 E。

46. 膈下逐瘀汤治疗子宫内膜异位症适宜的中医证型是
  A. 寒凝血瘀证　　B. 气滞血瘀证
  C. 痰瘀互结证　　D. 气虚血瘀证
  E. 肾虚血瘀证
  考点：子宫内膜异位症★
  解析：参见45题。故本题选 B。

47. 治疗不孕症，启宫丸所适用的中医证型是
  A. 肾气虚弱证　　B. 湿热内蕴证
  C. 肝气郁结证　　D. 痰湿壅阻证
  E. 瘀滞胞宫证
  考点：不孕症★
  解析：不孕症之痰湿壅阻证的治法为燥湿化痰，调理冲任，代表方为启宫丸。肾气虚弱证的治法为补肾益气，温养冲任，代表方为毓麟珠。湿热内蕴证的治法为清热除湿，活血调经，代表方为仙方活命饮加红藤、败酱草、车前子、薏苡仁。肝气郁结证的治法为疏肝解郁，养血理脾，代表方为开郁种玉汤。瘀滞胞宫证的治法为活血化瘀，调理冲任，代表方为少腹逐瘀汤。故本题选 D。

48. 毓麟珠治疗不孕症的中医证型是
  A. 瘀滞胞宫证　　B. 痰湿壅阻证
  C. 肾阳虚证　　　D. 肾气虚弱证
  E. 肾阴虚证
  考点：不孕症★
  解析：参见47题。故本题选 D。

49. 治疗不孕症瘀滞胞宫证，应首选的方剂是
  A. 桃红四物汤　　B. 桂枝茯苓丸
  C. 失笑散　　　　D. 开郁种玉汤
  E. 少腹逐瘀汤
  考点：不孕症★
  解析：参见47题。故本题选 E。

50. 下列各项，属于负压吸引术禁忌症的是
  A. 肾上腺疾患
  B. 肝肾功能异常
  C. 外阴阴道假丝酵母菌
  D. 青光眼
  E. 胃肠功能紊乱
  考点：手术流产
  解析：负压吸引术的禁忌证：①生殖器官炎症。②各种疾病的急性期或严重的全身性疾病不能耐受手术者。③术前两次体温高于37.5℃者。肾上腺疾患、肝肾功能异常、青光眼、胃肠功能紊乱为药物流产的禁忌证。故本题选 C。

【A2 型题】

51. 患者，女，25岁，已婚。平素月经规律，周期28天，现停经50天，肌内注射黄体酮停药后无阴道出血。应首先考虑的诊断是
  A. 胎盘早剥　　　B. 异位妊娠
  C. 早期妊娠　　　D. 中、晚期妊娠
  E. 前置胎盘
  考点：早期妊娠
  解析：患者为生育年龄妇女，已婚，平素月经规律，停经50天，应考虑早期妊娠。黄体酮试验，停药后未出现阴道流血，则早孕可能性大。胎盘早剥是指妊娠20周后或分娩期正常位置的胎盘在胎儿娩出前部分或全部从子宫壁剥离。异位妊娠表现为停经、腹痛、阴道流血、晕厥与休克。中、晚期妊娠表现为子宫增大，胎动，用听诊器即可在孕妇腹壁上听到胎心音，妊娠20周后经腹壁可触及胎体。前置胎盘表现为妊娠晚期或临产时发生无诱因、无痛性反复阴道流血。故本题选 C。

52. 患者妊娠50天，恶心，呕吐清水，神疲嗜睡，脘腹胀闷，舌淡苔白，脉缓滑无力。治疗应首选
  A. 小半夏加茯苓汤
  B. 白术散
  C. 橘皮竹茹汤
  D. 苏叶黄连汤
  E. 香砂六君子汤
  考点：妊娠剧吐
  解析：根据患者的症状可诊断为妊娠剧吐脾胃虚弱证，治法为健脾和胃，降逆止呕。代表方为香砂六君子汤。橘皮竹茹汤加黄连为肝胃不和证首选。故本题选 E。

**53. 患者，女，26岁，已婚。停经50天。5天

来恶心，呕吐酸水，口苦咽干，胸胁满痛，头胀而晕，舌红，苔黄，脉弦滑。尿妊娠实验（＋）。B超示：宫内早孕。其中医证型是
A. 脾胃虚弱证　　B. 肝胃不和证
C. 气滞湿阻证　　D. 肝郁气滞证
E. 阴虚肝旺证
考点：妊娠剧吐★
解析：患者已婚，停经50天，尿妊娠实验（＋），B超示宫内早孕，恶心、呕吐酸水5天，诊断为妊娠剧吐。肝胃不和，冲气上逆，故见恶心，呕吐酸水，口苦咽干，胸胁满痛，头胀而晕，舌红，苔黄，脉弦滑。辨证为肝胃不和证。故本题选B。

54. 患者，女，26岁，已婚。孕8周，阴道出血量多，伴阵发性腹痛，诊断为难免流产。应首先考虑的治疗措施是
A. 尽快清宫　　B. 卧床休息
C. 肌注抗生素　　D. 给予止血药物
E. 给予大剂量雌激素
考点：流产
解析：难免流产一旦确诊，应尽早使胚胎、胎盘组织完全排出。早期流产应行刮宫术，妊娠物送病理检查。晚期流产时因子宫较大，可用缩宫素促使子宫收缩，当胎儿和胎盘组织排出后需检查是否完全，必要时清宫。故本题选A。

55. 患者，女，31岁，已婚。停经2个月余，反复少量阴道流血18天，10天前曾下腹剧痛。现下腹坠胀。盆腔及B超检查示：子宫大小正常，右附件包块约7cm×6cm×5cm大小，尿妊娠试验可疑（＋）。应首先考虑的诊断是
A. 异位妊娠未破损型
B. 异位妊娠不稳定型
C. 异位妊娠包块型
D. 子宫内膜异位症
E. 右附件炎性包块
考点：异位妊娠★
解析：根据患者停经2个月余，反复少量阴道流血伴有腹痛，右附件有包块及尿妊娠试验可疑（＋），可首先考虑异位妊娠。患者腹痛及反复阴道流血，考虑为不稳定型。未破损型表现为短暂停经后下腹一侧隐痛，或伴呕恶等。包块型表现为输卵管妊娠破损日久，腹痛减轻或消失，盆腔有局限性包块。故本题选B。

56. 患者，女，34岁。孕29周，面目及下肢浮肿，按之凹陷，肤色浅，皮薄而光亮，倦怠无力，气短懒言，下肢逆冷，腰膝酸软，小便短少，舌淡胖边有齿痕，苔白滑，脉沉滑无力。其中医证型是
A. 阴虚肝旺证　　B. 肝风内动证
C. 气滞湿阻证　　D. 脾肾两虚证
E. 脾虚肝旺证
考点：子肿★
解析：患者妊娠29周，面目及下肢浮肿，诊断为子肿，即妊娠肿胀。脾肾两虚，水湿内停，故见倦怠无力，气短懒言，下肢逆冷，腰膝酸软，小便短少。舌淡胖边有齿痕，苔白滑，脉沉滑无力为水停于内的表现。辨证为脾肾两虚证。故本题选D。

57. 患者，女，29岁，已婚。孕8个月余，头晕头痛伴耳鸣，面部潮红，心烦失眠，口干咽燥，舌红少苔，脉弦细滑数，血压150/100mmHg。治疗应首选的方剂是
A. 羚角钩藤汤　　B. 杞菊地黄丸
C. 天麻钩藤饮　　D. 知柏地黄丸
E. 牛黄清心丸
考点：子晕★
解析：患者孕8个月余，血压150/100mmHg，头晕头痛，诊断为子晕，即妊娠眩晕。头晕头痛伴耳鸣，面部潮红，心烦失眠，口干咽燥，舌红少苔，脉弦细滑数，中医辨证为阴虚肝旺证。治法为滋阴养血，平肝潜阳，代表方为杞菊地黄丸加天麻、钩藤、石决明。故本题选B。

58. 患者产后血性恶露4周未止，量时多时少，色紫暗，夹血块，小腹疼痛拒按，舌紫暗，边尖有瘀斑、瘀点，脉沉涩。其中医证型是
A. 血瘀证　　B. 气滞证
C. 气虚证　　D. 血虚证
E. 血寒证
考点：晚期产后出血★
解析：患者产后血性恶露持续4周未止，诊断为晚期产后出血。恶露量时多时少，色紫暗，夹血块，小腹疼痛拒按，舌紫暗，边尖有瘀斑、瘀点，脉沉涩，辨证为血瘀证。故本题选A。

59. 患者，女，26岁，已婚。产后4天，高热寒战，小腹疼痛拒按，恶露量较多，色紫暗如败酱，有臭气，烦躁口渴，便结尿黄，舌红苔黄，脉洪数，诊断为产褥感染，其证型是
A. 外感风热　　B. 血瘀
C. 血虚　　　　D. 湿热
E. 感染邪毒

考点：产褥感染★

解析：产褥感染之感染邪毒证症见：产后高热寒战，小腹疼痛拒按，恶露量或多或少，色紫暗如败酱，烦躁，口渴引饮，尿少色黄，大便燥结；舌红，苔黄而干，脉数有力。治宜清热解毒，凉血化瘀。故本题选E。

60. 患者，女，30岁，已婚。产后15天，乳汁量少，清稀，乳房柔软，无胀感，神疲纳少，舌淡，脉虚细。其中医治法是
 A. 补气养血，佐以通乳
 B. 疏肝解郁，通络下乳
 C. 补益心脾，养血安神
 D. 滋肾降火，调补肝肾
 E. 温经散寒，活血通经

考点：产后缺乳★

解析：患者产后15天，乳汁量少，诊断为产后缺乳。症见乳汁清稀，乳房柔软，无胀感，神疲纳少，舌淡，脉虚细，辨证为气血虚弱证。治法为补气养血，佐以通乳，代表方为通乳丹去木通，加通草。故本题选A。

61. 患者产后1个月余，尿频伴夜尿多1周，腰膝酸软，头晕耳鸣，无尿痛，面色晦暗，舌淡，苔白滑，脉沉细无力。其中医证型是
 A. 肺脾气虚证 B. 血瘀证
 C. 气虚证   D. 气滞证
 E. 肾气亏虚证

考点：产后排尿异常

解析：患者产后1个月余，尿频伴夜尿多1周，诊断为小便频数与失禁。肾气亏虚，失于封藏、固摄，可见尿频伴夜尿多，腰膝酸软，头晕耳鸣，舌淡，苔白滑，脉沉细无力。辨证为肾气亏虚证。故本题选E。

62. 患者，女，25岁。近3天阴部瘙痒，如虫行状，灼热疼痛，带下量多，色黄呈泡沫状，臭秽，心烦少寐，胸闷呃逆，口苦咽干，小便黄赤。舌红，苔黄腻，脉滑数。治疗应首选
 A. 完带汤   B. 龙胆泻肝汤
 C. 阳和汤   D. 萆薢渗湿汤
 E. 归脾汤

考点：阴道炎症

解析：根据患者的症状可诊断为阴道炎症之湿虫滋生证，治法为清热利湿，解毒杀虫。代表方为萆薢渗湿汤加苦参、防风。龙胆泻肝汤加苦参、百部、蛇床子为肝经湿热证首选。故本题选D。

63. 患者，女，55岁。患子宫颈炎症，症见带下量多，色白质稀，清冷如水，淋沥不止，面色晦暗，腰脊酸楚，形寒肢冷，大便稀薄，尿频清长。舌质淡，苔薄白，脉沉迟。治疗首选
 A. 完带汤   B. 止带方
 C. 内补丸   D. 龙胆泻肝汤
 E. 五味消毒饮

考点：子宫颈炎症

解析：根据患者的症状可辨证为肾阳虚损证，治法为温肾助阳，涩精止带，代表方为内补丸。完带汤为脾虚湿盛证首选，止带方合五味消毒饮为热毒蕴结证首选，龙胆泻肝汤为湿热下注证首选。故本题选C。

64. 患者，女，30岁。诊断盆腔炎5天，出现神昏谵语，口渴欲饮，烦躁不宁1天，体温39℃，舌红绛，苔黄燥，脉弦细数。治疗应首选的方剂是
 A. 青蒿鳖甲汤 B. 大黄牡丹汤
 C. 清营汤   D. 五味消毒饮
 E. 白虎汤

考点：盆腔炎性疾病★

解析：患者患盆腔炎性疾病，出现高热（体温39℃），神昏谵语，口渴欲饮，烦躁不宁，舌红绛，苔黄燥，脉弦细数，可知热毒已入营血，治疗宜选清营汤加减。故本题选C。

65. 患者，女，30岁，已婚。清宫术后10天，下腹疼痛拒按，寒热往来，带下量多，色黄，臭秽，小便短赤，大便燥结，舌红有瘀点，苔黄厚，脉滑数。应首先考虑的诊断是
 A. 热毒炽盛证
 B. 湿热瘀结证
 C. 气营同病证
 D. 湿热壅阻证
 E. 气滞血瘀证

考点：盆腔炎性疾病

解析：结合患者手术史及症状可诊断为盆腔炎性疾病湿热瘀结证，其临床表现为下腹部疼痛拒按或胀满，热势起伏，寒热往来，带下量多、色黄、质稠、味臭秽，或经量增多、淋沥不止，大便溏或燥结，小便短赤；舌红有瘀点，苔黄厚，脉滑数。故本题选B。

66. 患者，女，25岁，未婚。每次行经期间，小腹冷痛拒按，得热则舒，月经量少，色暗有块，畏寒身痛，舌淡暗，苔白腻，脉沉紧。其中医辨证论治是

A. 理气活血，化瘀止痛
B. 理气行滞，化瘀止痛
C. 疏肝行气，缓急止痛
D. 温经散寒，化瘀止痛
E. 益气补血，活血止痛

考点：痛经★

解析：患者行经期间小腹冷痛，诊断为痛经。症见小腹冷痛拒按，得热则舒，月经量少，色暗有块，畏寒身痛，舌淡暗，苔白腻，脉沉紧，辨证为寒凝血瘀证。治法为温经散寒，化瘀止痛。故本题选 D。

67. 患者，女，30岁，已婚。月经稀发，肥胖，婚后未孕，带下量多，形体肥胖，多毛，四肢倦怠，胸闷泛恶，现月经停闭8个月。检查：血 HCG（-）。超声提示：子宫附件无明显异常，内膜厚7mm。舌体胖大，色淡，苔白腻，脉滑。其中医证型是

A. 寒湿凝滞证　　B. 脾肾阳虚证
C. 痰湿阻滞证　　D. 气滞血瘀证
E. 肝郁脾虚证

考点：多囊卵巢综合征★

解析：患者月经稀发，多毛，不孕，血 HCG（-），子宫附件无明显异常，内膜厚7mm，由此可诊断为多囊卵巢综合征。带下量多，形体肥胖，四肢倦怠，胸闷泛恶，舌体胖大，色淡，苔白腻，脉滑，辨证为痰湿阻滞证。故本题选 C。

68. 患者，女，28岁。近1年经前乳房、乳头胀痛，胸闷胁胀，精神抑郁，头晕目眩，烦躁易怒，舌紫暗，脉弦。其中医证型是

A. 脾肾阳虚证　　B. 肝肾阴虚证
C. 肝郁气滞证　　D. 瘀血阻滞证
E. 心脾气虚证

考点：经前期综合征★

解析：患者经前气血下注冲任血海，使肝血不足，气偏有余，肝失条达，故见经前乳房、乳头胀痛，胸闷胁胀，精神抑郁，头晕目眩，烦躁易怒，舌紫暗，脉弦。可诊断为经前期综合征肝郁气滞证。故本题选 C。

69. 患者，女，30岁，已婚。停经9周左右开始出现阴道不规则出血10余天，有时可见水泡状组织排出，下腹隐痛，呕吐剧烈，食入即吐，汤水难咽。查人绒毛膜促性腺激素值明显高于正常妊娠月份值。应首先考虑的诊断是

A. 先兆流产　　　B. 异位妊娠

C. 葡萄胎　　　　D. 难免流产
E. 不全流产

考点：葡萄胎

解析：患者停经后阴道流血，下腹痛，人绒毛膜促性腺激素值明显高于正常妊娠月份值，有时可见水泡状组织排出，妊娠呕吐，可确诊为葡萄胎。先兆流产：妊娠28周前出现少量阴道流血，下腹痛或腰背痛。妇科检查：子宫颈口未开，胎膜未破，子宫大小与停经周数相符。异位妊娠表现为停经、腹痛、阴道流血、晕厥与休克。故本题选 C。

70. 患者，女，25岁，已婚。停经35日，阴道流血1日，血 HCG＞100kU/L，诊断为葡萄胎，子宫超过孕14周大。应首选的治疗措施是

A. 清除宫腔内容物
B. 手术切除子宫
C. 先清宫再切除子宫
D. 化疗
E. 先化疗再清宫

考点：葡萄胎★

解析：患者诊断为葡萄胎，首选治疗为清宫。单纯子宫切除不能预防葡萄胎发生子宫外转移，所以极少应用，除非患者合并其他需要切除子宫的指征，绝经前妇女应保留两侧卵巢。当子宫小于妊娠14周大小时可直接切除子宫。手术后仍需定期随访。化疗一般不作常规使用。故本题选 A。

71. 患者，女，30岁。结婚2年未孕，月经规律，经期小腹胀痛，量少色暗，有血块，胸闷乳胀，舌暗，边尖有瘀点，脉涩。妇科检查：后穹隆可触及触痛性结节。治疗应首选的方剂是

A. 少腹逐瘀汤　　B. 膈下逐瘀汤
C. 桃红四物汤　　D. 理冲汤
E. 毓麟珠

考点：子宫内膜异位症★

解析：患者不孕，经期小腹胀痛，后穹隆可触及触痛性结节，可诊断为子宫内膜异位症。经期小腹胀痛，量少色暗，有血块，胸闷乳胀，舌暗，边尖有瘀点，脉涩，辨证为气滞血瘀证。治法为理气活血，化瘀止痛，代表方为膈下逐瘀汤。少腹逐瘀汤用于寒凝血瘀证，桃红四物汤合苍附导痰汤用于痰瘀互结证，理冲汤用于气虚血瘀证，毓麟珠用于不孕症肾气虚弱证。故本题选 B。

72. 患者，女，68岁。阴中有块状物脱出10年

余，劳则加剧，平卧则回纳，小腹下坠，四肢乏力，少气懒言，面色无华，舌淡，苔薄，脉虚细。妇科检查诊断为子宫脱垂。其中医辨证论治是

  A. 补益中气，升阳举陷
  B. 补肾固脱，益气升提
  C. 清热利湿，升阳固脱
  D. 益气养血，温阳固脱
  E. 补肾健脾，升阳固脱
  考点：子宫脱垂★
  解析：脾气虚，气血生化乏源，气虚推动无力，血虚充养不足，则见四肢乏力，少气懒言，面色无华；中气下陷，内脏失于托举，则见子宫脱垂；舌淡，苔薄，脉虚细均为气虚之象。辨证为中气下陷证。治宜补益中气，升阳举陷，方用补中益气汤加枳壳。故本题选 A。

73. 患者，女，49 岁，已婚。子宫颈脱出于阴道口 1 个月，劳累或向下屏气后加重，下腹下坠，神倦乏力，少气懒言，面色无华，舌淡红，苔薄白，脉缓弱。治疗应首选的方剂是

  A. 龙胆泻肝汤　　B. 五味消毒饮
  C. 补中益气汤　　D. 大补元煎
  E. 知柏地黄丸
  考点：子宫脱垂★
  解析：患者子宫颈脱出于阴道口，诊断为子宫脱垂Ⅱ度。脾气虚，气血生化乏源，气虚推动无力，血虚充养不足，则见神倦乏力，少气懒言，面色无华；中气下陷，内脏失于托举，则见子宫脱垂，劳累或向下屏气后加重，下腹下坠。舌淡红，苔薄白，脉缓弱均为中气不足的表现。辨证为中气下陷证，治法为补中益气，升阳举陷，代表方为补中益气汤加枳壳。故本题选 C。

74. 患者，女，45 岁。阴中有物脱出，久脱不复，腰酸腿软，小便频数，小腹下坠，头晕耳鸣，舌质淡，苔薄，脉沉弱。其中医证型是

  A. 中气下陷证　　B. 肾气亏虚证
  C. 肝肾阴亏证　　D. 脾胃虚弱证
  E. 气血两虚证
  考点：子宫脱垂★
  解析：患者阴中有物脱出，诊断为子宫脱垂。肾气亏虚，则见腰酸腿软，头晕耳鸣，子宫久脱不复，小便频数；舌质淡，苔薄，脉沉弱为肾气亏虚之象。辨证为肾气亏虚证。故本题选 B。

75. 患者，女，29 岁，已婚。自然流产后 5 年，近 3 年一直未孕，月经稀发，量少，偶有闭经，体重增加明显，带下量多，胸闷纳差，舌淡胖，苔白腻，脉濡滑。基础体温为单相。治疗应首先选用的方剂是

  A. 开郁种玉汤　　B. 启宫丸
  C. 温肾丸　　　　D. 养精种玉汤
  E. 毓麟丸
  考点：不孕症★
  解析：根据患者临床表现可诊断为不孕症痰湿壅阻证，治法为燥湿化痰，调理冲任，代表方为启宫丸。A 治疗肝气郁结证，C 治疗肾阳虚证，D 治疗肾阴虚证，E 治疗肾气虚弱证。故本题选 B。

【A3 型题】

(76~78 题共用题干)

  患者，女，28 岁，已婚。停经 2 个月，阴道少量出血伴小腹下坠 1 周。既往子宫肌瘤 5 年。停经后无明显不适，近 1 周少量阴道出血，色红，质黏稠，腰酸腹痛下坠。查体：T 36.1℃，P 78 次/分，R 20 次/分，BP 115/80mmHg。舌边有瘀点，脉弦滑。B 超示：宫内妊娠，胚胎存活，子宫肌瘤（4.2cm×3.6cm）。

76. 诊断是
  A. 不全流产　　B. 前置胎盘
  C. 滑胎　　　　D. 先兆流产
  E. 子痫

77. 辨证是
  A. 气血虚弱证　　B. 热毒蕴结证
  C. 脾肾两虚证　　D. 血瘀证
  E. 血热证

78. 治疗应首选
  A. 桂枝茯苓丸　　B. 胎元饮
  C. 保阴煎　　　　D. 八珍汤
  E. 五味消毒饮
  考点：流产★
  解析：试题 76 考查西医诊断。先兆流产指妊娠 28 周前出现少量阴道流血，下腹痛或腰背痛。妇科检查：子宫颈口未开，胎膜未破，子宫大小与停经周数相符。经治疗及休息后症状消失，可继续妊娠。不全流产由难免流产发展而来，部分妊娠物已排出体外，尚有部分残留在宫腔内或嵌顿于宫颈口处，影响子宫收缩，出血量多，甚至发生失血性休克。前置胎盘：妊娠晚期或临产时，发生无诱因、无痛性反复阴道流血。

阴道流血发生时间、发生次数、出血量多少与前置胎盘类型有关。凡堕胎或小产连续发生3次或3次以上者，称为"滑胎"。子痫指妊娠晚期或临产前及新产后，突然发生眩晕倒仆，昏不知人，两目上视，牙关紧闭，四肢抽搐，全身强直，须臾醒，醒复发，甚至昏迷不醒。故76题选D。试题77、78考查中医辨证论治。瘀血阻塞脉络，阻碍气血运行，终至血涌络破，排出体外，故见阴道少量出血，色红，质黏稠；气血运行受阻，不通则痛，故腰酸腹痛下坠；血行瘀滞，故舌边有瘀点，脉弦滑，辨证为血瘀证。治法为活血消癥，补肾安胎，首选桂枝茯苓丸加菟丝子、桑寄生、续断。胎元饮为气血虚弱证首选，保阴煎为血热证首选。故77题选D，78题选A。

(79～91题共用题干)

患者，女，25岁。近3天来白带增多，呈泡沫状，杂有赤带，有臭味，外阴瘙痒，头晕目胀，心烦口苦，胸胁、少腹胀痛，尿黄便结。舌质红，苔黄腻，脉弦数。

79. 应首先考虑的诊断是
  A. 滴虫阴道炎，肝经湿热证
  B. 滴虫阴道炎，湿虫滋生证
  C. 细菌性阴道病，肝经湿热证
  D. 细菌性阴道病，湿虫滋生证
  E. 外阴阴道假丝酵母菌病，脾虚湿盛证

80. 中医治疗首选
  A. 内补丸 B. 龙胆泻肝汤
  C. 五味消毒饮 D. 萆薢渗湿汤
  E. 柴胡疏肝散

81. 西医治疗首选口服药物为
  A. 己烯雌酚 B. 制霉菌素
  C. 头孢拉定 D. 甲硝唑
  E. 阿奇霉素

考点：阴道炎症★

解析：试题79考查疾病的诊断。根据患者的症状可诊断为滴虫阴道炎，可见白带多，呈灰黄色稀薄泡沫状。阴道口及外阴瘙痒，或有灼热、疼痛、性交痛等。细菌性阴道病可见分泌物增多，灰白色稀薄，有鱼腥味。性交后加重，可伴有轻度外阴瘙痒或烧灼感。外阴阴道假丝酵母菌病可见白带增多，呈白色凝乳状或豆渣样。外阴及阴道奇痒灼痛、性交痛。患者白带增多，杂有赤带，心烦口苦，胸胁、少腹

胀痛，尿黄便结，提示肝经有热，头晕目胀说明湿邪困阻，舌苔脉象与此相符，故辨证为肝经湿热证。湿虫滋生证可见阴部瘙痒，如虫行状，甚则奇痒难忍。故79题选A。试题80考查方剂的选用。滴虫阴道炎肝经湿热证的治法为清热利湿，杀虫止痒，代表方为龙胆泻肝汤加苦参、百部、蛇床子。萆薢渗湿汤为湿虫滋生证首选。故80题选B。试题81考查西医治疗。滴虫阴道炎的全身用药：口服甲硝唑；局部治疗：1%乳酸或0.5%醋酸液冲洗阴道；甲硝唑栓每晚塞入阴道，10日为一疗程。故81题选D。

【B1型题】

  A. 见红
  B. 规律宫缩，伴进行性宫颈管消失，宫口扩张和胎先露部下降
  C. 宫缩持续1分钟及以上，间歇1～2分钟
  D. 子宫收缩时间短而不恒定
  E. 清晨出现夜间消失

82. 假临产的特点是
83. 临产的特点是

考点：先兆临产、临产

解析：假临产特点是宫缩持续时间短而不恒定，宫缩强度并不逐渐增强，间歇时间长而不规律；宫颈管不短缩，宫口不扩张；常在夜间出现清晨消失；镇静剂能抑制假临产。临产开始的主要标志是规律且逐渐增强的子宫收缩，持续30秒及以上，间歇5～6分钟，并伴有进行性宫颈管消失、宫口扩张和胎先露部下降。故82题选D，83题选B。

  A. 先兆流产 B. 难免流产
  C. 不全流产 D. 完全流产
  E. 复发性流产

84. 中医称之为胎动欲堕者，是指
85. 中医称之为屡孕屡堕者，是指

考点：流产

解析：难免流产一般多由先兆流产发展而来。阴道流血增多，阵发性腹痛加重，或胎膜破裂出现阴道流水。检查示子宫颈口已扩张，有时宫颈口可见胚胎组织或羊膜囊堵塞，子宫与妊娠周数相符或略小。中医称为胎动欲堕。复发性流产中医称为屡孕屡堕或滑胎。A中医称为胎漏、胎动不安。C中医称堕胎、小产。D中医称堕胎、小产或暗产。故84题选B，85题选E。

A. 妊娠20周前阴道出血或腹痛
B. 妊娠28周阴道反复无痛性出血
C. 胎儿宫内窘迫或胎死宫内
D. 孕晚期反复无痛性阴道出血
E. 外出血，子宫软，无胎儿窘迫

86. 胎盘早剥Ⅰ级表现出的症状是
87. 前置胎盘孕晚期表现出的症状是
   考点：前置胎盘、胎盘早剥
   解析：胎盘早剥Ⅰ级：外出血，子宫软，无胎儿窘迫；Ⅱ级：胎儿宫内窘迫或胎死宫内。前置胎盘的症状为妊娠晚期或临产时发生无诱因、无痛性反复阴道流血。故86题选E，87题选D。

A. 寿胎丸
B. 胎元饮
C. 保阴煎
D. 宫外孕Ⅱ号方
E. 圣愈汤

88. 患者，女，30岁。孕45天，阴道少量流血，腰酸、腹坠痛，头晕耳鸣，两膝酸软，治疗宜选
89. 患者，女，28岁。孕20天，停经后下腹一侧隐痛，血β-HCG升高，B型超声证实输卵管妊娠但未破损。患者仍有生育要求，治疗宜选
   考点：胎动不安、异位妊娠★
   解析：患者孕45天，阴道少量流血，腰酸、腹坠痛，诊断为胎动不安；头晕耳鸣，两膝酸软，辨证为肾虚证。治法为补肾益气，固冲安胎，代表方为寿胎丸加党参、白术。患者孕20天，停经后下腹一侧隐痛，血β-HCG升高，B型超声证实输卵管妊娠但未破损，诊断为异位妊娠未破损期——胎瘀阻证。患者仍有生育要求，故行保守治疗，治法为活血化瘀，杀胚消癥，代表方为宫外孕Ⅱ号方加紫草、蜈蚣、水蛭、天花粉。故88题选A，89题选D。

A. 下乳涌泉散 B. 胎元饮
C. 寿胎丸   D. 泰山磐石散
E. 通乳丹

90. 治疗胎漏、胎动不安气血虚弱证，应首选的方剂是
91. 治疗产后缺乳气血虚弱证，应首选的方剂是
   考点：胎漏、胎动不安、产后缺乳★
   解析：胎漏、胎动不安气血虚弱证的治法为补气养血，固肾安胎，代表方为胎元饮。产后缺乳气血虚弱证的治法为补气养血，佐以通乳，代

表方为通乳丹去木通，加通草。下乳涌泉散用于产后缺乳肝郁气滞证，寿胎丸用于胎漏、胎动不安肾虚证，泰山磐石散用于滑胎气血虚弱证。故90题选B，故91题选E。

A. 卵巢   B. 阴道
C. 宫颈   D. 输卵管
E. 子宫峡部

92. 异位妊娠最常发生的部位是
93. 子宫内膜异位症最常发生的部位是
   考点：异位妊娠、子宫内膜异位症
   解析：异位妊娠依受精卵在子宫体腔外种植部位不同而分为：输卵管妊娠、卵巢妊娠、腹腔妊娠、阔韧带妊娠、宫颈妊娠，其中输卵管妊娠占95%左右。子宫内膜异位症绝大多数位于盆腔脏器和壁腹膜，以卵巢、宫底韧带最常见，其次为子宫及其他脏腹膜、阴道直肠隔等部位。故92题选D，故93题选A。

A. 养精种玉汤
B. 理中汤合四君子汤
C. 青蒿鳖甲汤
D. 生化汤
E. 桂枝汤

94. 不孕症肾阴虚证治疗选用
95. 产后关节痛血瘀证应用的方剂是
   考点：产后关节痛、不孕症★
   解析：不孕症肾阴虚证的治法为滋阴养血，调冲益精，方用养精种玉汤合清骨滋肾汤。产后关节痛血瘀证的治法为养血活络，行瘀止痛，方用生化汤加桂枝、牛膝或身痛逐瘀汤。桂枝汤主治外感风寒表虚证。故94题选A，95题选D。

A. 无色透明黏性白带
B. 白色凝乳状或豆渣样带下
C. 灰黄色泡沫状带下
D. 淘米样白带伴恶臭气味
E. 灰白色均质稀薄带下伴腥臭味

96. 细菌性阴道病白带的性状是
97. 外阴阴道假丝酵母菌病白带的性状是
   考点：阴道炎症★
   解析：细菌性阴道病的症状：分泌物增多，灰白色，稀薄，有鱼腥臭味，性交后加重，可伴有轻度外阴瘙痒或烧灼感。外阴阴道假丝酵母菌病的症状：白带增多，呈白色凝乳状或豆渣样，

外阴及阴道奇痒灼痛，性交痛。故 96 题选 E，97 题选 B。

A. 月经来潮第 7 天
B. 月经来潮第 5 天
C. 月经来潮第 3 天
D. 月经来潮第 2 天
E. 月经来潮 6 小时内

98. 为确定排卵和黄体功能，选择诊断性刮宫的时间是
99. 疑诊子宫内膜脱落不全，选择诊断性刮宫的时间是

考点：排卵障碍性异常子宫出血

解析：为确定排卵和黄体功能，应在经前 1~2 日或月经来潮 6 小时内诊刮，以判断有无排卵或黄体功能不足。疑子宫内膜不规则脱落，于月经来潮第 5 天诊刮。故 98 题选 E，99 题选 B。

A. 膈下逐瘀汤　　B. 少腹逐瘀汤
C. 两地汤　　　　B. 清热调血汤
E. 滋血汤

100. 治疗痛经寒凝血瘀证，应首选的方剂是
101. 治疗多囊卵巢综合征气滞血瘀证，应首选的方剂是

考点：痛经、多囊卵巢综合征

解析：痛经寒凝血瘀证的治法为温经散寒，化瘀止痛，代表方为少腹逐瘀汤加苍术、茯苓、乌药。多囊卵巢综合征气滞血瘀证的治法为行气活血，祛瘀通经，代表方为膈下逐瘀汤。故 100 题选 B，101 题选 A。

A. 一贯煎　　　　B. 归肾丸
C. 六味地黄丸　　D. 杞菊地黄丸
E. 人参养荣汤

102. 治疗经前期综合征肝肾阴虚证，应首选的方剂是
103. 治疗绝经期综合征肝肾阴虚证，应首选的方剂是

考点：经前期综合征、绝经期综合征

解析：经前期综合征肝肾阴虚证的治法为滋肾养肝，育阴调经，代表方为一贯煎。绝经期综合征肝肾阴虚证的治法为滋养肝肾，育阴潜阳，代表方为杞菊地黄丸去泽泻。故 102 题选 A，故 103 题选 D。

A. 清热调血汤
B. 止带方合五味消毒饮
C. 完带汤
D. 仙方活命饮
E. 大黄牡丹汤

104. 治疗盆腔炎性疾病湿热瘀结证，应首选的方剂是
105. 治疗子宫肌瘤湿热瘀阻证，应首选的方剂是

考点：盆腔炎性疾病、子宫肌瘤

解析：盆腔炎性疾病湿热瘀结证的治法为清热利湿，化瘀止痛，代表方为仙方活命饮加薏苡仁、冬瓜仁。子宫肌瘤湿热瘀阻证的治法为清热利湿，活血消癥，代表方为大黄牡丹汤加红藤、败酱草、石见穿、赤芍。故 104 题选 D，105 题选 E。

中西医结合儿科学

【A1 型题】

1. 幼儿期的年龄段范围是
   A. 出生后脐带结扎至生后满 28 日
   B. 出生至满 1 周岁
   C. 1~3 周岁
   D. 3 周岁至 6~7 岁
   E. 6~7 周岁至青春期之前
考点：年龄分期标准★
解析：出生后脐带结扎至生后满 28 日为新生儿期；出生至满 1 周岁为婴儿期；1~3 周岁为幼儿期；3 周岁后至入小学前（6~7 岁）为学龄前期，也称为幼童期；从 6~7 周岁入小学至青春期之前（一般为女 12 岁，男 13 岁）为学龄期。故本题选 C。

2. 小儿 1 岁时，头围是
   A. 38cm   B. 46cm
   C. 50cm   D. 52cm
   E. 64cm
考点：小儿体格生长指标★
解析：新生儿头围平均 34cm，在第一年的前 3 个月和后 9 个月头围都增长 6cm，故 1 岁时头围为 46cm；生后第二年头围增长减慢，2 岁时头围 48cm；5 岁时为 50cm；15 岁时头围接近成人，为 54~58cm。故本题选 B。

3. 新生儿出生时测量头围、胸围，其标准值是
   A. 头围 31cm、胸围 34cm
   B. 头围 32cm、胸围 38cm
   C. 头围 33cm、胸围 30cm
   D. 头围 34cm、胸围 32cm
   E. 头围 35cm、胸围 40cm
考点：小儿体格生长指标★
解析：新生儿头围平均 34cm，出生时胸围平均为 32cm 左右，比头围小 1~2cm，1 周岁胸围等于头围。故本题选 D。

4. 小儿前囟闭合的正常时间是
   A. 5~6 个月   B. 7~8 个月
   C. 9~11 个月   D. 12~18 个月
   E. 20~24 个月
考点：颅骨发育★
解析：前囟是额骨和顶骨边缘形成的菱形间隙，约在小儿出生后 12~18 个月闭合。故本题选 D。

5. 小儿开始更换恒牙的年龄是
   A. 2~3 岁   B. 4~5 岁
   C. 6~7 岁   D. 8~9 岁
   E. 10 岁以后
考点：牙齿发育指标
解析：2 岁以内乳牙的数目约为月龄减 4（或 6）。6~7 岁乳牙开始脱落换恒牙。故本题选 C。

6. 小儿能认识母亲的年龄是
   A. 2~5 个月   B. 4~5 个月
   C. 1~3 个月   D. 6~8 个月
   E. 2~6 个月
考点：感觉发育
解析：新生儿已有视觉感应功能，但视觉不敏锐，只能短暂注视较近处（15~20cm 内）缓慢移动的物体，可出现一时性斜视和眼球震颤，3~4 周内消失。新生儿后期视觉感知发育迅速，1 个月可凝视光源，开始有头眼协调。3~4 个月看自己的手。4~5 个月认识母亲面容，初步分辨颜色，喜欢红色。1~2 岁喜看图画，能区别形状。6 岁视深度已充分发育，视力达 1.0。故本题选 B。

7. 小儿听力发育完善是在几岁
   A. 1 岁   B. 2 岁
   C. 3 岁   D. 4 岁
   E. 5 岁
考点：感觉发育
解析：出生时中耳鼓膜有羊水潴留，听力较差；3~7 日后羊水逐渐吸收听觉已相当好；3~

4个月时头可转向声源,听到悦耳声时会微笑;
7~9个月时能确定声源,开始区别语言的意义;
1岁时听懂自己的名字;2岁后能区别不同声音;
4岁听觉发育完善。故本题选D。

8. 6~7个月的婴儿应会的运动是

　　A. 会爬　　　　　B. 扶站
　　C. 独坐　　　　　D. 独走
　　E. 独站

考点:运动发育★

解析:一般小儿3个月抬头较稳,4个月翻身,6个月时能独坐,8~9个月可用双上肢向前爬,1岁能走,2岁会跳,3岁才能快跑。故本题选C。

9. 下列特点可概括为"纯阳之体"的是

　　A. 脏腑娇嫩,形气未充
　　B. 生机蓬勃,发育迅速
　　C. 发病容易,传变迅速
　　D. 脏气清灵,易趋康复
　　E. 易寒易热,易虚易实

考点:小儿生理特点★

解析:古代医家把小儿生机蓬勃、发育迅速的特点概括为"纯阳之体"或"体禀纯阳"。故本题选B。

10. 下列各项,不属于母乳喂养优点的是

　　A. 母乳中含有最适合婴儿生长发育的各种营养素,易于消化和吸收
　　B. 母乳中含有丰富的抗体、活性细胞和其他免疫活性物质,可增强婴儿抗感染的能力
　　C. 母乳中饱和脂肪酸较多,有利于脑发育
　　D. 母乳温度及泌乳速度适宜,新鲜无细菌污染
　　E. 产后哺乳可刺激子宫收缩,促其早日恢复

考点:母乳喂养的优点★

解析:母乳喂养的优点:母乳是婴儿最适宜的天然营养品。母乳营养丰富,蛋白质、脂肪、糖的比例为1∶3∶6;母乳易于消化、吸收和利用,含有丰富的抗体和免疫活性物质,有抗感染和抗过敏的作用;母乳温度适宜、经济、卫生;母乳喂养能增进母子感情;产后哺乳可刺激子宫收缩,促其早日恢复。故本题选C。

11. 小儿辅助食品正确的添加原则是

　　A. 由少到多　　　B. 由粗到细
　　C. 有多种到一种　D. 由稠到稀

E. 天气炎热时尽快增加辅食

考点:辅助食品的添加原则

解析:添加辅食应遵照循序渐进的原则进行。原则有从少到多、由稀到稠、由细到粗、由一种到多种、天气炎热或婴儿患病时,应暂缓添加新品种。故本题选A。

12. 诊断儿科疾病,四诊中最为重要的是

　　A. 望　　　　　　B. 闻
　　C. 问　　　　　　D. 切
　　E. 触

考点:望诊

解析:望诊在儿科疾病的诊断上显得尤为重要,历代儿科医家都把望诊列为四诊之首。故本题选A。

13. 察指纹的适用年龄是

　　A. 5岁以内　　　B. 4~5岁
　　C. 4岁以内　　　D. 3~4岁
　　E. 3岁以内

考点:指纹诊查

解析:观察指纹是儿科的特殊诊法,适用于3岁以下小儿。故本题选E。

14. 下列各项,不属新生儿病理性黄疸临床特点的是

　　A. 黄疸程度较重
　　B. 出生后24小时内即出现
　　C. 黄疸可消退后复现
　　D. 黄疸持续时间较长
　　E. 黄疸10~14天消退

考点:生理性黄疸与病理性黄疸的鉴别★

解析:生理性黄疸大多在出生后2~3天出现,4~6天达高峰,10~14天消退,早产儿持续时间较长,除有轻微食欲不振外,一般无其他临床症状。若出生后24小时内出现黄疸,3周后仍不消退,甚或持续加深,或消退后复现,均为病理性黄疸。故本题选E。

15. 治疗新生儿湿热郁蒸型胎黄,应首选

　　A. 茵陈四苓散　　B. 膈下逐瘀汤
　　C. 茵陈蒿汤　　　D. 茵陈理中汤
　　E. 羚角钩藤汤合茵陈蒿汤

考点:新生儿黄疸★

解析:新生儿黄疸湿热郁蒸的治法为清热利湿退黄,方用茵陈蒿汤加味。故本题选C。

16. 疱疹性咽峡炎的病原体是

　　A. 柯萨奇A组病毒
　　B. 腺病毒

C. 肺炎链球菌
D. 金黄色葡萄球菌
E. 流感嗜血杆菌

考点：急性上呼吸道感染

解析：疱疹性咽峡炎：由柯萨奇 A 组病毒所致。好发于夏秋季。表现为急性发热，体温大多在39℃以上，流涎、咽痛等。体检时可见咽部红肿，咽腭弓、悬雍垂、软腭等处可见 2～4mm 大小的疱疹，周围红晕，疱疹破溃后形成小溃疡。病程约 1 周。故本题选 A。

17. 引起咽－结合膜热的病毒是
A. 腺病毒　　　　B. 单纯疱疹病毒
C. 柯萨奇病毒　　D. 巨细胞病毒
E. 冠状病毒

考点：急性上呼吸道感染

解析：咽－结合膜热是由腺病毒 3、7 型所致，好发于春夏季，多呈高热、咽痛、眼部刺痛。体检时可见咽部充血，一侧或两侧滤泡性眼结合膜炎，颈部、耳后淋巴结肿大。病程 1～2 周。故本题选 A。

18. 下列各项，属小儿感冒常见的兼夹证是
A. 夹湿、夹惊、夹滞
B. 夹火、夹痰、夹食
C. 夹痰、夹滞、夹惊
D. 夹风、夹痰、夹食
E. 夹寒、夹痰、夹湿

考点：急性上呼吸道感染★

解析：急性上呼吸道感染常出现夹痰、夹滞、夹惊的兼证。故本题选 C。

19. 小儿上呼吸道感染的中医辨证论治，应以何法为主
A. 清法　　　　B. 分利
C. 通腑　　　　D. 解表
E. 宣肺

考点：急性上呼吸道感染

解析：小儿急性上呼吸道感染以疏风解表为基本原则。根据不同的证型分别治以辛温解表、辛凉解表、清暑解表、清热解毒。治疗兼证，在解表基础上，分别佐以化痰、消导、镇惊之法。故本题选 D。

20. 下列各项，不属肺炎心衰诊断标准的是
A. 神志昏迷，反复惊厥
B. 呼吸突然加快，超过 60 次/分
C. 心音低钝，有奔马律，颈静脉怒张
D. 肝脏迅速增大

E. 颜面、眼睑或下肢水肿，尿少或无尿

考点：肺炎

解析：肺炎心衰诊断标准为：①心率突然加快，婴儿超过 180 次/分，幼儿超过 160 次/分。②呼吸突然加快，超过 60 次/分。③突然发生极度烦躁不安，明显发绀，皮肤苍白发灰，指（趾）甲微血管再充盈时间延长。④心音低钝，有奔马律，颈静脉怒张。⑤肝脏迅速增大。⑥颜面、眼睑或下肢水肿，尿少或无尿。具有前 5 项者即可诊断为心力衰竭。故本题选 A。

21. 治疗肺炎痰热闭肺证，应首选的方剂是
A. 银翘散合麻杏石甘汤加减
B. 华盖散
C. 沙参麦冬汤
D. 荆防败毒散
E. 五虎汤合葶苈大枣泻肺汤

考点：肺炎★

解析：肺炎痰热闭肺证的治法为清热涤痰，开肺定喘，代表方为五虎汤合葶苈大枣泻肺汤加减。银翘散合麻杏石甘汤用于肺炎风热闭肺证，华盖散用于肺炎风寒闭肺证，沙参麦冬汤用于肺炎阴虚肺热证，荆防败毒散用于风寒感冒。故本题选 E。

22. 治疗小儿肺炎首选五虎汤合葶苈大枣泻肺汤的证型是
A. 风寒闭肺　　B. 风热闭肺
C. 痰热闭肺　　D. 毒热闭肺
E. 阴虚肺热

考点：肺炎★

解析：参见 21 题。故本题选 C。

23. 小儿哮喘发作期的病机是
A. 风寒犯肺，肺气失宣
B. 外邪犯肺，肺气郁闭
C. 感受外邪，袭于肺卫
D. 风热犯肺，肺失清肃
E. 外邪袭肺，触动伏痰

考点：支气管哮喘★

解析：小儿哮喘发作期的病机关键是痰饮内伏，遇外来因素感触而发，反复不已。六淫之邪入于肺经，肺失宣肃，肺气不利，引动伏痰，痰气交阻于气道，痰随气升，气因痰阻，相互搏击而发哮喘。故本题选 E。

24. 治疗小儿寒性哮喘，应首选的方剂是
A. 小青龙汤合三子养亲汤
B. 定喘汤

C. 射干麻黄汤合都气丸
D. 麻杏石甘汤
E. 三拗汤合二陈汤
考点：支气管哮喘★
解析：小儿寒性哮喘的治法为温肺散寒，化痰定喘，代表方为小青龙汤合三子养亲汤。定喘汤或麻杏石甘汤用于热性哮喘，射干麻黄汤合都气丸用于外寒内热证。<u>故本题选 A。</u>

25. 下列各项，不属于病毒性心肌炎临床诊断依据的是
A. 心功能不全或心源性休克
B. 心脏扩大
C. 肌酸磷酸激酶同工酶升高
D. 心电图表现为窦性停搏
E. ST－T 段改变
考点：病毒性心肌炎
解析：病毒性心肌炎的临床诊断依据：①心功能不全、心源性休克或心脑综合征。②心脏扩大（X 线、超声心动图检查具有表现之一）。③心电图改变：以 R 波为主的 2 个或 2 个以上的主要导联（Ⅰ、Ⅱ、aVF、V_5）的 ST－T 改变持续 4 天以上伴动态变化，窦房传导阻滞、房室传导阻滞，完全性右或左束支阻滞，成联律、多形、多源、成对或并行性早搏，非房室结及房室折返引起的异位性心动过速，低电压（新生儿除外）及异常 Q 波。④CK－MB 升高或心肌肌钙蛋白（cTnI 或 cTnT）阳性。<u>故本题选 D。</u>

26. 治疗病毒性心肌炎风热犯心证，首选的方剂是
A. 玉屏风散　　B. 荆防败毒散
C. 葛根黄芩黄连汤　D. 银翘散
E. 生脉散
考点：病毒性心肌炎
解析：病毒性心肌炎风热犯心证的治法为清热解毒，宁心复脉，代表方为银翘散加减。玉屏风散用于支气管哮喘肺气虚弱证，荆防败毒散用于风寒感冒，葛根黄芩黄连汤用于病毒性心肌炎湿热侵心证，生脉散用于病毒性心肌炎气阴亏虚证。<u>故本题选 D。</u>

27. 小儿病毒性心肌炎痰瘀阻络证的治法是
A. 清热解毒，宁心复脉
B. 益气养阴，宁心复脉
C. 清热化湿，宁心复脉
D. 豁痰化瘀，活血通络
E. 温振心阳，宁心复脉

考点：病毒性心肌炎★
解析：病毒性心肌炎痰瘀阻络证的治法为豁痰化瘀，活血通络，代表方为瓜蒌薤白半夏汤合失笑散加减。<u>故本题选 D。</u>

28. 治疗小儿病毒性心肌炎痰瘀阻络证，应首选的方剂是
A. 银翘散加减
B. 葛根黄芩黄连汤加减
C. 炙甘草汤合生脉散加减
D. 桂枝甘草龙骨牡蛎汤加减
E. 瓜蒌薤白半夏汤合失笑散
考点：病毒性心肌炎★
解析：病毒性心肌炎痰瘀阻络证的治法为豁痰化瘀，活血通络，代表方为瓜蒌薤白半夏汤合失笑散加减。A 主治风热犯心证，B 主治湿热侵心证，C 主治气阴亏虚证，D 主治心阳虚弱证。<u>故本题选 E。</u>

29. 下列有关小儿腹泻病的西医治疗原则，错误的是
A. 调整饮食
B. 控制肠道内外感染
C. 纠正水、电解质紊乱
D. 尽早使用止泻剂
E. 加强护理，防止并发症
考点：小儿腹泻病
解析：小儿腹泻病的西医治疗原则为：①饮食疗法：调整饮食。②液体疗法：纠正水、电解质紊乱及酸碱失衡。③药物治疗：控制感染（一般不用抗生素，应合理使用液体疗法，选用微生态制剂和肠黏膜保护剂）；微生态疗法；肠黏膜保护剂。④迁延性和慢性腹泻病的治疗：积极寻找病程迁延的原因，针对病因治疗；同时作好液体疗法、营养治疗和药物疗法。<u>故本题选 D。</u>

30. 小儿腹泻病湿热泻的治法是
A. 运脾和胃，消食化滞
B. 疏风散寒，化湿和中
C. 温补脾肾，固涩止泻
D. 清肠解热，化湿止泻
E. 健脾益气，助运止泻
考点：小儿腹泻病★
解析：小儿腹泻病湿热泻的治法是清肠解热，化湿止泻，方用葛根黄芩黄连汤加减。A 用于伤食泻。B 用于风寒泻。C 用于脾肾阳虚泻。E 用于脾虚泻。<u>故本题选 D。</u>

31. 小儿腹泻病脾虚泻证的治法是
    A. 健脾和胃，消食化滞
    B. 清热化湿，健脾止泻
    C. 疏风散寒，化湿和中
    D. 清肠解热，化湿止泻
    E. 健脾益气，助运止泻
    考点：小儿腹泻病★
    解析：参见30题。故本题选E。

32. 下列各项，属于小儿急性肾小球肾炎典型表现的是
    A. 浮肿、少尿、血尿、高血压
    B. 咽痛、蛋白尿、水肿、血浆白蛋白下降
    C. 蛋白尿、血尿、心功能不全
    D. 血尿、肾区叩痛、发热
    E. 血尿、蛋白尿、尿路刺激征
    考点：急性肾小球肾炎★
    解析：急性肾小球肾炎的典型表现：浮肿、少尿、血尿；高血压。严重表现：严重的循环充血；高血压脑病；急性肾功能衰竭。故本题选A。

33. 治疗急性肾小球肾炎应用青霉素的目的是
    A. 预防肾炎复发   B. 防止交叉感染
    C. 清除残余病灶   D. 治疗并发症
    E. 治疗肾炎
    考点：急性肾小球肾炎
    解析：急性肾小球肾炎的西医治疗原则：①防治感染：有链球菌感染灶者应用青霉素10～14天，以彻底清除体内病灶中残余细菌，减轻抗原抗体反应。②利尿。③降压。故本题选C。

34. 下列哪项不是肾炎性肾病的诊断依据
    A. 血尿（2周内3次尿沉渣红细胞10个/HP）
    B. 反复出现高血压
    C. 持续低比重尿
    D. 非血容量不足所致的肾功能不全
    E. 持续低补体血症
    考点：肾病综合征
    解析：在符合单纯性肾病基础上凡具有以下四项之一或多项者属于肾炎性肾病：①2周内分别3次以上离心尿检查红细胞≥10/HP，并证实为肾小球源性血尿者。②反复或持续高血压（学龄儿童≥130/90mmHg，学龄前儿童≥120/80mmHg）并除外使用糖皮质激素等原因所致。③肾功能不全，并排除由于血容量不足等所致。④持续低补体血症。故本题选C。

35. 小儿注意力缺陷多动障碍痰火内扰证的中医治法是
    A. 清肝泻火，息风镇惊
    B. 滋阴潜阳，柔肝息风
    C. 滋阴降火，息风镇惊
    D. 清心泻火，息风镇惊
    E. 清热化痰，宁心安神
    考点：注意力缺陷多动障碍
    解析：小儿注意力缺陷多动障碍痰火内扰证的治法为清热化痰，宁心安神，代表方为黄连温胆汤加减。故本题选E。

36. 下列关于小儿营养性缺铁性贫血治疗的叙述，正确的是
    A. 口服铁剂按元素铁每日0.2～0.6mg/kg
    B. 口服铁剂的同时口服B族维生素有助铁剂吸收
    C. 血红蛋白达正常水平后应继续服用铁剂6～8周
    D. 口服铁剂最好于进餐时服药
    E. 牛奶可与铁同服，不影响铁的吸收
    考点：营养性缺铁性贫血
    解析：口服铁剂按元素铁每日2～6mg/kg，分3次口服；口服铁剂的同时口服维生素C有助铁剂吸收；血红蛋白达正常水平后应继续服用铁剂6～8周；口服铁剂最好于两餐之间服用，既减少对胃黏膜的刺激，又利于吸收；牛奶、咖啡、茶及抗酸药等与铁同服均会影响铁的吸收。故本题选C。

37. 免疫性血小板减少症血热伤络证的治法是
    A. 清热解毒，凉血止血
    B. 益气健脾，摄血养血
    C. 滋阴清热，凉血宁络
    D. 活血化瘀，理气止血
    E. 清热解毒，凉血宁络
    考点：免疫性血小板减少症★
    解析：免疫性血小板减少症血热伤络证的治法是清热解毒，凉血止血，方用犀角地黄汤加减。故本题选A。

38. 下列各项，不属过敏性紫癜临床表现的是
    A. 皮肤出血点   B. 便血
    C. 呕吐   D. 血尿、蛋白尿
    E. 关节畸形
    考点：过敏性紫癜
    解析：过敏性紫癜临床表现：①皮肤紫癜：多见于四肢及臀部，部分累及上肢、躯干、面部

少见。典型皮疹初为小型荨麻疹或紫红色斑丘疹，高出皮肤，压之不退色。重症患儿大片融合成大疱伴出血性坏死。皮疹无压痛，无痒或微痒，分批出现，新旧并存，呈对称性分布。②消化道症状：脐周或下腹部绞痛伴呕吐。约半数病儿大便潜血试验阳性，部分病儿出现便血，甚至呕血。③关节症状：多发性大关节肿痛，以膝、踝受累多见，肘、腕次之，常反复发作，关节腔内为浆液性渗出积液，数日后消失，不留畸形。④肾脏症状：多数患儿出现血尿和蛋白尿，少数重症患儿伴浮肿及高血压，为紫癜性肾炎。少数呈肾病综合征表现。⑤其他表现：中枢神经系统病变是本病潜在危险之一，偶可发生颅内出血、惊厥、昏迷、失语等。故本题选 E。

39. 下列各项，不属于皮肤黏膜淋巴结综合征诊断标准的是
　A. 不明原因发热，持续 5 天或更久
　B. 球结膜弥漫性充血
　C. 躯干部多形性充血性红斑
　D. 外周血以淋巴细胞为主，异常淋巴细胞大于 10%
　E. 颈淋巴结非化脓性肿大
考点：皮肤黏膜淋巴结综合征
解析：皮肤黏膜淋巴结综合征的诊断要点：①不明原因发热，持续 5 天或更久。②双侧球结膜弥漫性充血。③口腔及咽部黏膜弥漫充血，唇发红及干裂，并呈杨梅舌。④发病初期手足硬肿和掌跖发红，恢复期指（趾）端出现膜状脱皮或肛周脱屑。⑤躯干部多形性充血性红斑。⑥颈淋巴结非化脓性肿大。故本题选 D。

40. 下列临床表现，符合麻疹发病特点的是
　A. 遍身猩红色皮疹
　B. 热退疹出
　C. 向心性分布
　D. 最后出现于前胸及后背
　E. 热甚疹出
考点：麻疹★
解析：麻疹出疹期表现：在发热 3～4 天左右开始出疹，此时发热、呼吸道症状达高峰。皮疹先见于耳后、发际，渐次延及头面、颈部，自上而下至胸、腹、背、四肢，最后在手心、足心及鼻准部见疹点，疹点色泽红活，分布均匀，疹点多在 3 天内透发完毕。皮疹初起为玫瑰红色斑丘疹，压之退色，大小不等，稀疏分明，继而疹色加深，呈暗红色，疹间可见正常皮肤，病情严

重者皮疹可融合成片。故本题选 E。

41. 幼儿急疹的出疹特点正确的是
　A. 高热呈回归热
　B. 发热 3～5 天热退疹出
　C. 疹退后有色素沉着
　D. 皮肤以躯干、膝关节为主
　E. 白细胞总数升高
考点：幼儿急疹★
解析：幼儿急疹发热持续 3～5 天，体温多达 39℃或更高，但全身症状较轻；热退后出疹，皮疹为玫瑰红色斑丘疹，迅速遍布躯干及面部，2～3 天皮疹消失，无色素沉着及脱屑。热型属于稽留热，皮疹以躯干、腰部、臀部为主，面部及肘、膝关节等处较少。血常规检查：白细胞总数偏低，分类以淋巴细胞为主。A、C、D、E 均不正确。故本题选 B。

42. 下列出疹性急性传染病中，在发热 3～4 天后，热退疹出的是
　A. 风疹　　　　　B. 幼儿急疹
　C. 猩红热　　　　D. 麻疹
　E. 水痘
考点：幼儿急疹★
解析：出疹与发热的关系：幼儿急疹：发热 3～4 天出疹，热退疹出。风疹：发热半天～1 天出疹。猩红热：发热数小时～1 天出疹，出疹时热高。麻疹：发热 3～4 天出疹，出疹时发热更高。水痘：前驱可无症状或仅有轻微症状，可见低热或中等程度发热、头痛、全身不适、乏力、食欲减退、咽痛等，持续 1～2 天。故本题选 B。

43. 可出现草莓舌的疾病是
　A. 贫血　　　　　B. 结核
　C. 猩红热　　　　D. 维生素 A 缺乏
　E. 慢性萎缩性胃炎
考点：猩红热★
解析：猩红热病初舌苔白，舌尖和边缘红肿，突出的舌乳头也呈白色，称为"白草莓舌"。起病 4～5 天时，白苔脱落，舌面光滑鲜红，舌乳头红肿突起，称红草莓舌。故本题选 C。

44. 猩红热发热和出疹的时间是
　A. 发热 3～4 天出疹
　B. 发热数小时～1 天出疹
　C. 发热 1/2～1 天出疹
　D. 发热 4～5 天出疹

E. 发热6~7天出疹

考点：猩红热

解析：猩红热一般在数小时~1天出疹，出疹时热高，2~3天遍布全身。A为麻疹、幼儿急疹的出疹时间，C为风疹的出疹时间。故本题选B。

45. 手足口病的主要病原体是
   A. 呼吸道合胞病毒
   B. 肺炎双球菌
   C. 柯萨奇病毒A组型
   D. 肺炎支原体
   E. 疱疹病毒

考点：手足口病★

解析：手足口病是由感受手足口病时邪（柯萨奇病毒A组）引起的发疹性传染病，临床以手足肌肤、口咽部发生疱疹为特征。故本题选C。

46. 流行性腮腺炎主要侵犯的经脉是
   A. 足厥阴肝经   B. 足少阳胆经
   C. 足太阳膀胱经 D. 足阳明胃经
   E. 足少阴肾经

考点：流行性腮腺炎

解析：流行性腮腺炎为感受风温时邪，从口鼻而入，侵犯足少阳胆经，邪毒壅阻于足少阳经脉，与气血相搏，凝结于耳下腮部所致。故本题选B。

47. 蛔虫成虫可引起的最常见的症状是
   A. 脐周腹痛   B. 恶心呕吐
   C. 寐中磨牙   D. 烦躁易怒
   E. 嗜食泥土

考点：蛔虫病

解析：蛔虫成虫引起的症状：症状的轻重不但取决于蛔虫数目的多少，而且与蛔虫所在部位和状态有关。患者常腹痛，位于脐周，不剧烈，喜按揉，部分病人烦躁易惊或磨牙。故本题选A。

48. 治疗蛔厥证应首选的方剂是
   A. 使君子散   B. 乌梅丸
   C. 肥儿丸   D. 资生健脾丸
   E. 八珍汤

考点：蛔虫病★

解析：治疗蛔厥证首选乌梅丸安蛔定痛，继以驱虫。使君子散用于治疗蛔虫证。肥儿丸用于治疗疳积。资生健脾丸用于治疗疳气。八珍汤可用于治疗干疳。故本题选B。

49. 下列各项，不属于心搏呼吸骤停临床表现的是
   A. 突然昏迷
   B. 大动脉搏动消失
   C. 心音消失
   D. 呼吸停止或严重呼吸困难
   E. 瞳孔缩小

考点：心搏呼吸骤停

解析：心搏呼吸骤停临床表现为突然昏迷、大动脉搏动消失、心音消失或心跳过缓、瞳孔扩大、呼吸停止或严重呼吸困难等。E多见有机磷杀虫药中毒。故本题选E。

50. 一般心肺复苏的正确步骤是
   A. 胸外按压，通畅气道，建立呼吸，药物治疗
   B. 建立呼吸，通畅气道，胸外心脏按压
   C. 先口对口人工呼吸，再胸外心脏按压，心腔内注射药物
   D. 先胸外按压恢复心跳，再口对口呼吸及药物治疗
   E. 先心腔内注射药物恢复心跳，再进行口对口呼吸及胸外心脏按压

考点：心肺复苏

解析：心肺复苏的一般步骤为胸外按压，通畅气道，建立呼吸，药物治疗。故本题选A。

51. 婴儿心肺复苏操作过程中，胸部按压的幅度是
   A. 2cm   B. 3cm
   C. 4cm   D. 5cm
   E. 6cm

考点：心肺复苏★

解析：婴儿心肺复苏术方法是患儿仰卧于硬板床上，两拇指放置于胸骨下1/3处，其余四指环绕胸廓，按压时仅拇指用力。按压幅度婴儿约为4cm，儿童约为5cm。故本题选C。

52. 小儿厌食脾失健运证的中医治法是
   A. 调和脾胃，运脾开胃
   B. 健脾益气，佐以助运
   C. 滋脾养胃，佐以助运
   D. 健脾助运，消食化滞
   E. 消乳化食，和中导滞

考点：厌食★

解析：小儿厌食脾失健运证的治法为调和脾胃，运脾开胃，代表方为不换金正气散加减。故本题选A。

53. 下列各项中，不属于惊风八候的是
   A. 搐　　　　　B. 摇
   C. 搦　　　　　D. 引
   E. 反
   考点：急惊风★
   解析：惊风八候为搐、搦、掣、颤、反、引、窜、视。故本题选B。

【A2型题】

54. 患儿精神稍差，皮肤干燥，弹性尚可。眼窝、前囟轻度凹陷，口唇黏膜稍干，尿量减少。其脱水程度初步判断是
   A. 轻度脱水　　B. 中度脱水
   C. 重度脱水　　D. 极重度脱水
   E. 无脱水
   考点：脱水程度的判断
   解析：轻度脱水：患儿精神正常或稍差；皮肤稍干燥，弹性尚可；眼窝、前囟轻度凹陷；哭时有泪；口唇黏膜稍干；尿量稍减少。中度脱水：患儿精神萎靡或烦躁不安，皮肤干燥、弹力差；眼窝、前囟明显凹陷；哭时泪少；口唇黏膜干燥；四肢稍凉，尿明显减少，脉搏增快，血压稍降或正常。重度脱水：患儿呈重病容，精神极度萎靡，表情淡漠，昏睡甚至昏迷；皮肤灰白或有花纹，干燥、失去弹性；眼窝、前囟深度凹陷，闭目露睛；哭时无泪；舌无津，口唇黏膜极干燥；因血容量明显减少可出现休克症状等。故本题选A。

55. 足月女婴，25天。出生后2周出现身黄，目黄，其色晦暗，持续不退，精神倦怠，四肢欠温，不欲吮乳，大便溏薄，小便短少，舌质偏淡，舌苔白腻。治疗应首先考虑的方剂是
   A. 茵陈理中汤　　B. 茵陈蒿汤
   C. 血府逐瘀汤　　D. 茵陈四苓汤
   E. 茵陈四逆汤
   考点：新生儿黄疸★
   解析：足月儿，25天出现黄疸，可诊断为病理性黄疸。寒湿蕴阻脾胃，肝胆疏泄失常而出现面目皮肤发黄，其色晦暗，持续不退。湿阻脾胃，脾失健运而见不思乳食。舌质偏淡，舌苔白腻为湿阻脾胃之象。辨证为寒湿阻滞证，治法为温中化湿退黄，方用茵陈理中汤加味。故本题选A。

56. 患儿，3岁。发热，恶风，有汗，鼻流浊涕，咽红肿痛，舌质红，舌苔黄，指纹浮紫，兼见咳嗽较剧，痰多，喉间痰鸣。其中医治法是
   A. 辛温宣肺，化痰止咳
   B. 辛凉宣肺，清热化痰
   C. 辛凉解表，清肺化痰
   D. 辛温解表，宣肺化痰
   E. 清热涤痰，开肺定喘
   考点：急性上呼吸道感染
   解析：根据患儿临床表现诊断为风热感冒夹痰。治法为辛凉解表，清肺化痰。故本题选C。

57. 患儿，2岁。发热烦躁，咳嗽喘促，呼吸困难，气急鼻扇，喉间痰鸣，面赤口渴，吐痰，舌质红，舌苔黄厚腻，指纹紫滞。其证候是
   A. 风寒闭肺证　　B. 风热闭肺证
   C. 痰热闭肺证　　D. 毒热闭肺证
   E. 阴虚肺热证
   考点：肺炎
   解析：患儿发热、咳嗽、呼吸困难，诊断为肺炎。气急鼻扇，喉间痰鸣，面赤口渴，舌质红，舌苔黄厚腻，指纹紫滞，辨证为痰热闭肺证。故本题选C。

58. 支气管哮喘患儿，症见喘促气短，语声低微，面色㿠白，自汗畏风，咳痰清稀色白，鼻流清涕，舌淡苔白，脉细弱。治疗应首选的方剂是
   A. 麻杏石甘汤　　B. 桑菊饮
   C. 竹叶石膏汤　　D. 玉屏风散
   E. 补肺汤
   考点：支气管哮喘★
   解析：根据患儿临床表现诊断为支气管哮喘之肺气虚弱证，治法为补肺固表，代表方为玉屏风散加减。故本题选D。

59. 支气管哮喘患儿，症见倦怠无力，食少便溏，面色萎黄无华，痰多而黏，咳吐不爽，胸脘满闷，恶心纳呆，舌质淡苔白腻，脉细弱。治疗应首选的方剂是
   A. 四君子汤　　B. 十全大补汤
   C. 六君子汤　　D. 苓桂术甘汤
   E. 补中益气汤
   考点：支气管哮喘★
   解析：根据患儿临床表现诊断为支气管哮喘之脾气虚弱证，治法为健脾化痰，代表方为六君子汤加减。故本题选C。

60. 患儿，2岁。患疱疹性口炎，舌上、舌边溃烂，色赤疼痛，烦躁多啼，小便短黄，舌尖红，苔薄黄。治疗应首先考虑的方剂是
   A. 凉膈散　　B. 泻心导赤散

C. 清热泻脾散　　D. 清胃散
E. 泻黄散

考点：疱疹性口炎

解析：患儿心火上炎舌窍，则舌上、舌边溃烂，色赤疼痛；心火炽盛，热扰心神，则烦躁多啼；热盛伤津，则小便短黄；舌尖红，苔薄黄均为火热内盛之象。辨证为心火上炎症，治法为清心泻火，方用泻心导赤散加减。故本题选 B。

61. 患儿，男，3岁。腹泻2天，大便如蛋花汤样，泻下急迫，气味臭秽，食欲不振，发热烦躁，口渴，小便短黄，舌质红，苔黄腻，指纹紫。其证型是
    A. 伤食泻　　　　B. 寒湿泻
    C. 风寒泻　　　　D. 湿热泻
    E. 脾虚泻

考点：小儿腹泻病★

解析：患儿腹泻2天，诊断为小儿腹泻病。湿热之邪，蕴结肠胃气机，下注大肠，传化失司，故泻下稀如蛋花汤样，气味秽臭。热性急迫，湿热交蒸，壅遏胃肠气机，故泻下急迫，量多。湿热困脾胃，故纳差食少。伴有外感，则有发热，热重于湿者，故口渴。湿热在下，则小便短黄。舌质红，苔黄腻，指纹紫为湿热内蕴之象。故辨证为湿热泻。故本题选 D。

62. 患儿，男，6岁。西医确诊为急性肾小球肾炎。病程第9日，症见肢体浮肿，尿少，咳嗽气急，喘息不得平卧，心悸，胸闷，口唇青紫，脉细无力。其证型是
    A. 水凌心肺　　　B. 湿热内侵
    C. 邪陷厥阴　　　D. 水毒内闭
    E. 风水相搏

考点：急性肾小球肾炎

解析：患儿体内水邪泛滥，则肢体浮肿，尿少；水邪上凌心肺，损及心阳，闭阻肺气，心失所养，肺失肃降，则咳嗽气急，喘息不得平卧，心悸，胸闷，口唇青紫，脉细无力。辨证为水凌心肺证。故本题选 A。

63. 患儿，8岁。患感冒1周未愈。昨起水肿从眼睑开始，继而四肢、全身，颜面为甚，舌苔薄白，脉浮。治疗应首先考虑的方剂是
    A. 越婢加术汤
    B. 麻黄汤
    C. 麻黄连翘赤小豆汤
    D. 五皮饮
    E. 实脾散

考点：急性肾小球肾炎★

解析：患儿1周前有外感疾病，继而出现浮肿，考虑为急性肾小球肾炎。感受风寒，肺气失宣，风水相搏，流溢肌肤，出现全身水肿。辨证为风水相搏证，治以疏风宣肺，利水消肿，方用麻黄连翘赤小豆汤合五苓散加减。故本题选 C。

64. 患儿，6岁。全身浮肿，面目为著，尿量减少，面白身重，气短乏力，纳呆便溏，自汗出，易感冒，偶伴上气喘息，咳嗽，舌质淡胖，脉虚弱。其中医治法是
    A. 温阳逐水，泻肺宁心
    B. 益气养阴，利水消肿
    C. 疏风解表，利水消肿
    D. 温肾健脾，利水消肿
    E. 益气健脾，宣肺利水

考点：肾病综合征★

解析：根据患儿临床表现可诊断为肾病综合征之肺脾气虚证，治法为益气健脾，宣肺利水，代表方为防己黄芪汤合五苓散加减。故本题选 E。

65. 病毒性脑炎患儿，出现高热，头痛，恶心呕吐，神志不清，喉中痰鸣，颈项强直，烦躁不安，肢体抽搐，舌红绛，苔黄腻，脉数。治疗应首选的方剂是
    A. 龙胆泻肝汤　　B. 镇肝息风汤
    C. 犀角地黄汤　　D. 清瘟败毒饮
    E. 羚角钩藤汤

考点：病毒性脑炎

解析：根据患儿临床表现可诊断为病毒性脑炎之痰热壅盛证。治法为泻火涤痰，代表方清瘟败毒饮加减。故本题选 D。

66. 患儿，7岁。多动难静，急躁易怒，冲动任性，神思涣散，动作笨拙，注意力不集中，五心烦热，记忆力差，腰酸乏力，大便闭结，舌红，苔薄，脉弦细。治疗应首选的方剂是
    A. 知柏地黄丸　　B. 杞菊地黄丸
    C. 六味地黄丸　　D. 金匮肾气丸
    E. 河车八味丸

考点：注意力缺陷多动障碍

解析：根据患儿临床表现诊断为注意力缺陷多动障碍之肝肾阴虚证，治法为滋养肝肾，平肝潜阳，代表方为杞菊地黄丸加减。故本题选 B。

67. 患儿，女，10岁。皮肤瘀点瘀斑5天，色红鲜明，密集成片，面红目赤，心烦口渴，便秘尿少，时有鼻衄，舌红苔黄，脉数。血小板 70×

$10^9/L$。中医辨证是

A. 血热伤络证　　B. 气不摄血证
C. 气滞血瘀证　　D. 阴虚火旺证
E. 湿热伤脾证

考点：免疫性血小板减少症

解析：患儿皮下瘀点，鼻衄，血小板减少，出血时间延长，诊断为免疫性血小板减少症。血热伤络证可见起病急骤，皮肤出现瘀斑瘀点，色红鲜明，常密集成片，伴鼻衄，面红目赤，心烦口渴，便秘尿少，舌红苔黄，脉数。气不摄血证可见皮肤、黏膜瘀斑瘀点反复发作，色青紫而暗淡，伴鼻衄齿衄，神疲乏力，面色萎黄或苍白无华，食欲不振，大便溏泄，头晕心悸等。故本题选 A。

68. 患儿，10 岁。2 天前臀部及双下肢皮肤出现紫癜，伴腹痛阵作，口臭纳呆，腹胀便秘，今日出现便血。舌红，苔黄，脉滑数。其证型是

A. 血热妄行　　B. 胃肠积热
C. 风热伤络　　D. 肝肾阴虚
E. 气虚血瘀

考点：过敏性紫癜

解析：患儿臀部及双下肢皮肤出现紫癜，且伴随消化道症状，可诊断为过敏性紫癜。胃肠积热，迫血妄行，外溢皮肤孔窍而见紫癜及便血，胃肠积热影响气机运行可见腹痛阵作，口臭纳呆，腹胀便秘。舌红，苔黄，脉滑数均为热象。辨证为胃肠积热证。故本题选 B。

69. 患儿，8 个月。未及时添加辅食和维生素 D。近 1 个月来，多汗夜惊，烦躁不安，颅骨软化，前囟开大，乳牙未萌，发稀枕秃。治疗选用维生素 D 的剂量是

A. 每日 1000U　　B. 每周 1500U
C. 每月 2000U　　D. 每日 200U
E. 每日 3000U

考点：维生素 D 制剂的用药方法

解析：患儿 8 个月，除有维生素 D 缺乏性佝偻病初期的临床表现外，还出现颅骨软化，前囟开大，乳牙未萌的骨骼改变，由此可诊断为激期。初期（轻度），维生素 D 每日 1000～2000U。激期（中、重度），每日口服 3000～6000U。故本题选 E。

70. 患儿，2 岁。发热 4 天，持续不退，起伏如潮，每潮一次，疹随外出，依序而现，疹点细小，由疏转密，触之碍手，疹色先红后暗红，烦渴嗜睡，咳嗽增多，舌质红，苔薄黄，脉洪数。治疗应首先考虑的方剂是

A. 宣毒发表汤　　B. 青蒿鳖甲汤
C. 清解透表汤　　D. 犀角地黄汤
E. 沙参麦冬汤

考点：麻疹

解析：根据患儿症状可诊断为麻疹。麻疹时邪与风邪相合，侵袭肺卫，郁阻于脾，外泄于肌肤而见麻疹。邪毒由表入里，肺失宣肃而见咳嗽增多。正邪相争而见发热，热退伤津见烦渴嗜睡。舌脉均为邪入肺胃的表现。辨证为邪入肺胃证，治以清热解毒，佐以透发，方用清解透表汤加减。A 用于邪犯肺卫证。B 用于阴虚内热证。D 用于热入血分证。E 用于麻疹收没期。故本题选 C。

71. 患儿，2 岁。发热 1 天出疹。皮疹初起细小淡红，后转鲜红，疹点密集，伴壮热口渴，燥热不宁，大便秘结，舌红，苔黄，脉洪数。治疗应首选的方剂是

A. 化斑解毒汤　　B. 透疹凉解汤
C. 银翘散　　D. 清营汤
E. 白虎汤

考点：风疹

解析：患儿发热 1 天出疹，皮疹初起细小淡红，后转鲜红，疹点密集，可诊断为风疹。由壮热口渴，燥热不宁，大便秘结，舌红，苔黄，脉洪数，辨证为邪入气营证。治法为清热解毒，凉血透疹，代表方为透疹凉解汤加减。故本题选 B。

72. 患儿，8 岁。发热伴皮疹 3 天。皮疹呈向心性分布，躯干部多，四肢远端、手掌、足底较少。斑、丘、疱疹和结痂同时存在，疱疹形似露珠水滴，壁薄易破，周围有红晕，发热为 38℃ 左右。应首先考虑的诊断是

A. 手足口病　　B. 风疹
C. 水痘　　D. 丘疹样荨麻疹
E. 脓疱疮

考点：水痘★

解析：典型水痘：出疹期皮疹初为红斑疹，后变为深红色丘疹，再发展为疱疹。位置表浅，形似露珠水滴，椭圆形，壁薄易破，周围有红晕，皮疹呈向心分布，先出现于躯干和四肢近端，继为头面部、四肢远端、手掌、足底较少。皮疹分批出现，同一时期可见斑疹、丘疹、疱疹、结痂并见。本患儿症状与之相符，可诊断为水痘。故本题选 C。

73. 患儿，3 岁。低热恶寒，鼻塞流涕，全身皮肤成批出疹，为红色斑疹和斑丘疹，继有疱疹，疱浆清亮，头面、躯干多见，舌红苔薄白，脉浮数。其诊断是
　　A. 风疹，邪郁肺卫证
　　B. 麻疹，见形期
　　C. 幼儿急疹，肺卫蕴热证
　　D. 猩红热，邪侵肺胃证
　　E. 水痘，邪郁肺卫证
考点：水痘★

解析：水痘起病较急，可有发热、头痛、全身倦怠等前驱症状。在发病24小时内出现皮疹，迅即变为米粒至豌豆大的圆形紧张水疱，周围明显红晕，有的水疱中央呈脐窝状，皮疹先发于躯干，逐渐波及头面部及四肢，呈向心性分布。此患儿有疱疹且疱浆清亮即为水痘的典型特点，故可明确此患儿的诊断为水痘。患儿的低热恶寒症状及舌脉可辨证为邪郁肺卫证。故本题选 E。

74. 患儿，4 岁。发热，流涕咳嗽，纳差恶心，1天后口腔内出现疱疹，伴疼痛流涎，手足心部出现米粒大小的疱疹，分布稀疏，疹色红润，根盘红晕不著，疱液清亮，舌质红，苔薄黄腻，脉浮数。其中医证型是
　　A. 湿热蒸盛证　　B. 邪犯肺脾证
　　C. 热瘀肝胆证　　D. 毒邪内闭证
　　E. 邪郁肺卫证
考点：手足口病

解析：时邪疫毒由口鼻而入，内侵肺脾。邪毒初犯，肺气失宣，卫阳被遏，脾气失健，胃失和降，则见发热，流涕咳嗽，纳差恶心；邪毒蕴郁，气化失司，水湿内停，与毒相搏，外透肌表，则发疱疹。感邪轻者，疱疹仅限于手足肌肤及口咽部，分布稀疏，疹色红润，根盘红晕不著，疱液清亮，舌质红，苔薄黄腻，脉浮数为邪毒初犯之象。综上，辨证为邪犯肺脾证。故本题选 B。

75. 患儿，5 岁。轻微发热 2 天，双侧耳根部漫肿疼痛，边缘不清，触之痛甚，咀嚼不便，咽红，舌质红，苔薄黄，脉浮数。诊断为流行性腮腺炎。其中医证型是
　　A. 邪侵肺卫证　　B. 邪犯少阳证
　　C. 毒邪内闭证　　D. 热毒炽盛证
　　E. 邪犯肺脾证
考点：流行性腮腺炎★

解析：外感风温时邪，侵于足少阳胆经。邪毒循经上攻腮颊，与气血相搏结，则致耳下腮部漫肿疼痛，边缘不清，触之痛甚，咀嚼不便。邪毒在表，则见发热，咽红，舌质红，苔薄黄，脉浮数等风热表证。综上，辨证为邪犯少阳证。故本题选 B。

76. 患儿，5 岁。突然高热，恶心呕吐，血压 90/60mmHg。神志昏迷，反复惊厥，四肢不温，肛门拭子查到脓血。舌质红，苔黄，脉数。应首先考虑的诊断是
　　A. 中毒型细菌性痢疾，休克型
　　B. 中毒型细菌性痢疾，脑型
　　C. 中毒型细菌性痢疾，肺型
　　D. 中毒型细菌性痢疾，混合型
　　E. 中毒型细菌性痢疾，普通型
考点：中毒型细菌性痢疾

解析：患儿突然高热，神志昏迷，反复惊厥，肛门拭子查到脓血，可诊断为中毒型细菌性痢疾。休克型以周围循环衰竭为主要表现。轻者早期可见精神萎靡、面色苍白、肢端发凉，脉压变小，脉搏细数，呼吸加快，心率增快，心音低钝。重者可见神志模糊或昏迷，面色苍灰，四肢湿冷，血压下降或测不到，脉搏微弱或摸不到，皮肤花纹，口唇紫绀，可伴心、肺、肾脏以及血液系统等功能障碍。脑型以神志改变、反复惊厥为主要表现。早期表现为萎靡、嗜睡、烦躁交替出现，继而频繁抽搐，神志昏迷，呼吸节律不整，叹息样呼吸、下颌呼吸等。瞳孔大小不等，对光反射迟钝或消失，视乳头水肿，眼底动脉痉挛。肺型又称呼吸窘迫综合征，以肺微循环障碍为主，常在中毒性痢疾脑型或休克型基础上发展而来，病情危重，病死率高。混合型为以上三型症状先后出现或同时存在，由于全身严重的微循环障碍，重要器官的血流灌注锐减，是最为凶险的类型，病死率高。综上，此患儿可诊断为脑型。故本题选 B。

77. 患儿，6 岁。突然高热，恶心呕吐，血压 90/60mmHg，神志昏迷，反复惊厥，四肢不温，肛门拭子查到脓血便。舌质红，苔黄，脉数。治疗应首选的方剂是
　　A. 参附龙牡救逆汤　　B. 独参汤
　　C. 黄连解毒汤　　D. 清瘟败毒饮
　　E. 甘露消毒丹
考点：中毒型细菌性痢疾

解析：根据患儿临床表现可诊断为中毒型细

菌性痢疾之毒邪内闭证,治法为清肠解毒,泄热开窍,代表方为黄连解毒汤加味。故本题选C。

78. 患儿,4岁。脐周腹痛,时作时止,形体消瘦,饮食不振,面色萎黄,睡眠不安,夜间磨牙,面部可见淡白色斑,巩膜有蓝色斑点。粪便镜检有蛔虫卵。治疗应首选的方剂是

A. 甘露消毒丹　　B. 普济消毒饮
C. 使君子散　　　D. 乌梅丸
E. 健脾丸

考点:蛔虫病

解析:根据患儿临床表现可诊断为蛔虫病之蛔虫证,治法为驱蛔杀虫,调理脾胃,代表方为使君子散加减。故本题选C。

79. 患儿,2岁。咳嗽2周,早晚咳嗽,活动后加重,干咳为主,痰少,鼻塞,流涕喷嚏。舌红苔薄白,脉浮数。其中医证型是

A. 肝火犯肺　　　B. 风伏肺络
C. 痰热郁肺　　　D. 痰湿蕴肺
E. 阴虚肺燥

考点:慢性咳嗽★

解析:根据患者的症状可辨证为风伏肺络证,其临床表现为久咳,早晚咳嗽为主,遇冷空气或活动后加重,干咳为主,痰少,鼻塞,喷嚏,清嗓,舌质淡红,苔薄白,脉浮数。过敏体质,多有过敏性疾病家族史。故本题选B。

80. 患儿,4岁。咳嗽1周,痰多壅盛,色白而稀,喉间痰声辘辘,胸闷,神乏困倦,纳呆,舌淡,苔白腻,脉滑。其中医证型是

A. 肺脾气虚　　　B. 肝火犯肺
C. 痰湿蕴肺　　　D. 风伏肺络
E. 痰热郁肺

考点:慢性咳嗽★

解析:参见79题。故本题选C。

81. 患儿,5岁。近3日来脘痛胀痛,疼痛拒按,不思乳食,嗳腐吞酸,时有呕吐,吐物酸馊,腹痛欲泻,泻后痛减,矢气频作,粪便秽臭,夜卧不安,舌淡红,苔厚腻,脉象沉滑。治疗应首选的方剂是

A. 小建中汤合理中丸
B. 大承气汤
C. 香砂平胃散
D. 少腹逐瘀汤
E. 养脏散

考点:腹痛

解析:根据患儿临床表现诊断为腹痛之乳食积滞证,治法为消食导滞,行气止痛,代表方为香砂平胃散加减。小建中汤合理中丸用于脾胃虚寒证,大承气汤用于胃肠热结证,少腹逐瘀汤用于气滞血瘀证,养脏散用于腹部中寒证。故本题选C。

82. 患儿,男,2岁。大便干硬,排出困难,伴面红身热,口干口臭,腹胀腹痛,小便短赤,舌质红,苔黄燥,脉滑数,指纹紫滞。治疗首选

A. 六磨汤　　　　B. 麻子仁丸
C. 润肠丸　　　　D. 枳实导滞丸
E. 黄芪汤

考点:便秘

解析:根据患儿的症状可辨证为便秘燥热内结证,治法为清热导滞,润肠通便,代表方为麻子仁丸加减。六磨汤为气机郁滞证首选,润肠丸合黄芪汤为气血亏虚证首选,枳实导滞丸为乳食积滞证首选。故本题选B。

【A3型题】

(83~85题共用题干)

患儿,男,6岁。3天前外出后感受风寒,当晚出现喘息、气促症状。现症:咳嗽气促,喉间哮鸣,咳痰清稀色白,形寒无汗,鼻流清涕,面色晦滞带青,四肢不温,口不渴。查体:双肺可闻及散在哮鸣音,呼气相延长。舌淡红,苔薄白,脉浮滑。

83. 其诊断是

A. 支气管哮喘
B. 支气管肺炎
C. 急性上呼吸道感染
D. 反复呼吸道感染
E. 急性支气管炎

84. 治法是

A. 辛温解表
B. 健脾益气,补肺固表
C. 降气化痰,补肾纳气
D. 温肺散寒,化痰定喘
E. 回阳固脱,温肺平喘

85. 治疗应首选

A. 三拗汤
B. 玉屏风散
C. 大青龙汤
D. 麻杏石甘汤合苏葶丸
E. 小青龙汤合三子养亲汤

考点：支气管哮喘★

解析：试题83考查西医诊断。根据患者的症状可诊断为支气管哮喘。诊断要点：①反复发作的喘息、气促、胸闷或咳嗽，多与接触变应原、冷空气、物理或化学性刺激、病毒性上下呼吸道感染、运动等有关。②发作时双肺可闻及散在或弥漫性以呼气相为主的哮鸣音，呼气相延长。③支气管舒张剂有显著疗效。④除外其他疾病引起的喘息、气促、胸闷或咳嗽。⑤对于症状不典型的患儿，同时在肺部闻及哮鸣音者，可酌情采用支气管舒张试验协助诊断，若阳性可诊断为哮喘。支气管肺炎：起病急，发病前多数有上呼吸道感染表现。以发热、咳嗽、气促为主要症状。气促加重，可出现呼吸困难，表现为鼻翼扇动、点头呼吸、三凹征等。肺部体征早期可不明显或仅有呼吸音粗糙，以后可闻及固定的中、细湿啰音。<u>故83题选A</u>。试题84、85考查中医辨证论治。根据患者临床表现辨证为寒性哮喘，治法为温肺散寒，化痰定喘，首选小青龙汤合三子养亲汤加减。<u>故84题选D，85题选E</u>。

（86～88题共用题干）

患儿，男，6岁。水肿、尿色红2天入院。伴烦热口渴，头身困重。查体：T 37.6℃，P 80次/分，R 20次/分，BP 160/90mmHg。精神萎靡，双下肢指压痕阳性。颜面眼睑水肿，心肺听诊无异常。尿常规有红细胞（＋＋＋），蛋白（＋），半月前患过扁桃体炎。舌质红，苔黄腻，脉滑数。尿常规：尿蛋白（＋＋），红细胞8～10/HP。血常规：白细胞计数 $5×10^9$/L，血沉112mm/L。肾功能：尿素氮26.2mmol/L，血肌酐400μmol/L。ASO：800U。

86. 首先考虑的诊断是
    A. 急性肾盂肾炎
    B. 急进性肾炎
    C. 病毒性肾炎
    D. 肾病综合征
    E. 急性肾小球肾炎
87. 治法是
    A. 清热利湿，凉血止血
    B. 益气健脾，宣肺利水
    C. 平肝泻火，清心利水
    D. 疏风宣肺，利水消肿
    E. 清热利湿
88. 治疗应首选

A. 麻黄连翘赤小豆汤合五苓散
B. 龙胆泻肝汤合羚角钩藤汤
C. 五味消毒饮合小蓟饮子
D. 防己黄芪汤合五苓散
E. 八正散

考点：急性肾小球肾炎★

解析：试题86考查西医诊断。根据患儿临床表现诊断为急性肾小球肾炎。急性肾小球肾炎诊断要点：急性起病，1～3周前有链球菌感染史（上呼吸道或皮肤感染），典型表现为浮肿、高血压和血尿，不同程度蛋白尿，急性期血清ASO滴度升高，总补体及C3暂时性下降，可临床诊断为急性肾炎。急性肾盂肾炎在小儿也可表现有血尿，但多伴有发热、尿路刺激症状，尿检以白细胞为主，尿细菌培养阳性可以区别。急进性肾炎起病与急性肾小球肾炎相同，常在3个月内病情持续进展恶化，血尿、高血压、急性肾功能衰竭伴少尿或无尿持续不缓解，病死率高。病毒性肾炎的特点为病毒感染的极期突然发生肉眼血尿，1～2天内肉眼血尿消失，镜下血尿持续较长，高血压、浮肿及全身症状较轻。肾病综合征具有以下四大特点：大量蛋白尿，低蛋白血症，高胆固醇血症（高脂血症）和不同程度的水肿。<u>故86题选E</u>。试题87、88考查中医辨证论治。患儿水肿，尿血，烦热口渴，头身困重，舌质红，苔黄腻，脉滑数，辨证为湿热内侵证，治法为清热利湿，凉血止血，首选五味消毒饮合小蓟饮子加减。<u>故87题选A，88题选C</u>。

（89～91题共用题干）

患儿，女，5岁。发热，两侧腮腺肿大，张口及吃硬食物疼痛加重。查体：T 38.5℃，双侧肿大腮腺以耳垂为中心向周边蔓延，表面灼热有触痛，无波动感。实验室检查：血白细胞总数 $4.0×10^9$/L，中性粒细胞0.42，淋巴细胞0.58。

89. 中医辨证是
    A. 邪陷心肝证   B. 毒窜睾腹证
    C. 湿热蕴结证   D. 邪犯少阳证
    E. 热毒蕴结证
90. 治疗应首选
    A. 柴胡葛根汤
    B. 普济消毒饮
    C. 清瘟败毒饮
    D. 龙胆泻肝汤
    E. 五味消毒饮

91. 最常见的并发症是
   A. 肺炎　　　　B. 脑膜脑炎
   C. 肝炎　　　　D. 急性肾炎
   E. 关节炎
   考点：流行性腮腺炎★
   解析：试题 89、90 考查中医辨证论治。根据患儿的临床表现可辨证为邪犯少阳证。其临床表现为轻微发热，一侧或双侧耳下腮部或颌下漫肿疼痛，边缘不清，触之痛甚，咀嚼不便，或有咽红。舌质红，舌苔薄白或薄黄，脉浮数。故 89 题选 D。流行性腮腺炎温毒在表证的治法为疏风清热，散结消肿。代表方为柴胡葛根汤加减。普济消毒饮为热毒蕴结证首选，清瘟败毒饮为邪陷心肝证首选，龙胆泻肝汤为毒窜睾腹证首选。故 90 题选 A。试题 91 考查疾病的并发症。流行性腮腺炎的主要并发症有脑膜脑炎、睾丸炎或卵巢炎、胰腺炎等。故 91 题选 B。

【B1 型题】
   A. 12kg、89cm
   B. 14kg、105cm
   C. 16kg、110cm
   D. 18kg、115cm
   E. 20kg、117cm

92. 6 周岁的小儿的标准体重、身高按现行公式计算应为

93. 2 周岁的小儿的标准体重、身高按现行公式计算应为
   考点：小儿体格生长指标★
   解析：1 岁至青春前期体重：年龄×2（kg）+ 8（kg）。2～12 岁身高（长）的估算公式为：身高（cm）=7×年龄+75。因此，6 周岁小儿的标准体重 = 6×2+8 = 20kg。身高 = 7×6+75 = 117cm。2 周岁小儿的标准体重 = 2×2+8 = 12kg，身高 = 7×2+75 = 89cm。故 92 题选 E，93 题选 A。

   A. 54cm　　　　B. 48cm
   C. 44cm　　　　D. 38cm
   E. 34cm

94. 5 岁小儿的胸围是

95. 新生儿的头围是
   考点：小儿体格生长指标★
   解析：新生儿头围平均为 34cm。5 岁小儿头围为 50cm。1 岁至青春前期胸围超过头围的

厘米数约等于小儿岁数减 1。根据公式，5 岁小儿的胸围 = 50+5-1 = 54cm。故 94 题选 A，95 题选 E。

   A. 55cm　　　　B. 48cm
   C. 40cm　　　　D. 36cm
   E. 34cm

96. 正常新生儿的头围是

97. 正常 2 岁小儿的头围是
   考点：小儿体格生长指标★
   解析：新生儿头围平均 34cm，在第一年的前 3 个月和后 9 个月头围都约增长 6cm，故 1 岁时头围为 46cm；生后第 2 年头围增长减慢，2 岁时头围 48cm，5 岁时为 50cm，15 岁时接近成人，为 54～58cm。故 96 题选 E，97 题选 B。

   A. 不易发病，传变迅速
   B. 发病容易，传变迅速
   C. 脏腑娇嫩，形气未充
   D. 发病容易，传变较缓
   E. 脏气清灵，传变迅速

98. 小儿的生理特点是

99. 小儿的病理特点是
   考点：小儿生理特点、病理特点★
   解析：小儿的生理特点是生机蓬勃，发育迅速；脏腑娇嫩，形气未充。小儿的病理特点是发病容易，传变迅速；脏气清灵，易趋康复。故 98 题选 C，99 题选 B。

   A. 淡　　　　　B. 滞
   C. 红　　　　　D. 紫
   E. 沉

100. 小儿出现咳嗽，鼻塞流涕，咽腔不适，舌淡红苔白，辨寒热时其指纹为

101. 小儿大便稀薄，日 3～5 次，色黄褐，气味臭秽，辨虚实时其指纹为
   考点：指纹诊查★
   解析：浮沉分表里，红紫辨寒热，淡滞定虚实，三关测轻重。沉，为指纹深隐，主里证。指纹显红色，主寒证；紫色，主热证。淡，为推之流畅，主虚证；滞，为推之不流畅，主实证。小儿咳嗽，鼻塞流涕，咽腔不适，舌淡红苔白，辨为寒证，寒证指纹显红色。小儿大便稀薄，日 3～5 次，色黄褐，气味臭秽，辨为实证，实证指纹为滞。故 100 题选 C，101 题选 B。

A. 血府逐瘀汤　　B. 茵陈蒿汤
C. 茵陈理中汤　　D. 茵陈栀子汤
E. 一贯煎

102. 胎黄属气滞血瘀宜选用
103. 胎黄属湿热郁蒸宜选用
考点：新生儿黄疸
解析：胎黄即新生儿黄疸。气滞血瘀的治法为化瘀消积退黄，方用血府逐瘀汤加减。湿热郁蒸的治法为清热利湿退黄，方用茵陈蒿汤加味。故 102 题选 A，103 题选 B。

A. 柯萨奇病毒　　B. 合胞病毒
C. 轮状病毒　　　D. 腺病毒
E. 流感病毒

104. 咽－结合膜热的主要病原体是
105. 秋季腹泻最常见的病原体是
考点：急性上呼吸道感染、小儿腹泻病
解析：咽－结合膜热由腺病毒3、7型所致，常发生于春夏季，多呈高热、咽痛、眼部刺痛。80%婴幼儿腹泻是由病毒感染引起的，病毒性肠炎主要病原为轮状病毒，其次为肠道病毒（包括柯萨奇病毒、埃可病毒、肠道腺病毒）。故 104 题选 D，105 题选 C。

A. 外邪引动伏痰，痰阻气道
B. 感受外邪，肺气郁闭
C. 感受外邪，肺气失宣
D. 肺脾肾不足，痰饮内伏
E. 脾肾阳虚，肾不纳气

106. 哮喘发作期的主要病机是
107. 哮喘缓解期的主要病机是
考点：支气管哮喘
解析：小儿哮喘发作主要是痰饮久伏，受外邪而引发。发作时，痰随气升，气因痰阻，相互搏激，阻塞气道，气机升降不利，以致呼多吸少，气息喘促。哮喘缓解期的主要病机为肺虚皮毛不固，容易感冒及诱发哮喘；肾气失纳则动则气喘；脾虚则纳运不健，易痰饮上泛。故 106 题选 A，107 题选 D。

A. 小青龙汤合三子养亲汤
B. 麻杏石甘汤
C. 银翘散
D. 大青龙汤
E. 华盖散

108. 治疗小儿寒性哮喘，应首选的方剂是
109. 治疗小儿热性哮喘，应首选的方剂是
考点：支气管哮喘★
解析：小儿寒性哮喘的治法为温肺散寒，化痰定喘，代表方为小青龙汤合三子养亲汤。小儿热性哮喘的治法为清热化痰，止咳定喘，代表方为麻杏石甘汤或定喘汤加减。故 108 题选 A，109 题选 B。

A. 温肺散寒　　B. 清热化痰
C. 补肺固表　　D. 健脾化痰
E. 补肾固本

110. 哮喘脾气虚弱的正确治法是
111. 哮喘肾虚不纳的正确治法是
考点：支气管哮喘★
解析：哮喘脾气虚弱的正确治法为健脾化痰，方选六君子汤加减。哮喘肾虚不纳的正确治法为补肾固本，方选金匮肾气丸加减。A治疗寒性哮喘，B治疗热性哮喘，C治疗肺气虚弱证。故 110 题选 D，111 题选 E。

A. 补肾壮骨，填阴温阳
B. 补肺益肾，活血祛瘀
C. 健脾益气，补肺固表
D. 理气益肺，止咳化痰
E. 扶正固表，调和营卫

112. 反复呼吸道感染营卫失和，邪毒留恋证的治法是
113. 反复呼吸道感染肾虚骨弱，精血失充证的治法是
考点：反复呼吸道感染
解析：反复呼吸道感染营卫失和，邪毒留恋证的治法是扶正固表，调和营卫，代表方为黄芪桂枝五物汤加减。肾虚骨弱，精血失充证的治法是补肾壮骨，填阴温阳，代表方为补肾地黄丸加味。故 112 题选 E，113 题选 A。

A. 心悸不宁，胸闷憋气，心前区痛如针刺，舌质紫暗，脉结代
B. 心悸不宁，憋气乏力，少气懒言，烦热口渴，舌红少苔，脉细数
C. 心悸怔忡，神疲乏力，畏寒肢冷，舌质淡胖，脉缓无力
D. 寒热起伏，心悸胸闷，肌肉酸痛，腹痛泄泻，舌质红，苔黄腻，脉濡数

E. 心悸气短，胸闷胸痛，发热咳嗽，咽红肿痛，舌红脉数

114. 病毒性心肌炎湿热侵心证的证候有

115. 病毒性心肌炎痰瘀阻络证的证候有

考点：病毒性心肌炎★

解析：A 为病毒性心肌炎痰瘀阻络证。B 为病毒性心肌炎气阴亏虚证。C 为病毒性心肌炎心阳虚弱证。D 为病毒性心肌炎湿热侵心证。E 不是病毒性心肌炎的典型表现。故 114 题选 D，115 题选 A。

  A. 泻黄散　　　　B. 七味白术散
  C. 知柏地黄丸　　D. 清热泻脾散
  E. 参苓白术散

116. 治疗鹅口疮心脾积热证，应首选

117. 治疗鹅口疮虚火上浮证，应首选

考点：鹅口疮★

解析：鹅口疮心脾积热证治以清心泻脾，方用清热泻脾散加减。虚火上浮证治以滋阴降火，方用知柏地黄丸加减。故 116 题选 D，117 题选 C。

  A. 当归补血汤　　B. 桃仁汤
  C. 四物汤　　　　D. 归脾汤
  E. 七味白术散

118. 治疗小儿营养性缺铁性贫血心脾两虚证，应首选的方剂是

119. 治疗小儿免疫性血小板减少症气滞血瘀证，应首选的方剂是

考点：营养性缺铁性贫血、免疫性血小板减少症

解析：小儿营养性缺铁性贫血心脾两虚证的治法为补脾养心，益气生血，代表方为归脾汤加减。小儿免疫性血小板减少症气滞血瘀证的治法为活血化瘀，理气止血，代表方为桃仁汤加减。故 118 题选 D，故 119 题选 B。

  A. 银翘散加减
  B. 犀角地黄汤加减
  C. 四妙散加味
  D. 葛根黄芩黄连汤加味
  E. 知柏地黄丸加减

120. 中医治疗过敏性紫癜风热伤络证的首选方是

121. 中医治疗过敏性紫癜湿热痹阻证的首选方是

考点：过敏性紫癜

解析：过敏性紫癜风热伤络证治宜祛风清热，凉血安络，方选银翘散加减。过敏性紫癜湿热痹阻证治宜清热利湿，通络止痛，方选四妙散加味。犀角地黄汤用于血热妄行证，葛根黄芩黄连汤用于胃肠积热证，知柏地黄丸用于阴虚火旺证。故 120 题选 A，121 题选 C。

  A. 肾虚骨弱证　　B. 气血两虚证
  C. 脾虚肝旺证　　D. 肺脾气虚证
  E. 肝肾阴虚证

122. 维生素 D 缺乏性佝偻病患儿，症见多汗乏力，烦躁，睡眠不安，夜惊，发稀枕秃，囟门迟闭，反复感冒，舌质淡红，苔薄白，指纹偏淡。其中医证型是

123. 维生素 D 缺乏性佝偻病患儿，症见头颅方大，鸡胸龟背，肋骨串珠明显，并伴面白虚烦，形瘦神疲，筋骨痿软，多汗，四肢乏力，舌淡苔少，指纹色淡。其中医证型是

考点：维生素 D 缺乏性佝偻病

解析：肺气不足，卫外不固，则多汗，反复感冒；脾失健运，水谷精微输布无权，全身脏腑失于濡养，则四肢、筋骨不能正常发育，故见乏力，发稀枕秃，囟门迟闭；脾虚肝失所制，则肝木亢盛，则夜惊，烦躁，睡眠不安；舌质淡红，苔薄白，指纹偏淡为气虚的表现。综上，辨证为肺脾气虚证。先天肾气不足，则骨髓不充，骨失所养，故见头颅方大，鸡胸龟背，肋骨串珠明显，筋骨痿软；脾失健运，水谷精微输布无权，全身脏腑失于濡养，则四肢、筋骨不能正常发育，故见四肢乏力，面白虚烦，形瘦神疲；舌淡苔少，指纹色淡为虚证的表现。综上，辨证为肾虚骨弱证。故 122 题选 D，123 题选 A。

  A. 不换金正气散　B. 保和丸
  C. 异功散　　　　D. 养胃增液汤
  E. 平胃散

124. 患儿不思进食，食少饮多，皮肤失润，大便偏干，小便短黄，手足心热，舌红少津，苔少，脉细数。治疗应首选的方剂是

125. 患儿不思饮食，食而不化，大便偏稀夹不消化食物，面色少华，形体偏瘦，舌质淡，苔薄白，脉细无力。治疗应首选的方剂是

考点：厌食★

解析：124题根据患儿临床表现可诊断为厌食之脾胃阴虚证，治法为滋脾养胃，佐以助运，代表方为养胃增液汤加减。125题根据患儿临床表现可诊断为厌食之脾胃气虚证，治法为健脾益气，佐以助运，代表方为异功散加味。故124题选D，125题选C。

A. 生脉散
B. 牡蛎散
C. 黄芪桂枝五物汤
D. 玉屏风散
E. 泻黄散

126. 汗证营卫失调证首选
127. 汗证湿热迫蒸证首选

考点：汗证

解析：汗证营卫失调证的治法为调和营卫，代表方为黄芪桂枝五物汤加减。汗证湿热迫蒸证的治法为清热泻脾，代表方为泻黄散加减。生脉散为气阴两虚证首选，牡蛎散合玉屏风散为肺胃不固证首选。故126题选C，127题选E。

针灸学

【A1 型题】

1. 手太阴肺经在上肢的分布是
　A. 内侧前缘　　B. 外侧前缘
　C. 内侧中间　　D. 外侧后缘
　E. 内侧后缘
考点：十二经脉的分布规律
解析：上肢内侧为手三阴经，下肢内侧为足三阴经，上肢外侧为手三阳经，下肢外侧为足三阳经。按立正姿势，两臂下垂拇指向前的体位，将上下肢的内外侧分别分成前、中、后三条区线。手足阳经为阳明在前、少阳在中、太阳在后；手足阴经为太阴在前、厥阴在中、少阴在后。其中足三阴经在足内踝上 8 寸以下为厥阴在前、太阴在中、少阴在后，至内踝上 8 寸以上，太阴交出于厥阴之前。故手太阴肺经的分布是上肢内侧前缘。故本题选 A。

2. 足三阴经在内踝上八寸以下的分布规律是
　A. 太阴在前，厥阴在中，少阴在后
　B. 太阴在前，少阴在中，厥阴在后
　C. 厥阴在前，太阴在中，少阴在后
　D. 厥阴在前，少阴在中，太阴在后
　E. 少阴在前，厥阴在中，太阴在后
考点：十二经脉的分布规律
解析：三阴经在下肢的分布大体上为太阴在前，厥阴在中，少阴在后，但足三阴在内踝上八寸厥阴经和太阴经有交叉，即在内踝上八寸以下三阴经走行为厥阴在前，太阴在中，交叉后方为厥阴在中，太阴在前。故本题选 C。

3. 下列关于十二经脉循行走向的描述，正确的是
　A. 手三阳从头走手
　B. 手三阳从手走头
　C. 手三阴从手走胸
　D. 足三阳从手走足
　E. 足三阴从胸走足

考点：十二经脉循行走向规律★
解析：手三阴经分布于上肢的内侧以及胸部，气血运行按"从胸走手"方向，下接手三阳经；手三阳经分布在上肢的外侧以及头部，气血运行按"从手走头"方向，下接足三阳经；足三阳经分布在头、身及下肢的外侧，气血运行按"从头走足"方向，下接足三阴经；足三阴经分布在下肢的内侧以及胸腹部，气血运行按"从足走腹"方向，下接手三阴，循环往复。故本题选 B。

4. 任脉是
　A. 阴脉之海　　B. 阳脉之海
　C. 血海　　　　D. 诸阳之会
　E. 气海
考点：奇经八脉的作用★
解析：任脉妊养诸阴经，总调全身阴气和精血，为"阴脉之海"；督脉是全身"阳脉之海"，总督一身之阳；冲为"血海""十二经脉之海"；手足同名阳经在头面部交会，因此头为"诸阳之会"；气海是穴位之名，在前正中线上，脐下 1.5 寸。故本题选 A。

5. 血海是哪个经脉的别称
　A. 任脉　　　　B. 冲脉
　C. 督脉　　　　D. 奇经八脉
　E. 脾经
考点：奇经八脉的作用★
解析：参见 4 题。故本题选 B。

6. 被称为"十二经脉之海"的是
　A. 任脉　　　　B. 督脉
　C. 冲脉　　　　D. 阴跷脉
　E. 阳跷脉
考点：奇经八脉的作用★
解析：参见 4 题。故本题选 C。

7. 腧穴可分为
　A. 十二经穴、天应穴、阿是穴
　B. 十二经穴、经外奇穴、阿是穴

C. 十四经穴、不定穴、阿是穴
D. 十四经穴、经外奇穴、阿是穴
E. 十二经穴、十四经穴、阿是穴

考点：腧穴的分类

解析：腧穴可分为十四经穴、经外奇穴、阿是穴三类。故本题选 D。

8. 下列腧穴分组可治疗心、胸、胃疾病的配穴是
   A. 公孙、内关　　B. 后溪、申脉
   C. 足临泣、外关　D. 列缺、照海
   E. 膻中、中脘

考点：八脉交会穴的临床应用

解析：公孙、内关相配合主治心、胸、胃疾病和疟疾。后溪、申脉相配合主治内眼角、颈、耳、肩胛部疾病及发热恶寒等表证。足临泣、外关相配合主治外眼角、耳、颊、颈、肩部疾病及寒热往来证。列缺、照海相配合主治肺病、咽喉、胸膈和阴虚内热等。膻中治哮喘、胸痹、产后乳汁不足等；中脘主治胃部疾患。故本题选 A。

9. 按常用骨度分寸，前额两发角之间为
   A. 5寸　　　　　　B. 6寸
   C. 7寸　　　　　　D. 8寸
   E. 9寸

考点：骨度分寸定位法★

解析：按骨度分寸定位法，两额角发际（头维）之间为9寸。故本题选 E。

10. 前发际正中至后发际正中的骨度分寸是
    A. 13寸　　　　　B. 12寸
    C. 9寸　　　　　　D. 6寸
    E. 5寸

考点：骨度分寸定位法★

解析：骨度分寸定位法是指以体表骨节为主要标志折量全身各部的长度和宽度，定出分寸，用于腧穴定位的方法。如前后发际间为12寸；两乳头之间为8寸；剑胸联合中点（歧骨）至脐中为8寸；脐中至耻骨联合上缘为5寸；肩胛骨内侧缘至后正中线为3寸；腋前、后纹头至肘横纹为9寸；肘横纹至腕掌侧远端横纹为12寸；股骨大转子至腘横纹为19寸；腘横纹至外踝尖为16寸；胫骨内侧髁下方阴陵泉至内踝尖为13寸；内踝尖至足底为3寸。故本题选 B。

11. 按照骨度分寸，肘横纹至腕掌侧横纹之间的距离是
    A. 8寸　　　　　　B. 9寸

C. 12寸　　　　　D. 13寸
E. 15寸

考点：骨度分寸定位法★

解析：参见10题。故本题选 C。

12. 尺泽穴的归经为
    A. 心经　　　　　B. 心包经
    C. 小肠经　　　　D. 大肠经
    E. 肺经

考点：手太阴肺经的常用腧穴★

解析：尺泽穴在肘区，肘横纹上，肱二头肌腱桡侧缘凹陷处，是肺经的合穴。故本题选 E。

13. 主要治疗无脉症的穴位是
    A. 内关　　　　　B. 神门
    C. 合谷　　　　　D. 水沟
    E. 太渊

考点：太渊的主治要点

解析：太渊的主治：①咳嗽、气喘、咯血、喉痹等肺系病证。②无脉症。③胸痛，缺盆中痛，腕臂痛。内关的主治：①心痛、心悸、胸闷等心胸病证；②胃痛、呕吐、呃逆等胃腑病证；③不寐、郁病、癫狂痫等神志病证；④中风、眩晕、偏头痛；⑤胁痛，胁下痞块，肘臂挛痛。神门的主治：①心痛、心烦、惊悸、怔忡等心疾；②不寐、健忘、痴呆、癫狂痫等神志病证；③胸胁痛。合谷的主治：①头痛、齿痛、目赤肿痛、咽喉肿痛、牙关紧闭、口噤、鼻衄、耳聋、痄腮等头面五官病证；②发热恶寒等外感病；③热病；④无汗或多汗；⑤经闭、滞产、月经不调、痛经、胎衣不下、恶露不止、乳少等妇科病证；⑥上肢疼痛、不遂；⑦皮肤瘙痒、荨麻疹等皮肤科病证；⑧小儿惊风、痉证；⑨腹痛、痢疾、便秘等肠腑病证；⑩牙拔出术、甲状腺手术等面口五官及颈部手术针麻常用穴。水沟的主治：①昏迷、晕厥、中风、中暑、脱证等急症，为急救要穴之一；②癫狂痫、癔症、急慢惊风等神志病；③闪挫腰痛、脊背强痛；④口㖞、面肿、鼻塞、牙关紧闭等头面五官病证。故本题选 E。

14. 以下各项中，不属于天枢穴主治病证的是
    A. 疝气　　　　　B. 痛经
    C. 月经不调　　　D. 腹痛、腹胀
    E. 便秘、腹泻

考点：天枢的主治要点

解析：天枢主治：绕脐腹痛、腹胀、便秘、泄泻、痢疾等脾胃肠病证；癥瘕、月经不调、痛经等妇科病证。故本题选 A。

15. 下列腧穴中，属化痰要穴的是
　　A. 丰隆　　　　B. 足三里
　　C. 阴陵泉　　　D. 内关
　　E. 百会
　　考点：丰隆的主治要点
　　解析：丰隆和胃气，化痰湿，为化痰要穴；足三里调理脾胃，扶正培元，为保健要穴；阴陵泉运中焦，化湿滞，利水道，主治小便不利，水肿，腹寒胀气等；内关宁心安神，和胃宽胸，降逆止呕，主治失眠健忘，胸闷，胸痛，恶心呕吐等；百会平肝息风，安神醒脑，开窍明目，升提阳气，主治眩晕，失眠健忘，中风，脱肛等。故本题选 A。

16. 位于小腿内侧，内踝尖上 3 寸，胫骨内侧缘后际的腧穴是
　　A. 阳陵泉　　　B. 三阴交
　　C. 血海　　　　D. 足三里
　　E. 丰隆
　　考点：三阴交的定位 ★
　　解析：阳陵泉：在小腿外侧，腓骨头前下方凹陷处。三阴交：在小腿内侧，内踝尖上 3 寸，胫骨内侧缘后际。血海：在股前区，髌底内侧端上 2 寸，股内侧肌隆起处。足三里：在小腿外侧，犊鼻下 3 寸，犊鼻与解溪连线上。丰隆：在小腿外侧，外踝尖上 8 寸，胫骨前肌的外缘。故本题选 B。

17. 阴陵泉的定位是
　　A. 在小腿外侧，腓骨头前下方凹陷处
　　B. 在小腿外侧，犊鼻下 3 寸，犊鼻与解溪连线上
　　C. 在髌韧带内侧凹陷处的中央
　　D. 胫骨内侧髁下缘与胫骨内侧缘之间的凹陷处
　　E. 在髌底内侧端上 2 寸
　　考点：阴陵泉的定位 ★
　　解析：阴陵泉在小腿内侧，胫骨内侧髁下缘与胫骨内侧缘之间的凹陷处。在髌韧带内侧凹陷处的中央为内膝眼的定位。余参见 16 题。故本题选 D。

18. 曲泽穴的定位是
　　A. 在小指，小指末节桡侧，指甲根角侧上方 0.1 寸
　　B. 在肘前区，肘横纹上，肱二头肌腱的尺侧缘凹陷中
　　C. 在肘区，在尺泽与肱骨外上髁连线的中点处
　　D. 在肘区，肘横纹上，肱二头肌腱桡侧缘凹陷中
　　E. 在手指，拇指末节桡侧，指甲根角侧上方 0.1 寸
　　考点：曲泽的定位
　　解析：曲泽在肘前区，肘横纹上，肱二头肌腱的尺侧缘凹陷中。A 为少冲穴的定位，C 为曲池穴的定位，D 为尺泽穴的定位，E 为少商穴的定位。故本题选 B。

19. 在头部，眉上 1 寸，瞳孔直上的穴位是
　　A. 太阳　　　　B. 阳白
　　C. 攒竹　　　　D. 阳陵泉
　　E. 丝竹空
　　考点：阳白的定位 ★
　　解析：太阳在头部，眉梢与目外眦之间，向后约一横指的凹陷处。阳白在头部，眉上 1 寸，瞳孔直上。攒竹在面部，眉头凹陷中，额切迹处。丝竹空在面部，眉梢凹陷处。余参见 16 题。故本题选 B。

20. 位于小腿外侧，腓骨头前下方凹陷中的腧穴是
　　A. 上巨虚　　　B. 足三里
　　C. 条口　　　　D. 阳陵泉
　　E. 胆囊
　　考点：阳陵泉的定位 ★
　　解析：上巨虚在小腿外侧，犊鼻下 6 寸，犊鼻与解溪连线上。条口在小腿外侧，犊鼻下 8 寸，犊鼻与解溪连线上。胆囊在小腿外侧，腓骨小头直下 2 寸。余参见 16 题。故本题选 D。

21. 治疗退热，首选的穴位是
　　A. 天枢　　　　B. 大椎
　　C. 足三里　　　D. 太溪
　　E. 丰隆
　　考点：大椎的主治要点
　　解析：大椎解表清热，为退热的要穴；天枢理气消滞，治疗腹胀；足三里调理脾胃，治疗胃脘疾病，也是保健要穴；太溪益肾，用来补肾；丰隆化痰湿，主要用来治疗痰证。故本题选 B。

22. 气海穴位于前正中线上
　　A. 脐下 0.5 寸　B. 脐下 1 寸
　　C. 脐下 1.5 寸　D. 脐下 2 寸
　　E. 脐下 2.5 寸
　　考点：气海的定位
　　解析：气海位于下腹部，前正中线上，脐中

下1.5寸。故本题选C。

23. 中脘穴的定位是
A. 在下腹部，脐中下4寸，前正中线上
B. 在下腹部，脐中下1.5寸，前正中线上
C. 在胸部，横平第4肋间隙，前正中线上
D. 在下腹部，脐中下3寸，前正中线上
E. 在上腹部，脐中上4寸，前正中线上

考点：中脘的定位★

解析：中脘在上腹部，脐中上4寸，前正中线上。A为中极穴的定位，B为气海穴的定位，C膻中穴的定位，D为关元穴的定位。故本题选E。

24. 百会穴前后左右各1寸的是
A. 本神　　　　B. 四神聪
C. 头临泣　　　D. 率谷
E. 承泣

考点：四神聪的定位★

解析：四神聪是经外奇穴，在百会穴的前后左右各1寸之处。故本题选B。

25. 下列各项与四神聪定位有关的穴位是
A. 太阳　　　　B. 阳白
C. 风池　　　　D. 哑门
E. 百会

考点：四神聪的定位★

解析：参见24题。故本题选E。

26. 治疗昏迷、高热，首选的腧穴是
A. 内庭　　　　B. 曲池
C. 中渚　　　　D. 合谷
E. 十宣

考点：十宣的主治要点★

解析：内庭主治：①胃痛、泄泻等胃肠病证；②足背肿痛；③齿痛等五官病证；④热病。曲池主治：①目赤肿痛、齿痛、咽喉肿痛等五官热性病证；②热病；③手臂肿痛、上肢不遂等上肢病证；④风疹、瘾疹、湿疹、丹毒、瘰疬等皮肤科病证；⑤腹痛、吐泻、痢疾等肠腑病证；⑥头痛、眩晕；⑦癫狂等神志病。中渚主治：①手指屈伸不利、肘臂肩背痛；②头痛、耳鸣、目赤等头面五官病证；③热病、疟疾。十宣主治：①中风、昏迷、晕厥等神志病；②中暑、高热等急症；③咽喉肿痛；④手指麻木。余参见13题。故本题选E。

27. 属于捻转泻法操作的是
A. 针下得气后，捻转角度小，用力轻，频率慢

B. 针下得气后，捻转角度大，用力重，频率快
C. 进针时针尖迎着经脉循行来的方向刺入
D. 进针时针尖随着经脉循行去的方向刺入
E. 出针时摇大针孔而不按压

考点：捻转补泻

解析：针下得气后，捻转角度小，用力轻，频率慢，操作时间短，结合拇指向前、食指向后（左转用力为主）者为捻转补法。针下得气后，捻转角度大，用力重，频率快，操作时间长，结合拇指向后、食指向前（右转用力为主）者为捻转泻法。C为迎随补泻之泻法，D为迎随补泻之补法，E为开阖补泻之泻法。故本题选B。

28. 下列操作，属于针刺补法的是
A. 捻转角度大　　B. 捻转频率快
C. 操作时间长　　D. 先深后浅
E. 重插轻提

考点：提插补泻★

解析：A、B都是捻转补泻法中的泻法；无论是捻转补泻，还是提插补泻，操作时间长者都为泻法；D是提插补泻法中的泻法；E是提插补泻法中的补法。故本题选E。

29. 下列各项，属于针刺泻法的操作是
A. 捻转角度小　　B. 捻转频率慢
C. 轻插重提　　　D. 先浅后深
E. 操作时间短

考点：提插补泻★

解析：提插泻法的操作：针下得气后，先深后浅，轻插重提，提插幅度大，频率快，操作时间长。A、B、D、E均为补法。故本题选C。

30. 瘢痕灸多用于治疗
A. 风寒痹痛　　　B. 虚寒病证
C. 肺痨瘰疬　　　D. 阳痿早泄
E. 疮疡久溃不敛

考点：艾炷灸

解析：瘢痕灸常用于治疗哮喘、肺痨、瘰疬等慢性顽疾。故本题选C。

31. 温和灸所属的灸法种类是
A. 悬起灸　　　　B. 实按灸
C. 直接灸　　　　D. 间接灸
E. 天灸

考点：艾条灸

解析：艾灸法包括艾炷灸、艾条灸、温针灸、温灸器灸。艾炷灸包括直接灸和间接灸，艾条灸包括悬起灸和实按灸，悬起灸包括温和灸、

回旋灸、雀啄灸，实按灸包括太乙针灸、雷火针灸。故本题选A。

32. 不属于针灸选穴原则的是
A. 辨证选穴　　B. 对症选穴
C. 上下取穴　　D. 远部选穴
E. 近部选穴

考点：选穴原则

解析：针灸选穴原则包括远部选穴、近部选穴、辨证选穴、对症选穴。上下取穴属于配穴方法，不属于选穴原则。故本题选C。

33. 下列哪项属于表里经配穴
A. 咳嗽取尺泽、鱼际
B. 感冒取列缺、合谷
C. 膝痛取阳陵泉、阴陵泉
D. 胃痛取中脘、内庭
E. 痛经取地机、隐白

考点：配穴方法★

解析：列缺为手太阴肺经穴，合谷为手阳明大肠经穴。肺与大肠相表里，故为表里经配穴。尺泽、鱼际均为手太阴肺经穴，属于本经配穴法。阳陵泉为足少阳胆经穴，阴陵泉为足太阴脾经穴，不属于表里经配穴。中脘为任脉穴，在上，内庭为足阳明胃经穴，在下，属于上下配穴法。地机、隐白均为足太阴脾经穴，属于本经配穴法。故本题选B。

34. 下列各项，属同名经配穴法的是
A. 咳嗽取尺泽、太渊
B. 头痛取合谷、内庭
C. 膝痛取阳陵泉、阴陵泉
D. 胃痛取中脘、内庭
E. 痛经取公孙、隐白

考点：配穴方法

解析：同名经配穴法是以同名经"同气相通"的理论为依据，以手足同名经腧穴相配组成处方的方法。合谷为手阳明大肠经穴位，内庭为足阳明胃经穴位，属于同名经配穴法；阴陵泉属于足太阴脾经穴，阳陵泉属于足少阳胆经穴位，不属于同名经配穴。余参见33题。故本题选B。

35. 治疗阳明头痛除主穴外，应选取的腧穴是
A. 阳白、内庭
B. 天柱、后溪、昆仑
C. 率谷、外关、足临泣
D. 四神聪、太冲、内关
E. 太溪、太冲

考点：头痛的选穴

解析：头痛的主穴为百会、风池、阿是穴、合谷。A为阳明头痛的配穴。B为太阳头痛的配穴，C为少阳头痛的配穴，D为厥阴头痛的配穴，E为肝阳上亢头痛的配穴。故本题选A。

36. 针灸治疗面痛外感风热证，应选取的配穴是
A. 行间、内庭　　B. 曲池、外关
C. 颧髎、迎香　　D. 风池、太溪
E. 内关、三阴交

考点：面痛

解析：面痛的针灸配穴：上颌支痛配颧髎、迎香。外感风热配曲池、外关；气血瘀滞配内关、三阴交；肝胃郁热配行间、内庭；阴虚阳亢配风池、太溪。故本题选B。

37. 疼痛在腰脊中部，主要与哪条经脉相关
A. 足太阳膀胱经　　B. 足少阴肾经
C. 足少阳胆经　　D. 带脉
E. 督脉

考点：腰痛的辨证要点

解析：腰痛在腰脊中部，为督脉病证；疼痛部位在腰脊两侧，为足太阳经证。故本题选E。

38. 针灸治疗坐骨神经痛足太阳经证的主穴是
A. 大肠俞、阿是穴、委中
B. 腰夹脊、腰阳关、命门
C. 腰夹脊、肾俞、太溪、环跳、阿是穴
D. 腰夹脊、秩边、委中、承山、昆仑、阿是穴
E. 腰夹脊、环跳、阳陵泉、悬钟、丘墟

考点：坐骨神经痛

解析：坐骨神经痛的选穴：足太阳经证：腰夹脊、秩边、委中、承山、昆仑、阿是穴。足少阳证：腰夹脊、环跳、阳陵泉、悬钟、丘墟、阿是穴。故本题选D。

39. 漏肩风主要与以下哪组经脉的阻滞不通有关
A. 手太阳、手少阳、手厥阴
B. 手太阳、手阳明、手少阴
C. 手太阳、手阳明、手太阴
D. 手太阴、手厥阴、手少阳
E. 手阳明、手太阳、足少阳

考点：漏肩风的辨证要点

解析：漏肩风病位在肩部经筋，与手三阳、手太阴经密切相关。肩前外部疼痛明显，为手阳明经证；肩后部疼痛明显，为手太阳经证；肩外侧疼痛明显，为手少阳经证；肩前部为主者，为手太阴经证。故本题选C。

40. 治疗耳聋虚证，应选取的主穴是
A. 合谷、神门、翳风、耳门
B. 太白、耳门、风池、听会
C. 太溪、耳门、听宫、听会
D. 太冲、耳门、听宫、养老
E. 翳风、听宫、太溪、肾俞

考点：耳鸣耳聋的选穴★

解析：耳鸣耳聋虚证的治法为补肾养窍。取局部腧穴及足少阴经穴为主。主穴为听宫、翳风、太溪、肾俞。<u>故本题选 E。</u>

【A2 型题】

41. 患者，男，40岁。突发胃痛，呕吐，腹胀，腹泻。治疗应首选
A. 足三里   B. 关元
C. 命门   D. 大椎
E. 肾俞

考点：足三里的主治要点★

解析：关元益肾气，利下焦，回阳救逆，主治真阳不足，下焦虚寒，休克早期等；命门利腰脊、温肾阳、理血、清热，主治腰脊痛、带下、消渴等；大椎升阳益气，退热补虚，主治外感发热、虚汗、盗汗等；肾俞益肾气，利腰脊，聪耳目，主治虚劳腰痛、小便不利、耳鸣等；足三里调理脾胃，降逆利气，扶正培元，主治脾胃疾病。患者胃痛、呕吐、腹胀、腹泻，表现为脾胃疾患，故治疗应首选足三里。<u>故本题选 A。</u>

42. 患者，男，46岁，因与人争吵后头痛，心烦易怒，口苦面赤，舌红苔黄，脉弦。配穴应选为
A. 太冲、太溪
B. 合谷、内关、外关
C. 中冲、灵道、曲池
D. 三阴交、足三里
E. 涌泉、太白、承山

考点：头痛的选穴★

解析：根据患者临床表现诊断为肝阳上亢头痛。主穴为百会、风池、阿是穴、合谷。配穴为太溪、太冲。<u>故本题选 A。</u>

43. 患者头痛如裹3日，痛无休止，肢体困重，舌苔白腻，脉濡。针灸治疗除主穴外，还应选取的配穴是
A. 风门、列缺   B. 曲池、大椎
C. 丰隆、中脘   D. 足临泣、率谷
E. 头维、阴陵泉

考点：头痛的选穴

解析：根据患者临床表现可诊断为风湿头痛。除主穴外，还应选取头维、阴陵泉。风寒头痛配风门、列缺；风热头痛配曲池、大椎；痰浊头痛配丰隆、中脘；少阳头痛配足临泣、外关、率谷。<u>故本题选 E。</u>

44. 患者，男，68岁。中风半身不遂，舌强语言不利，口角歪斜。如兼见面红目赤，心烦口苦，舌红苔黄，脉弦，除用主穴外，还应选用的是
A. 太冲、太溪   B. 丰隆、合谷
C. 足三里、气海   D. 太溪、风池
E. 曲池、内庭

考点：中风的选穴★

解析：根据患者临床表现可诊断为中风肝阳暴亢证。除主穴外，应配太冲、太溪。B 为风痰阻络的配穴，C 为气虚血瘀的配穴，D 为阴虚风动的配穴，E 为痰热腑实的配穴。<u>故本题选 A。</u>

45. 患者，女，68岁。突然出现半身不遂，舌强语謇，口角歪斜，肢体麻木，心烦失眠，眩晕耳鸣，手足拘挛，舌红，苔少，脉细数。治疗除主穴外，还应选取的配穴是
A. 气海、血海   B. 曲池、内庭
C. 丰隆、合谷   D. 太冲、太溪
E. 太溪、风池

考点：中风的选穴★

解析：患者心烦失眠，眩晕耳鸣，手足拘挛，舌红，苔少，脉细数，可诊断为中风之阴虚风动证。余参见44题。<u>故本题选 E。</u>

46. 患者，女，50岁。晨起口眼歪斜，少气懒言，自汗，面色晦暗，舌质暗紫有瘀斑，脉细涩。针灸治疗除主穴外，应加用
A. 曲池、内庭、丰隆、廉泉、通里
B. 太冲、太溪、廉泉、通里
C. 丰隆、合谷、手三里、曲池
D. 气海、血海、足三里、地仓、颊车
E. 太溪、风池、地仓、颊车

考点：中风的选穴

解析：根据患者的症状可诊断为中经络之气虚血瘀证。针灸配穴：气虚血瘀证配气海、血海、足三里；痰热腑实配曲池、内庭、丰隆；肝阳暴亢配太冲、太溪；风痰阻络配丰隆、合谷；阴虚风动配太溪、风池。口角歪斜配地仓、颊车、合谷、太冲；语言謇涩配廉泉、通里、哑门；上肢不遂配肩髃、曲池、手三里、合谷。<u>故本题选 D。</u>

47. 患者，男，63岁。头晕目眩，甚则昏眩欲

仆，伴耳鸣，腰膝酸软，遗精，舌淡，脉沉细。除风池、百会外，应加用
- A. 内关、太冲、行间、侠溪、太溪
- B. 内关、太冲、头维、丰隆、中脘
- C. 肝俞、肾俞、足三里、脾俞、胃俞
- D. 肝俞、肾俞、足三里、太溪、悬钟、三阴交
- E. 头维、血海、膈俞、内关、太溪

考点：眩晕的选穴

解析：根据患者临床表现诊断为眩晕肾精不足证。治疗除主穴风池、百会、肝俞、肾俞、足三里外，还应配以太溪、悬钟、三阴交等。故本题选 D。

48. 患者头晕目眩，泛泛欲吐，急躁易怒，口苦，耳鸣，舌红，苔黄，脉沉。治疗除百会、风池外，还应选取的主穴是
- A. 侠溪、太溪
- B. 太冲、内关
- C. 气海、脾俞
- D. 悬钟、三阴交
- E. 血海、膈俞

考点：眩晕的选穴 ★

解析：根据患者临床表现可诊断为肝阳上亢型眩晕。取足少阳、足厥阴经穴及督脉穴为主。主穴为百会、风池、太冲、内关。A 为肝阳上亢的配穴，C 为气血两虚的配穴，D 为肾精不足的配穴。故本题选 B。

49. 患者，男，32 岁。恶寒发热，头痛，鼻流清涕，舌淡红，苔薄白，脉浮紧，治疗应选
- A. 督脉、手厥阴及足太阴经穴
- B. 相应背俞穴及手太阴、足少阴经穴
- C. 手太阴、手阳明穴及督脉穴
- D. 手太阴经穴及相应背俞穴
- E. 手太阴、足阳明经穴

考点：感冒的治法

解析：根据患者临床表现诊断为感冒。治法为祛风解表。取手太阴、手阳明经穴及督脉为主。主穴为列缺、合谷、风池、大椎、太阳。故本题选 C。

50. 患者，男，40 岁。胃脘部暴痛，痛势剧烈，痛处拒按，饥时痛减，饭后痛增，治疗应选取的腧穴是
- A. 胃俞、脾俞、太冲
- B. 期门、阳陵泉、中脘
- C. 三阴交、膈俞、中脘
- D. 中脘、足三里、内关
- E. 合谷、太冲、中脘

考点：胃痛的选穴

解析：根据患者临床表现诊断为胃痛。治法为和胃止痛。取胃的募穴、下合穴为主。主穴为中脘、足三里、内关。故本题选 D。

51. 患者，女，26 岁。经前小腹胀痛拒按，经量少，血色暗紫有块，脉弦，舌紫暗。治疗应选取的主穴是
- A. 外关、足临泣、行间
- B. 天柱、后溪、申脉
- C. 太溪、太冲、合谷
- D. 中极、次髎、地机
- E. 四神聪、太溪、内庭

考点：痛经的选穴 ★

解析：根据患者临床表现诊断为气滞血瘀型痛经，属实证。治法为行气活血，调经止痛。取任脉、足太阴经穴为主。主穴为中极、次髎、地机、三阴交、十七椎。故本题选 D。

52. 患者，女，26 岁。经前腹痛剧烈，拒按，经色紫黑，有血块，血块下后疼痛缓解。治疗应首选
- A. 三阴交、足三里、气海
- B. 三阴交、脾俞、胃俞
- C. 三阴交、中极、次髎
- D. 三阴交、肝俞、肾俞
- E. 三阴交、太溪、悬钟

考点：痛经的选穴 ★

解析：根据患者临床表现诊断为痛经气滞血瘀证，余参见 51 题。故本题选 C。

53. 患儿睡中遗尿，白天小便频而量少，面白气短，纳差，便溏，舌淡苔白，脉细无力。针灸治疗除中极、关元、三阴交、膀胱俞外，还应选
- A. 肾俞、命门、太溪
- B. 行间、阳陵泉
- C. 四神聪、列缺
- D. 肺俞、气海、足三里
- E. 百会、命门、阴陵泉

考点：遗尿的选穴 ★

解析：根据患儿临床表现诊断为脾肺气虚型遗尿。治法为调理膀胱，温肾健脾。取任脉、足太阴经穴及膀胱的背俞穴、募穴为主。主穴为中极、关元、三阴交、膀胱俞。肾气不足配肾俞、命门、太溪；脾肺气虚配肺俞、气海、足三里；肝经郁热配行间、阳陵泉；夜梦多配百会、神门。故本题选 D。

54. 患者，女，24 岁。突觉耳中发胀，鸣声隆隆不断，按之不减，兼见头胀，面赤，咽干，烦躁

善怒，舌红，脉弦，针刺除翳风、侠溪外，还应选的主穴是

A. 外关、合谷　　B. 听会、中渚
C. 行间、丘墟　　D. 听宫、太溪
E. 听宫、肾俞

考点：耳鸣耳聋的选穴 ★

解析：根据患者临床表现诊断为肝胆火盛型耳鸣耳聋，属实证。治法为疏风泻火，通络开窍。取局部腧穴及手足少阳经穴为主。主穴为听会、翳风、中渚、侠溪。故本题选 B。

55. 患者，男，75 岁。牙痛隐隐，时作时止，牙齿浮动，口不臭，脉细。治疗除取主穴外，还应选用的是

A. 外关　　　　B. 风池
C. 内庭　　　　D. 二间
E. 太溪

考点：牙痛的选穴

解析：根据患者临床表现可诊断为虚火牙痛。治法为祛风泻火，通络止痛。取手、足阳明经穴为主。主穴为合谷、颊车、下关。配穴为太溪、行间。故本题选 E。

【B1 型题】

A. 中脘治疗呕吐
B. 承泣治疗眼病
C. 内关既治疗心动过速又可治疗心动过缓
D. 合谷治疗牙痛
E. 阿是穴治疗局部疼痛

56. 属远治作用的是
57. 属特殊作用中双相调节作用的是

考点：远治作用、特殊作用

解析：具有远治作用的腧穴，主要指十二经脉在四肢肘、膝关节以下的经穴，即"经脉所过，主治所及"。如合谷穴，不仅能治上肢病证，而且能治颈部和头面部病证等。A、B、E 都是近治作用。有些腧穴有特殊的双向调节作用，对机体的不同状态有着双向的良性调节作用，如内关既治疗心动过速又可治疗心动过缓，针刺天枢既可止泻又可通便。C 是腧穴的双向调节作用。故 56 题选 D，57 题选 C。

A. 惊悸　　　　B. 目疾
C. 腹痛　　　　D. 呃逆
E. 耳鸣

58. 心俞穴的主治病证是

59. 膈俞穴的主治病证是

考点：心俞、膈俞的主治要点

解析：心俞穴主治：①心痛、惊悸、不寐、健忘、癫痫等心神病证；②胸闷、胸痛、咳嗽、吐血等胸肺病证；③遗精、白浊等男科病证；④盗汗。膈俞主治：①胃痛；②呕吐、呃逆、咳嗽、气喘等气逆之证；③贫血、吐血、便血等血证；④瘾疹、皮肤瘙痒等皮肤病证；⑤潮热、盗汗等阴虚证。故 58 题选 A，59 题选 D。

A. 在脊柱区，第 3 胸椎棘突下，后正中线旁开 1.5 寸
B. 在脊柱区，第 5 胸椎棘突下，后正中线旁开 1.5 寸
C. 在脊柱区，第 7 胸椎棘突下，后正中线旁开 1.5 寸
D. 在脊柱区，第 9 胸椎棘突下，后正中线旁开 1.5 寸
E. 在脊柱区，第 11 胸椎棘突下，后正中线旁开 1.5 寸

60. 肺俞穴的定位是
61. 脾俞穴的定位是

考点：肺俞、脾俞的定位 ★

解析：肺俞在脊柱区，第 3 胸椎棘突下，后正中线旁开 1.5 寸；脾俞在脊柱区，第 11 胸椎棘突下，后正中线旁开 1.5 寸。B 为心俞的定位，C 为膈俞的定位，D 为肝俞的定位。故 60 题选 A，61 题选 E。

A. 瘰疬、哮喘
B. 肿疡初起、肺痨、瘰疬
C. 吐泻并作、中风脱证
D. 因寒而致的呕吐、腹痛
E. 命门火衰而致的阳痿、早泄

62. 隔蒜灸的适应证是
63. 隔姜灸的适应证是

考点：艾炷灸 ★

解析：隔蒜灸有清热解毒、杀虫的作用，多用于治疗肺痨、瘰疬及肿疡初起等病证。隔姜灸有温胃止呕、散寒止痛的作用，常用于因寒而致的呕吐、腹痛以及风寒痹证等病证。隔盐灸可用于治疗吐泻并作、中风脱证，隔附子饼灸可用于治疗命门火衰而致的阳痿、早泄。故 62 题选 B，63 题选 D。

A. 肾俞、关元
B. 膈俞、血海
C. 阴陵泉、足三里
D. 大椎、曲池
E. 阴陵泉、血海

64. 治疗着痹宜配
65. 治疗热痹宜配

考点：痹证的选穴

解析：痹证的治法为通络止痛，以局部穴位为主，配合循经取穴及辨证选穴。主穴为阿是穴、局部经穴。行痹配膈俞、血海；痛痹配肾俞、关元；着痹配阴陵泉、足三里；热痹配大椎、曲池。故64题选C，65题选D。

A. 肾俞、命门、太溪
B. 肺俞、脾俞
C. 气海、足三里
D. 百会、神门
E. 行间、阳陵泉

66. 治疗遗尿肝经郁热证，除主穴外，还应选取的配穴是
67. 治疗遗尿肾气不足证，除主穴外，还应选取的配穴是

考点：遗尿的选穴

解析：遗尿的治法为调理膀胱，温肾健脾。取任脉、足太阴经穴，以及膀胱的背俞穴、募穴为主。主穴为中极、关元、三阴交、膀胱俞。肾气不足配肾俞、命门、太溪；肝经郁热配行间、阳陵泉；夜梦多配百会、神门。故66题选E，67题选A。

A. 列缺　　B. 合谷
C. 外关　　D. 后溪
E. 足三里

68. 漏肩风手阳明经证的配穴是
69. 漏肩风手少阳经证的配穴是

考点：漏肩风的选穴

解析：针灸治疗漏肩风的配穴：手阳明经证配合谷；手少阳经证配外关；手太阳经证配后溪；手太阴经证配列缺。外邪内侵配合谷、风池；气滞血瘀配内关、膈俞；气血虚弱配足三里、气海。故68题选B，69题选C。

诊断学基础

【A1 型题】

1. 可出现弛张热的疾病
 A. 大叶性肺炎　　B. 斑疹伤寒
 C. 风湿热　　　　D. 肾盂肾炎
 E. 布氏杆菌病
考点：发热★
解析：弛张热指体温在39℃以上，但波动幅度大，24 小时内体温波动在2℃以上，最低时仍高于正常水平。常见于败血症、风湿热、重症肺结核、化脓性炎症等。肺炎链球菌肺炎和斑疹伤寒热型为稽留热；肾盂肾炎热型为间歇热；布氏杆菌病热型为波状热。故本题选 C。

2. 疟疾常出现的热型是
 A. 稽留热　　　　B. 弛张热
 C. 间歇热　　　　D. 回归热
 E. 波状热
考点：发热
解析：间歇热常见于疟疾、急性肾盂肾炎等。弛张热常见于败血症、风湿热、重症肺结核及化脓性炎症等。稽留热常见于肺炎链球菌肺炎、伤寒、斑疹伤寒高热期。回归热常见于回归热、霍奇金病等。波状热常见于布氏杆菌病。故本题选 C。

3. 体温在39℃以上，24 小时波动范围达2℃以上，最低体温高于正常水平的疾病是
 A. 肺炎链球菌肺炎
 B. 斑疹伤寒
 C. 败血症
 D. 肾盂肾炎
 E. 布氏杆菌病
考点：发热★
解析：弛张热的临床表现是体温常在39℃以上，波动幅度大，24 小时内波动范围超过2℃，但都在正常水平以上。见于败血症、风湿热、重症肺结核、化脓性炎症等。肺炎链球菌肺炎、伤寒和斑疹伤寒等的发热极期可出现稽留热。急性肾盂肾炎可出现间歇热。布氏杆菌病可出现波状热。故本题选 C。

4. 发热伴头痛、呕吐或昏迷的疾病是
 A. 败血症　　　　B. 肾盂肾炎
 C. 乙型脑炎　　　D. 黑热病
 E. 支气管炎
考点：发热
解析：发热伴头痛、呕吐或昏迷见于乙型脑炎、流行性脑脊髓膜炎、脑型疟疾、脑出血、蛛网膜下腔出血、中毒性痢疾等。故本题选 C。

5. 引起急性腹膜炎的常见病因是
 A. 急性胃炎　　　B. 急性胃肠穿孔
 C. 急性肠炎　　　D. 急性胆囊炎
 E. 急性尿道炎
考点：腹痛
解析：急性腹膜炎由胃、肠穿孔引起者最常见，伴有腹部压痛、反跳痛与腹肌紧张，肠鸣音减弱或消失。故本题选 B。

6. 腹痛伴腹胀、呕吐、停止排气排便提示
 A. 肠梗阻　　　　B. 肝脓肿
 C. 幽门梗阻　　　D. 急性肠炎
 E. 急性细菌性痢疾
考点：腹痛★
解析：腹痛伴腹胀、呕吐、停止排便排气，提示肠梗阻。腹痛伴寒战、高热提示肝脓肿；腹痛伴腹胀、呕吐隔餐或隔日食物，见于幽门梗阻；腹痛伴腹泻，见于急性肠炎、急性细菌性痢疾，以及慢性胰腺及肝脏疾病的吸收不良等。故本题选 A。

7. 胆道蛔虫梗阻出现腹痛的特点是
 A. 突发中上腹剧烈刀割样持续性疼痛
 B. 持续性、广泛性剧烈腹痛伴腹肌紧张
 C. 右上腹进行性锐痛
 D. 剑突下钻顶样疼痛
 E. 右上腹阵发性绞痛

考点：腹痛

解析：突发中上腹剧烈刀割样疼痛为消化性溃疡穿孔引起的疼痛。持续性、广泛性剧烈腹痛伴腹肌紧张，提示为急性弥漫性腹膜炎。右上腹进行性锐痛提示肝区病变。剑突下钻顶样疼痛是胆道蛔虫梗阻的典型表现。右上腹阵发性绞痛可能是胆囊炎。故本题选 D。

8. 下列各项，属百日咳咳嗽特点的是
   A. 犬吠样   B. 鸡鸣样吼声
   C. 金属调   D. 声音嘶哑
   E. 无声
   考点：咳嗽与咳痰★

   解析：鸡鸣样吼声是百日咳咳嗽的特点。A 多见于喉头水肿或气管受压。C 可由纵隔肿瘤或支气管肺癌等直接压迫气管所致。D 见于声带炎、喉炎、喉癌与喉返神经受压迫。E 见于极度衰弱或声带麻痹。故本题选 B。

9. 可引起声音嘶哑的咳嗽为
   A. 喉癌   B. 胸膜炎
   C. 百日咳   D. 急性肺水肿
   E. 纵隔肿瘤
   考点：咳嗽与咳痰★

   解析：参见8题。故本题选 A。

10. 在我国引起咯血最常见的原因是
    A. 白血病   B. 肺脓肿
    C. 慢性支气管炎   D. 肺结核
    E. 支气管扩张症
    考点：咯血

    解析：咯血的病因：①支气管疾病：常见于支气管扩张症、支气管肺癌、支气管内膜结核和慢性支气管炎等。②肺部疾病：如肺结核、肺炎链球菌肺炎、肺脓肿等。肺结核为我国常见的咯血原因。③心血管疾病：风湿性心脏病二尖瓣狭窄所致的咯血等。④其他：如血小板减少性紫癜、血友病、肺出血型钩端螺旋体病、流行性出血热等。故本题选 D。

11. 下列各项，不属咯血特点的是
    A. 血内混有食物残渣
    B. 血色鲜红
    C. 多无黑便
    D. 咯血前可有喉部作痒
    E. 有肺结核、肺癌等病史
    考点：咯血与呕血的鉴别★

    解析：咯血前常出现咽喉痒、胸闷、咳嗽等症状，血色鲜红，若不将血液咽下则没有黑便，血中混合泡沫、痰，患者多有肺结核、支气管扩张症、肺癌、心脏病等病史。呕血前常出现上腹不适、恶心、呕吐等症状，血色棕黑、暗红，有黑便，血中混有食物残渣、胃液，患者多有消化性溃疡、肝硬化等病史。故本题选 A。

12. 下列各项，不会出现吸气性呼吸困难的是
    A. 支气管哮喘   B. 急性喉炎
    C. 气管异物   D. 喉痉挛
    E. 喉头水肿
    考点：呼吸困难

    解析：吸气性呼吸困难表现为胸骨上窝、锁骨上窝和肋间隙在吸气性明显凹陷，称"三凹征"，常伴有频繁干咳及高调吸气性喘鸣音。见于急性喉炎、喉水肿、喉痉挛、白喉、喉癌、气管肿瘤、气管异物或气管受压等。支气管哮喘属于呼气性呼吸困难。故本题选 A。

13. 出现心源性哮喘的常见疾病是
    A. 高血压性心脏病
    B. 肺心病
    C. 支气管哮喘
    D. 支气管肺癌
    E. 心包积液
    考点：呼吸困难

    解析：夜间阵发性呼吸困难发作时，患者被迫坐起喘气和咳嗽，重者面色青紫、大汗、呼吸有哮鸣声，咳浆液性粉红色泡沫样痰，两肺底湿啰音，心率增快，可出现奔马律，此种呼吸又称为心源性哮喘，常见于高血压性心脏病、冠状动脉粥样硬化性心脏病、风湿性心瓣膜病、心肌炎等引起的左心衰竭。故本题选 A。

14. 夜间阵发性呼吸困难常见于
    A. 慢性左心衰   B. 慢性右心衰
    C. 胸腔积液   D. 支气管哮喘
    E. 气胸
    考点：呼吸困难★

    解析：夜间阵发性呼吸困难常见于高血压性心脏病、冠状动脉粥样硬化性心脏病、风湿性心瓣膜病、心肌炎等引起的左心衰竭。故本题选 A。

15. 出现呕血提示消化道出血量在
    A. 5～20mL   B. 30～40mL
    C. 100～200mL   D. 300mL
    E. 1000mL 以上
    考点：呕血与黑便★

    解析：出血量达 5mL 以上可出现大便潜血

试验阳性;达60mL以上可出现黑便;胃内蓄积血量达300mL可出现呕血;出血量一次达500mL以上可出现头昏、眼花、口干乏力、皮肤苍白、心悸不安、出冷汗,甚至昏倒;出血量达800~1000mL以上可出现周围循环衰竭。故本题选D。

16. 除下列哪项外,常可引起肝细胞性黄疸
A. 疟疾　　　　B. 急性甲型肝炎
C. 中毒性肝炎　D. 钩端螺旋体病
E. 肝癌

考点:黄疸★

解析:引起肝细胞性黄疸的病因有病毒性肝炎、中毒性肝炎、肝硬化、肝癌、钩端螺旋体病、败血症、伤寒等。疟疾可引起溶血性黄疸。故本题选A。

17. 下列属于颅脑疾病感染性抽搐的是
A. 外伤　　　　B. 脑挫伤
C. 脑积水　　　D. 脑寄生虫
E. 神经胶质瘤

考点:抽搐

解析:抽搐按症状性病因分为颅脑疾病和全身性疾病。前者包括感染性(脑炎、脑膜炎、脑脓肿、脑寄生虫病等)与非感染性(外伤、肿瘤、血管疾病、癫痫),后者也包括感染性(中毒性肺炎、中毒性菌痢、败血症、狂犬病、破伤风、小儿高热惊厥等)与非感染性(缺氧、中毒、心血管疾病、代谢性疾病、物理损伤、癔症性抽搐)。故本题选D。

18. 病理性的持续睡眠状态,可被唤醒,并能正确回答问题称为
A. 嗜睡　　　　B. 意识模糊
C. 昏睡　　　　D. 昏迷
E. 谵妄

考点:意识障碍

解析:嗜睡是最轻的意识障碍,为持续性的睡眠,轻度刺激,如推动、呼唤可被唤醒,醒后能回答简单问题或做一些简单的活动,但反应迟钝,刺激停止后又迅速入睡。意识模糊是具有简单的精神活动,但定向力障碍,表现为对时间、空间、人物失去正确的判断力。昏睡是处于熟睡状态,不易唤醒,强刺激下,如压迫眶上神经可唤醒,但不能回答问题或答非所问,而且很快又再入睡。昏迷是意识丧失,任何强大的刺激都不能唤醒。谵妄是意识模糊伴错觉、幻觉、躁动不安、谵语。故本题选A。

19. 下列主诉,错误的是
A. 进行性吞咽困难1个月
B. 糖尿病3年
C. 血糖升高2个月,入院进一步检查
D. 发现胆结石3个月,入院手术治疗
E. 活动后心慌、气短2年,下肢水肿1周

考点:问诊的内容★

解析:主诉指病人就诊的主要原因,是感觉最明显、最痛苦的症状或体征及持续时间。主诉要有显著的意向性,确切的主诉常可提供对某系统疾病的诊断线索。尽可能用患者自己的言词,不用诊断用语。如"反复上腹隐痛8年,解黑大便2天""活动后心慌、气短2年,下肢水肿1周""进行性吞咽困难1月余"等。对当前无症状表现,诊断资料和入院目的又十分明确的患者,也可用以下方式记录主诉。如"血糖升高2个月,入院进一步检查""发现胆囊结石2个月,入院接受手术治疗"。糖尿病为专业诊断术语。故本题选B。

20. 下列除哪项外,均是采录"主诉"所要求的内容
A. 主诉是迫使患者就医的最主要的症状
B. 一般不超过20个字
C. 确切的主诉常可作为诊断的向导
D. 主诉的记录尽量使用诊断术语
E. 症状不突出者,可把就医的主要目的作为主诉

考点:问诊的内容★

解析:参见19题。故本题选D。

21. 属于既往史的是
A. 月经情况　　B. 生育情况
C. 冶游史　　　D. 家族遗传病史
E. 预防接种史

考点:问诊的内容

解析:既往史包括患者既往的健康状况和过去曾经患过的疾病(包括各种传染病)、外伤手术、预防接种、过敏史等,尤其是与现病有密切关系的疾病的历史。A、B属于月经生育史,C属于个人史,D属于家族史。故本题选E。

22. 下列属于病理性叩诊音的是
A. 清音　　　　B. 浊音
C. 鼓音　　　　D. 实音
E. 过清音

考点:常见叩诊音★

解析:叩诊音在临床上分为清音、浊音、鼓

音、实音、过清音五种。①清音是正常肺部的叩诊音。它是音响不甚一致的非乐性音。提示肺组织的弹性、含气量、致密度正常。②浊音是一种音调较高，音响较弱，振动持续时间较短的非乐性叩诊音。当叩击被少量含气组织覆盖的实质脏器时产生，见于被肺的边缘所覆盖的心脏或肝脏部分及在病理情况下肺组织含气减少的叩诊音。③鼓音如同击鼓声，是一种和谐的乐音，音响比清音更强，振动持续时间也较长，在叩击含有大量气体的空腔脏器时出现。正常情况下可见于左下胸的胃泡区和腹部，病理情况下可见于肺内空洞、气胸、气腹等。④实音是一种音调较浊音更高，音响更弱，振动持续时间更短的非乐性音，生理情况下，见于叩击不含气的实质脏器，如心脏、肝脏；病理状态下，见于大量胸腔积液或肺实变等。⑤过清音介于鼓音与清音之间，是属于鼓音范畴的一种变音，音调较清音低，音响较清音强，过清音的出现提示肺组织含气量增多、弹性减弱，临床常见于肺气肿。因此，除了过清音以外，其余均可在正常人身上出现。故本题选E。

23. 苦笑面容见于
　　A. 破伤风　　　B. 甲亢
　　C. 甲减　　　　D. 二尖瓣狭窄
　　E. 伤寒
　　考点：面容与表情★
　　解析：破伤风为苦笑面容；甲亢为甲亢面容；甲减为黏液性水肿面容；二尖瓣狭窄为二尖瓣面容；伤寒为伤寒面容。故本题选A。

24. 右侧大量胸腔积液患者多采用的强迫体位是
　　A. 蹲位　　　　B. 辗转体位
　　C. 俯卧位　　　D. 右侧卧位
　　E. 左侧卧位
　　考点：体位及步态★
　　解析：强迫侧卧位：通过侧卧于患侧，以减轻疼痛，且有利于健侧代偿呼吸，见于一侧胸膜炎及大量胸腔积液。因此，右侧大量胸腔积液患者多采用右侧卧位。强迫蹲位见于发绀型先天性心脏病，辗转体位见于胆绞痛、肾绞痛、肠绞痛等，强迫俯卧位常见于脊柱疾病。故本题选D。

25. 急性腹膜炎的体位是
　　A. 强迫仰卧位　　B. 强迫侧卧位
　　C. 强迫坐位　　　D. 辗转体位
　　E. 角弓反张位

考点：体位及步态★
　　解析：强迫仰卧位见于急性腹膜炎等。强迫侧卧位见于一侧胸膜炎及大量胸腔积液。强迫坐位见于心、肺功能不全者。辗转体位见于胆绞痛、肾绞痛、肠绞痛等。角弓反张位见于破伤风、小儿脑膜炎等。故本题选A。

26. 表现辗转体位的是
　　A. 脑出血　　　B. 胸膜炎
　　C. 急性腹膜炎　D. 胆绞痛
　　E. 发绀型先天性心脏病
　　考点：体位及步态★
　　解析：参见24题。故本题选D。

27. 表现强迫蹲位的是
　　A. 脑出血
　　B. 胸膜炎
　　C. 急性腹膜炎
　　D. 胆绞痛
　　E. 发绀性先天性心脏病
　　考点：体位及步态★
　　解析：参见24题。故本题选E。

28. 震颤麻痹病人，可出现的步态是
　　A. 蹒跚步态　　B. 醉酒步态
　　C. 慌张步态　　D. 剪刀步态
　　E. 共济失调步态
　　考点：体位及步态★
　　解析：蹒跚步态常见于佝偻病、大骨节病、进行性肌营养不良、先天性双髋关节脱位等。醉酒步态见于小脑病变、酒精中毒。剪刀步态见于脑瘫和截瘫患者。共济失调步态见于小脑或脊髓后索病变，如脊髓痨。慌张步态见于帕金森病，又称震颤麻痹。故本题选C。

29. 皮肤紫癜首先考虑
　　A. 湿疹　　　　B. 猩红热
　　C. 风疹　　　　D. 慢性肝病
　　E. 重症感染
　　考点：皮下出血检查
　　解析：皮下出血根据其直径大小及伴随情况分为以下几种，小于2mm称为瘀点，3~5mm称为紫癜，大于5mm称为瘀斑。皮下出血常见于造血系统疾病、重症感染、某些血管损害的疾病以及某些毒物或药物中毒等。故本题选E。

30. 左侧锁骨上窝淋巴结转移常见于
　　A. 肺癌　　　　B. 乳腺癌
　　C. 胃癌　　　　D. 鼻咽癌
　　E. 甲状腺癌

考点：浅表淋巴结肿大

解析：左锁骨上窝淋巴结肿大，多为腹腔脏器癌肿（胃癌、肝癌、结肠癌等）转移。右锁骨上窝淋巴结肿大，多为胸腔脏器癌肿（肺癌等）转移。鼻咽癌易转移到颈部淋巴结。乳腺癌最早经胸大肌外侧缘淋巴管侵入同侧腋下淋巴结。故本题选 C。

31. 单侧上眼睑下垂见于

A. 重症肌无力

B. 脑炎

C. 先天性上眼睑下垂

D. 慢性肝病

E. 面神经麻痹

考点：眼部检查★

解析：双上眼睑下垂见于先天性上眼睑下垂、重症肌无力；单侧上眼睑下垂常见于各种疾病引起的动眼神经麻痹，如蛛网膜下腔出血、白喉、脑脓肿、脑炎、外伤等。故本题选 B。

32. 双上眼睑下垂见于

A. 脑炎

B. 脑脓肿

C. 蛛网膜下腔出血

D. 脑出血

E. 重症肌无力

考点：眼部检查★

解析：参见 31 题。故本题选 E。

33. 双瞳孔不等大见于

A. 视神经萎缩   B. 虹膜炎

C. 脑外伤   D. 有机磷农药中毒

E. 角膜炎

考点：眼部检查

解析：双侧瞳孔大小不等常见于脑外伤、脑肿瘤、中枢神经梅毒、脑疝等颅内病变。瞳孔缩小见于虹膜炎、有机磷农药中毒、毒蕈中毒，以及吗啡、氯丙嗪、毛果芸香碱等药物影响；瞳孔扩大见于外伤、青光眼绝对期、视神经萎缩、完全失明、濒死状态、颈交感神经刺激和阿托品、可卡因等药物影响。故本题选 C。

34. 麻疹黏膜斑位于

A. 口角处

B. 下颌第一前磨牙颊黏膜处

C. 上颌第二磨牙颊黏膜处

D. 第一磨牙的颊黏膜处

E. 第二磨牙的颊黏膜处

考点：口腔检查

解析：正常口腔黏膜光洁呈粉红色。黏膜下出血点或瘀斑多为各种出血性疾病或维生素 C 缺乏；第二磨牙颊黏膜处出现针帽头大小白色斑点见于麻疹。故本题选 E。

35. 关于颈静脉搏动，正确的是

A. 均为病理性

B. 静脉压升高者皆可出现

C. 视诊可见，触诊可及

D. 见于交界区心律、左心衰竭，而不见于房室传导阻滞

E. 指颈外静脉搏动

考点：颈部血管检查

解析：正常人安静坐位或立位时颈外静脉不显露，平卧时可稍见充盈。如果在坐位或半卧位（上半身与水平面成 45°）见到明显颈静脉充盈，称为颈静脉怒张，提示体循环静脉血回流受阻或上腔静脉压增高，见于右心衰竭、缩窄性心包炎、心包积液及上腔静脉阻塞综合征。颈静脉搏动见于三尖瓣关闭不全。故本题选 A。

36. 胸骨角连接的部位是

A. 第 1 肋骨   B. 第 2 肋骨

C. 第 3 肋骨   D. 第 4 肋骨

E. 第 5 肋骨

考点：胸部体表标志★

解析：胸骨角为胸骨柄与胸骨体的连接处，其两侧分别与左右第 2 肋软骨连接。故本题选 B。

37. 乳腺癌晚期常转移至

A. 颈部淋巴结

B. 腋窝淋巴结

C. 枕后淋巴结

D. 锁骨上淋巴结

E. 纵隔淋巴结

考点：乳房检查

解析：乳腺癌多为单发，并与皮下组织粘连，质地硬，局部皮肤呈橘皮样，乳头常回缩。多见于中年以上的妇女，晚期多伴有腋窝淋巴结转移。故本题选 B。

38. 受凉后寒战、高热、胸痛、咳嗽、咳脓性铁锈色痰，体检时不常见的体征是

A. 叩诊浊音

B. 语音震颤增强

C. 闻及支气管呼吸音

D. 急性热病容

E. 胸膜摩擦音

考点：肺和胸膜检查

解析：受凉后寒战、高热、胸痛、咳吐脓性铁锈色痰，说明肺部感染可能性较大，因此有关肺部感染引起的检查病理征均可以出现，ABC 选项均是肺部感染易发的体征。D 是由于高热引发的热病容。只有 E 是胸膜炎易发生的体征而不是肺部感染的体征。故本题选 E。

39. 正常的肺部叩诊音是
　　A. 哮鸣音　　　　B. 浊音
　　C. 清音　　　　　D. 鼓音
　　E. 实音
　　考点：肺部叩诊★
　　解析：肺部正常叩诊音为清音。肺部叩诊异常包括：浊音、实音、鼓音和过清音。浊音或实音见于以下几种情况：①肺组织含气量减少或消失：如肺炎、肺结核、肺梗死、肺不张、肺水肿、肺硬化等；②肺内不含气的病变：如肺肿瘤、肺包囊虫病、未穿破的肺脓肿等；③胸膜腔病变：如胸腔积液、胸膜增厚粘连等；④胸壁疾病：如胸壁水肿、肿瘤等。鼓音见于气胸及直径大于 3～4cm 的浅表肺大疱、肺空洞，如空洞型肺结核、液化破溃了的肺脓肿或肺肿瘤；过清音为介于鼓音和清音之间的音响，见于肺内含气量增加且肺泡弹性减退者，如肺气肿、支气管哮喘发作时。故本题选 C。

40. 肺部叩诊为过清音的疾病是
　　A. 肺不张　　　　B. 肺癌
　　C. 肺气肿　　　　D. 大叶性肺炎
　　E. 胸腔积液
　　考点：肺部叩诊★
　　解析：参见 39 题。故本题选 C。

41. 气胸叩诊的特点是
　　A. 清音　　　　　B. 实音
　　C. 过清音　　　　D. 浊音
　　E. 鼓音
　　考点：肺部叩诊★
　　解析：参见 39 题。故本题选 E。

42. 支气管狭窄时可听到
　　A. 哮鸣音　　　　B. 浊音
　　C. 干啰音　　　　D. 鼓音
　　E. 实音
　　考点：肺部听诊★
　　解析：干啰音是支气管有病变的表现。两肺都出现干啰音，见于急慢性支气管炎、支气管哮喘、支气管肺炎、心源性哮喘等。局限性干啰音是由局部支气管狭窄所致，常见于支气管局部结核、肿瘤、异物或黏稠分泌物附着。局部而持久的干啰音见于肺癌早期或支气管内膜结核。故本题选 C。

43. 闻及舒张早期奔马律，应考虑的疾病是
　　A. 二尖瓣脱垂　　B. 二尖瓣狭窄
　　C. 主动脉瓣狭窄　D. 心力衰竭
　　E. 心包积液
　　考点：心脏听诊
　　解析：舒张早期奔马律为病理性第三心音，又称第三心音奔马律或室性奔马律，在心尖部容易听到，提示心脏有严重的器质性病变，见于各种原因的心力衰竭、急性心肌梗死、重症心肌炎等。故本题选 D。

44. 胸骨左缘 3、4 肋间听到舒张期杂音见于
　　A. 主动脉瓣关闭不全
　　B. 心力衰竭
　　C. 心律失常
　　D. 心脏猝死
　　E. 冠心病
　　考点：心脏听诊
　　解析：心脏杂音的原因是：血流加速；瓣膜开放口径或大血管通道狭窄；瓣膜关闭不全；异常血流通道；心腔异物或异常结构；大血管瘤样扩张等。胸骨左缘 3、4 肋间为主动脉第二听诊区，其舒张期杂音是由于主动脉瓣关闭不全而引起。心力衰竭在心脏听诊中可见第一心音减弱或舒张期奔马律。心律失常主要是听诊心律快慢不一。心脏猝死的表现为心音消失。冠心病会引起二尖瓣听诊区收缩期杂音。故本题选 A。

45. 下列各项，可见毛细血管搏动征的是
　　A. 主动脉瓣狭窄
　　B. 主动脉瓣关闭不全
　　C. 低血压性休克
　　D. 心包积液
　　E. 心力衰竭
　　考点：周围血管征
　　解析：头部随脉搏呈节律性点头运动、颈动脉搏动明显、毛细血管搏动征、水冲脉、枪击音与杜氏双重杂音统称为周围血管征，它们均由脉压增大所致，常见于主动脉瓣关闭不全、贫血及甲状腺功能亢进症等。故本题选 B。

46. 胸腹壁静脉血流方向自上向下，流入下腔静脉，见于
　　A. 上腔静脉梗阻　B. 下腔静脉梗阻

C. 门脉高压　　D. 肝硬化
E. 大量胸腔积液

考点：胸壁检查

解析：正常胸壁无明显静脉可见，当上腔静脉或下腔静脉血流受阻建立侧支循环时，胸壁静脉可充盈或曲张。上腔静脉阻塞时，静脉血流方向自上而下；下腔静脉阻塞时，血流方向则自下而上。故本题选A。

47. 腹肌紧张伴压痛、反跳痛多属
A. 急性胆囊炎　　B. 急性胰腺炎
C. 急性腹膜炎　　D. 胃癌
E. 急性肠梗阻

考点：腹部触诊

解析：腹肌紧张伴压痛与反跳痛称为腹膜刺激征，是急性腹膜炎的可靠体征。故本题选C。

48. 触诊肝脏肿大，质坚硬如石，表面呈大小不等的结节状，高低不平，边缘不整，压痛明显。应首先考虑的诊断是
A. 急性肝炎　　B. 慢性肝炎
C. 肝硬化　　　D. 肝癌
E. 肝淤血

考点：腹部触诊

解析：肝脏常见疾病的临床表现：①急性肝炎时肝脏轻度肿大，质稍韧，表面光滑，边缘钝，有压痛。②慢性肝炎时肝脏肿大较明显，质韧或稍硬，压痛较轻。③肝硬化早期肝脏肿大，晚期则缩小变硬，表面呈结节状，边缘较薄，无压痛。④肝癌时肝脏进行性肿大，质坚硬如石，表面呈大小不等的结节状或巨块状，高低不平，边缘不整，压痛明显。⑤脂肪肝所致的肝肿大，质软或稍韧，表面光滑，无压痛。⑥肝淤血时肝脏明显肿大，质韧，表面光滑，边缘圆钝，有压痛，右心衰竭引起肝淤血肿大时，压迫右上腹肝区，颈静脉怒张更明显，称为肝颈静脉回流征阳性，还可见于心包积液、缩窄性心包炎。故本题选D。

49. 肠鸣音消失见于
A. 麻痹性肠梗阻　　B. 急性肠炎
C. 胃肠道出血　　　D. 机械性肠梗阻
E. 老年性便秘

考点：腹部听诊

解析：正常肠鸣音每分钟4~5次。如持续听诊3~5分钟未听到肠鸣音，称肠鸣音消失或静腹，见于急性腹膜炎或各种原因所致的麻痹性肠梗阻。肠鸣音活跃见于服泻药后、急性肠炎或胃肠道大出血等；肠鸣音亢进见于机械性肠梗阻；肠鸣音减弱或稀少见于老年性便秘、电解质紊乱（低血钾）及胃肠动力低下等。故本题选A。

50. 直肠指检触及质地坚硬、表面凹凸不平的包块，应首先考虑的疾病是
A. 肛裂　　　　B. 直肠息肉
C. 直肠周围脓肿　D. 肛周脓肿
E. 直肠癌

考点：直肠指诊

解析：指诊有剧烈触痛见于肛裂与感染；触痛并有波动感见于肛门、直肠周围脓肿；触及柔软光滑而有弹性的包块见于直肠息肉；触及质地坚硬、表面凹凸不平的包块应考虑直肠癌。指诊后指套带有黏液、脓液或血液，说明存在炎症并有组织破坏。故本题选E。

51. 缺铁性贫血常见的体征是
A. 下肢静脉曲张　　B. 足外翻
C. 匙状甲　　　　　D. 杵状指
E. 膝关节变形

考点：四肢与关节检查★

解析：匙状指（反甲），常见于缺铁性贫血，偶见于风湿热。下肢静脉曲张常见于从事站立性工作者或栓塞性静脉炎患者，足外翻多见于先天畸形、脊髓灰质炎后遗症等，杵状指常见于支气管扩张、支气管肺癌、慢性肺脓肿、脓胸，以及发绀型先天性心脏病、亚急性感染性心内膜炎等，膝关节变形常见于风湿性关节炎活动期、结核性关节炎、关节积液等。故本题选C。

52. 梭形关节见于
A. 风湿性关节炎　　B. 类风湿关节炎
C. 退行性关节病　　D. 心功能不全
E. 肺功能不全

考点：四肢与关节检查

解析：类风湿关节炎引起四肢关节变形，呈梭形。故本题选B。

53. 可引起深反射亢进的疾病是
A. 末梢神经炎　　B. 神经根炎
C. 脊髓灰质炎　　D. 脑出血
E. 脊髓休克状态

考点：生理及病理检查

解析：深反射亢进见于锥体束的病变，如急性脑血管病、急性脊髓炎休克期过后等。深反射减弱或消失多为器质性病变，是相应脊髓节段或

所属脊神经的病变，常见于末梢神经炎、神经根炎、脊髓灰质炎、脑或脊髓休克状态等。A、B、C、E均属于深反射减弱或消失的常见病。故本题选D。

54. 下列各项，属于脑膜刺激征的是
A. 布鲁津斯基征　　B. 查多克征
C. 巴宾斯基征　　　D. 戈登征
E. 拉塞格征

考点：脑膜刺激征★

解析：脑膜刺激征包括颈强直、凯尔尼格征、布鲁津斯基征。故本题选A。

55. 外周中性粒细胞升高见于
A. 骨髓发育不全　　B. 伤寒
C. 副伤寒　　　　　D. 贫血
E. 细菌感染

考点：白细胞分类计数★

解析：中性粒细胞反应性增多见于：①急性感染：化脓性感染最常见，如流行性脑脊髓膜炎、肺炎链球菌肺炎、阑尾炎等；也可见于某些病毒感染，如流行性出血热、流行性乙型脑炎、狂犬病等；某些寄生虫感染，如急性血吸虫病、肺并殖吸虫病等。②严重组织损伤：如大手术后、大面积烧伤、急性心肌梗死等。③急性大出血及急性溶血：如消化道大出血、脾破裂或输卵管妊娠破裂等。④急性中毒：如代谢性酸中毒（尿毒症、糖尿病酮症酸中毒）、化学药物中毒（安眠药中毒）、有机磷农药中毒等。⑤恶性肿瘤：各种恶性肿瘤的晚期，特别是消化道肿瘤（如胃癌、肝癌等）。⑥其他：如器官移植术后排斥反应、类风湿关节炎、自身免疫性溶血性贫血、痛风、严重缺氧及应用某些药物（如皮质激素、肾上腺素）等。异常增生性增多见于：①急、慢性粒细胞白血病。②骨髓增生性疾病，如真性红细胞增多症、原发性血小板增多症和骨髓纤维化等。故本题选E。

56. 有机磷农药中毒时血常规检查增多的细胞是
A. 中性粒细胞　　B. 淋巴细胞
C. 单核细胞　　　D. 嗜酸性粒细胞
E. 嗜碱性粒细胞

考点：白细胞分类计数★

解析：参见55题。故本题选A。

57. 引起中性粒细胞减少的疾病是
A. 脾功能亢进　　　B. 尿毒症
C. 肺炎链球菌肺炎　D. 急性心肌梗死
E. 急性溶血

考点：白细胞分类计数

解析：中性粒细胞病理性减少见于：①感染性疾病：病毒感染最常见，如流行性感冒、病毒性肝炎、麻疹、风疹、水痘等；某些革兰阴性杆菌感染，如伤寒及副伤寒等；某些原虫感染，如恙虫病、疟疾等。②血液病：如再生障碍性贫血、粒细胞减少症、粒细胞缺乏症、非白血性白血病、恶性组织细胞病等。③自身免疫性疾病：如系统性红斑狼疮等。④单核-巨噬细胞系统功能亢进：如脾功能亢进，见于各种原因引起的脾脏肿大（如肝硬化等）。⑤药物及理化因素的作用：物理因素，如X线、γ射线、放射性核素等；化学物质，如苯、铅、汞等；化学药物，如氯霉素、磺胺类药、抗肿瘤药、抗糖尿病药物及抗甲状腺药物等。这些均可引起白细胞及中性粒细胞减少。故本题选A。

58. 引起血小板减少的疾病是
A. 急性大失血
B. 急性白血病
C. 慢性髓细胞白血病
D. 真性红细胞增多症
E. 急性溶血

考点：血小板计数

解析：血小板正常范围为（125～350）×10^9/L。<125×10^9/L称为血小板减少。血小板减少可见于：①生成障碍：见于再障、急性白血病、急性放射病、骨髓纤维化晚期等。②破坏或消耗增多：见于原发性血小板减少性紫癜、脾功能亢进、系统性红斑狼疮、淋巴瘤、DIC、血栓性血小板减少性紫癜等。③分布异常：见于脾肿大，如肝硬化。A、C、D、E项均可见血小板增多。故本题选B。

59. 下列除哪项外，常可出现血沉明显增快
A. 风湿病的病情趋于静止时
B. 亚急性细菌性（感染性）心内膜炎
C. 重度贫血
D. 急性心肌梗死
E. 多发性骨髓瘤

考点：红细胞沉降率

解析：血沉加快见于：①各种炎症，如细菌性急性炎症、结核病和风湿热活动期等。②组织损伤及坏死，如手术创伤、急性心肌梗死。③恶性肿瘤。④各种原因引起的高球蛋白血症，如多发性骨髓瘤、感染性心内膜炎、系统性红斑狼疮、慢性肾炎、肝硬化等。⑤贫血和高胆固醇血

症。故本题选 A。

60. 诊断低蛋白血症，血清白蛋白的数值是
　　A. <60g/L　　　B. <55g/L
　　C. <40g/L　　　D. <35g/L
　　E. <25g/L
　考点：蛋白质代谢检查
　解析：正常人血清总蛋白 60～80g/L，白蛋白 40～55g/L。血清总蛋白 <60g/L 或白蛋白 <25g/L 称为低蛋白血症。故本题选 E。

61. 下列关于血清尿素氮的改变及临床意义的叙述，正确的是
　　A. 上消化道出血时，血尿素氮减少
　　B. 大面积烧伤时，血尿素氮减少
　　C. 严重的肾盂肾炎，血尿素氮减少
　　D. 血尿素氮对早期肾功能损害的敏感性差
　　E. 血尿素氮对早期肾功能损害的敏感性强
　考点：肾小球功能检测
　解析：血清尿素氮测定能反映肾小球滤过功能，但不是敏感和特异性指标。血清尿素氮增高见于以下几种情况：①肾前性因素，如血流量减少（心功能不全、水肿等）、蛋白质分解增加（急性传染病、上消化道出血、大面积烧伤等）；②肾性因素，见于严重肾脏疾病引起的慢性肾衰竭，如慢性肾炎、慢性肾盂肾炎等；③肾后性因素，如尿路结石、前列腺增生等。故本题选 D。

62. 下列各项，可引起高钾血症的是
　　A. 心力衰竭　　　B. 肾源性水肿
　　C. 醛固酮增多症　D. 胃肠引流
　　E. 急性肾衰少尿期
　考点：电解质检查
　解析：血清钾正常范围为 3.5～5.3mmol/L，血钾 >5.3mmol/L 称为高钾血症。高钾血症见于：①排出减少：如急性或慢性肾衰竭少尿期、肾上腺皮质功能减退症。②摄入过多：如高钾饮食、静脉输注大量钾盐、输入大量库存血液。③细胞内钾外移增多：如严重溶血、大面积烧伤、挤压综合征、组织缺氧和代谢性酸中毒等。故本题选 E。

63. 血清淀粉酶正常值是
　　A. 800～1800U/L　　B. 600～1800U/L
　　C. 800～1600U/L　　D. 800～1000U/L
　　E. 900～1800U/L
　考点：血、尿淀粉酶测定★
　解析：血清淀粉酶活性测定主要用于急性

胰腺炎的诊断。参考值：血清 800～1800U/L，尿液 1000～12000U/L。故本题选 A。

64. 急性胰腺炎时明显增高的酶是
　　A. 丙氨酸氨基转移酶（ALT）
　　B. 碱性磷酸酶（ALP）
　　C. γ-谷氨酰转移酶（γ-GT）
　　D. 肌酸激酶（CK）
　　E. 淀粉酶（AMS）
　考点：血、尿淀粉酶测定★
　解析：丙氨酸氨基转移酶（ALT）增高的临床意义：①急性病毒性肝炎。②慢性病毒性肝炎。③肝硬化。④其他疾病。碱性磷酸酶（ALP）增高的临床意义：①胆道阻塞。②肝脏疾病。③黄疸的鉴别诊断。④骨骼疾病。γ-谷氨酰转移酶（γ-GT）增高的临床意义：①胆道阻塞性疾病。②肝胆疾病、肝癌、急性病毒性肝炎、慢性肝炎、肝硬化、急性和慢性酒精性肝炎、药物性肝炎。③其他疾病。肌酸激酶（CK）活性增高见于：①急性心肌梗死。②心肌炎和肌肉疾病。淀粉酶（AMS）活性增高见于：①急性胰腺炎。②其他胰腺疾病。③非胰腺疾病。故本题选 E。

65. 急性心肌梗死发病后，心肌肌钙蛋白 T 升高的时间是
　　A. 1～2h　　　B. 3～6h
　　C. 6～8h　　　D. 8～12h
　　E. 24h 以后
　考点：心肌蛋白检测
　解析：心肌肌钙蛋白 T（cTnT）是诊断 AMI 的确定性标志物。AMI 发病后 3～6 小时开始增高，10～24 小时达高峰，10～15 天恢复正常。故本题选 B。

66. 健康人尿液中可以见到以下哪种管型
　　A. 透明管型　　　B. 白细胞管型
　　C. 红细胞管型　　D. 颗粒管型
　　E. 脂肪管型
　考点：尿液的显微镜检查★
　解析：管型主要包括：①透明管型：偶见于健康人；少量出现见于剧烈运动、高热等；明显增多提示肾实质病变，如肾病综合征、慢性肾炎等。②细胞管型：红细胞管型见于急性肾炎、慢性肾炎急性发作、狼疮性肾炎、肾移植术后急性排斥反应等；白细胞管型提示肾实质感染性疾病，见于肾盂肾炎、间质性肾炎；肾小管上皮细胞管型提示肾小管病变，见于急性肾小管坏死、慢性肾炎晚期、肾病综合征等。③颗粒管型：粗颗粒管型见于慢性肾炎、肾盂肾炎、药物毒性所致的肾小管损害；细颗粒管型见于慢性肾炎、急性肾炎后期。④蜡样管型：提示肾小管病变严重，预后不良，见于慢性肾炎晚期、慢性肾衰竭、肾淀粉样变性。⑤脂肪管型：见于肾病综合征、慢性肾炎急性发作、中毒性肾病。⑥肾衰竭管型：常出现于慢性肾衰竭少尿期，提示预后不良，急性肾衰竭多尿早期也可出现。故本题选A。

67. 大便潜血试验持续阳性，常见于
  A. 胃溃疡　　　B. 十二指肠溃疡
  C. 胃癌　　　　D. 胃炎
  E. 下消化道出血
  考点：粪便的化学检查
  解析：潜血试验正常为阴性。阳性见于消化性溃疡活动期、胃癌、钩虫病、消化道炎症、出血性疾病等。消化道癌症呈持续阳性，消化性溃疡呈间断阳性。故本题选C。

68. 左心房肥大的心电图改变是
  A. P > 0.11s，常呈双峰，双峰间期 ≥ 0.04s
  B. P > 0.25mV
  C. V_5 导联P波 > 2.5mV
  D. aVR 导联P波 > 1.0mV
  E. QRS > 0.10s
  考点：心房肥大★
  解析：左心房肥大心电图表现为P波增宽（>0.11s），常呈双峰型，两峰间期≥0.04s，以在Ⅰ、Ⅱ、aVL导联上最为显著。在V_1导联上，ptf≤−0.04mm·s。故本题选A。

69. 肺型P波常见于
  A. 左心房肥大　　　B. 右心房肥大
  C. 心肌梗死　　　　D. 室性期前收缩
  E. 心房颤动
  考点：心房肥大★
  解析：右心房肥大的心电图表现为P波高尖，其幅度≥0.25mV，以Ⅱ、Ⅲ、aVF导联最为突出，常见于慢性肺源性心脏病，故称"肺型P波"，也可见于某些先天性心脏病。故本题选B。

70. 左心室肥大的心电图表现为
  A. P波倒置
  B. 冠状T波
  C. 左心室高电压
  D. QRS波宽大畸形

  E. T波低平或倒置
  考点：心室肥大
  解析：左心室肥大的心电图表现：①QRS波群电压增高：胸导联：R_{V_5} 或 R_{V_6} > 2.5mV，R_{V_5} 或 R_{V_6} + S_{V_1} > 4.0mV（男）/3.5mV（女）。肢体导联 R_I > 1.5mV，R_{aVL} > 1.2mV，R_{aVF} > 2.0mV，R_I + S_{III} > 2.5mV。②心电轴轻、中度左偏。③QRS波群时间延长到0.10～0.11s，V_5或V_6导联R峰值时间 > 0.05s。④ST-T改变，以R波为主的导联中，ST段下移 ≥ 0.05mV，T波低平、双向或倒置。上述左心室肥大的指标中，以QRS波群高电压最为重要，是诊断左心室肥大的基本条件。故本题选C。

71. 出现异常Q波提示
  A. 急性心肌梗死
  B. 心绞痛
  C. 房性期前收缩
  D. 一度房室传导阻滞
  E. 左心房肥大
  考点：心肌梗死
  解析：心肌梗死基本心电图表现：①缺血型T波改变：缺血发生于心内膜面，T波高而直立，若发生于心外膜面，出现对称性T波倒置。②损伤型ST段改变：面向损伤心肌的导联出现ST段明显抬高，可形成单相曲线。③坏死型Q波出现：面向坏死区的导联出现异常Q波（宽度≥0.03s，深度≥1/4R），R波振幅降低甚至消失而呈QS波。故本题选A。

72. 前间壁心肌梗死特征性心电图改变出现的导联是
  A. V_1 ~ V_3　　　B. V_1 ~ V_5
  C. V_3 ~ V_5　　　D. V_3R ~ V_7R
  E. Ⅱ、Ⅲ、aVF
  考点：心肌梗死
  解析：前间壁心肌梗死时，V_1 ~ V_3 导联出现异常Q波或QS波。B为广泛前壁心肌梗死，C为前壁心肌梗死，D为右室心肌梗死，E为下壁心肌梗死。故本题选A。

73. 典型心绞痛发作时，心电图的改变是
  A. P波高尖
  B. 异常Q波
  C. ST段水平压低0.1mV以上
  D. PR间期延长
  E. 完全性右束支传导阻滞
  考点：心肌缺血★

解析：典型心绞痛的心电图表现：面对缺血区的导联上出现 ST 段水平型或下垂型下移≥0.1mV，T 波低平、双向或倒置，时间一般小于 15 分钟。故本题选 C。

74. 变异型心绞痛的心电图特征是
    A. T 波倒置
    B. ST 段呈下垂型压低，≥0.05mV
    C. ST 段下垂型下移≥0.1mV
    D. ST 抬高，伴 T 波高耸
    E. 肺型 P 波
    考点：心肌缺血
    解析：变异型心绞痛心电图特点为：ST 段抬高，常伴 T 波高耸，对应导联 ST 段下移。故本题选 D。

75. 心电图见 P 波规律地出现，PR 间期逐渐延长，直到一个 P 波后无 QRS 波群，脱落后的第一个 PR 间期又缩短，如此周而复始，应考虑的诊断是
    A. 一度房室传导阻滞
    B. 二度Ⅰ型房室传导阻滞
    C. 二度Ⅱ型房室传导阻滞
    D. 三度房室传导阻滞
    E. 窦性停搏
    考点：心律失常★
    解析：一度房室传导阻滞：①窦性 P 波规律出现，其后均有 QRS 波群。②PR 间期延长≥0.21s。二度Ⅰ型房室传导阻滞：①窦性 P 波规律出现。②PR 间期进行性延长，直至出现一次 QRS 波群脱落（P 波后无 QRS 波群），其后 PR 间期又趋缩短，之后又逐渐延长，直至 QRS 脱落，周而复始。③QRS 脱落所致的最长 RR 间期，短于任何两个最短的 RR 间期之和。④QRS 波群时间、形态大多正常。二度Ⅱ型房室传导阻滞：①窦性 P 波规律出现，PR 间期恒定（正常或延长）。②部分 P 波后无 QRS 波群（发生心室漏搏）。③房室传导比例一般为 3∶2、4∶3 等。三度房室传导阻滞：①P 波和 QRS 波群无固定关系，PP 与 RR 间距各有其固定的规律性。②心房率＞心室率。③QRS 波群形态正常或宽大畸形。窦性停搏：①在心电图记录中，规则的 PP 间距中突然出现 P 波脱落，形成长 PP 间距，且长 PP 间距与正常 PP 间距之间无倍数关系。②窦性停搏后出现逸搏或逸搏心律。故本题选 B。

76. 心电图见 P 波与 QRS 群完全无关的是
    A. 一度房室传导阻滞
    B. 二度Ⅰ型房室传导阻滞
    C. 二度Ⅱ型房室传导阻滞
    D. 三度房室传导阻滞
    E. 心房颤动
    考点：心律失常★
    解析：心房颤动：P 波消失，代之以一系列大小、形态及间距均不等的心房颤动波（f 波），频率为 350~600 次/分，以 V_1 导联最为明显。PR 间距绝对不匀齐，即心室律绝对不规则。QRS 波群形态通常正常，当心室率过快时，发生室内差异性传导，QRS 波群增宽畸形。余参见 75 题。故本题选 D。

77. 后前位胸片显示左肺门肿块约 3cm×3cm 大小，边缘有分叶征，伴有左肺上叶肺不张。首先考虑的诊断是
    A. 原发型肺结核   B. 肺炎
    C. 浸润型肺结核   D. 肺癌
    E. 肺脓肿
    考点：呼吸系统常见病的影像学表现
    解析：X 线表现为肺门肿块影是肺癌的直接征象。CT 可见分叶状或边缘不规则的肺门肿块，可同时伴有阻塞性肺炎、肺不张。故本题选 D。

78. 龛影的主要 X 线表现是
    A. 圆形钡斑
    B. 钡斑周围环绕透明带
    C. 胃黏膜溃烂
    D. 向腔外突出的钡斑阴影
    E. 胃壁僵直
    考点：消化系统常见疾病的影像学表现★
    解析：龛影是由于胃肠道壁产生溃疡，达到一定深度，造影时被钡剂填充，当 X 线从病变区呈切线位投照时，形成一突出于腔外的钡斑影像。故本题选 D。

79. X 线透视可见两侧膈下有半月形透亮气体影的是
    A. 消化性溃疡   B. 溃疡性结肠炎
    C. 胃癌   D. 肠梗阻
    E. 胃肠道穿孔
    考点：消化系统常见疾病的影像学表现★
    解析：消化性溃疡：①胃溃疡：上消化道钡剂造影检查的直接征象是龛影。②十二指肠溃疡：球部龛影或球部变形是十二指肠溃疡的直接征象。间接征象有：激惹征、幽门痉挛、开放迟缓、胃分泌增多和胃张力及蠕动方面的改变；球

部固定压痛。溃疡性结肠炎：肠气钡双重对比造影检查可见病变肠管结肠袋变浅、消失，黏膜皱襞多紊乱，粗细不一，其中可见溃疡龛影。晚期病例 X 线表现为肠管从下向上呈连续性的向心性狭窄，边缘僵直，同时肠管明显缩短，肠腔舒张或收缩受限，形如硬管状。胃癌：上消化道钡剂造影检查可见：①胃内形态不规则的充盈缺损，多见于蕈伞型癌。②胃腔狭窄，胃壁僵硬，多见于浸润型癌。③形状不规则、位于胃轮廓之内的龛影，多见于溃疡型癌。④黏膜皱襞破坏、消失或中断。⑤肿瘤区蠕动消失。肠梗阻典型 X 线表现为：梗阻上段肠管扩张、积气、积液，立位或侧位水平位摄片可见肠管扩张，呈阶梯状气液平，梗阻以下的肠管闭合，无气体或仅有少量气体。胃肠道穿孔：立位 X 线透视或腹部平片可见两侧膈下有弧形或半月形透亮气体影。若并发急性腹膜炎则可见肠管充气积液膨胀，肠壁间隔增宽，在腹平片上可见腹部肌肉与脂肪层分界不清。故本题选 E。

80. 胃内形态不规则的充盈缺损，多见于
   A. 浸润型癌　　　B. 溃疡型癌
   C. 蕈伞型癌　　　D. 结肠癌
   E. 肠梗阻
   考点：消化系统常见疾病的影像学表现★
   解析：参见 79 题。故本题选 C。

【B1 型题】

   A. 36.3～37.2℃　　B. 37.3～38.0℃
   C. 38.1～39.0℃　　D. 39.1～41.0℃
   E. ＞41.0℃

81. 低热的范围是
82. 超高热的范围是
   考点：发热★
   解析：低热为 37.3～38.0℃，中等度热为 38.1～39.0℃，高热为：39.1～41.0℃，超高热为 41.0℃以上。故 81 题选 B，82 题选 E。

   A. 36.3～37.2℃　　B. 36.5～37.7℃
   C. 37.3～38.0℃　　D. 38.1～39.0℃
   E. 39.1～41.0℃

83. 中等度热的范围是
84. 高热的范围是
   考点：发热★
   解析：参见 81、82 题。故 83 题选 D，84 题选 E。

   A. 大块肺栓塞　　B. 食管癌
   C. 肺脓肿　　　　D. 急性心包炎
   E. 支气管扩张

85. 胸痛伴咯血，见于
86. 胸痛伴休克，见于
   考点：胸痛
   解析：胸痛伴咯血主要见于肺结核、肺炎、肺脓肿、肺梗死或支气管肺癌；胸痛伴休克多考虑急性心肌梗死、主动脉夹层或大块肺栓塞等。食管癌可见胸痛伴吞咽困难。急性心包炎可见胸痛伴呼吸困难。支气管扩张可见胸痛伴咳嗽、咳痰。故 85 题选 C，86 题选 A。

   A. 急性胸膜炎　　B. 肥厚型心肌病
   C. 反流性食管炎　D. 胸膜炎
   E. 急性心肌梗死

87. 服用抗酸剂后胸痛减轻或消失的疾病是
88. 胸痛伴面色苍白、大汗、血压下降的疾病是
   考点：胸痛
   解析：反流性食管炎在服用抗酸剂后胸痛减轻或消失。胸痛伴面色苍白、大汗、血压下降或休克多考虑急性心肌梗死、主动脉夹层或大块肺栓塞等。故 87 题选 C，88 题选 E。

   A. 肝炎　　　　　B. 胃炎
   C. 肠炎　　　　　D. 脾破裂
   E. 肾结石

89. 出现腹痛伴黄疸的疾病是
90. 出现腹痛伴休克的疾病是
   考点：腹痛
   解析：腹痛伴黄疸提示肝、胆、胰腺疾病，以及急性溶血等。腹痛伴休克，常见于腹腔内脏大出血、急性胃肠穿孔、急性心肌梗死、中毒性菌痢等。故 89 题选 A，90 题选 D。

   A. 喉炎　　　　　B. 支气管癌
   C. 肺癌　　　　　D. 声带炎
   E. 百日咳

91. 金属调的咳嗽，提示
92. 咳嗽带有鸡鸣样吼声，提示
   考点：咳嗽与咳痰★
   解析：声音嘶哑的咳嗽多见于声带炎、喉炎、喉癌，以及喉返神经受压迫；犬吠样咳嗽多见于喉头炎症水肿或气管受压；无声（或无力）咳嗽可见于极度衰弱或声带麻痹的患者；带有鸡鸣样吼声的咳嗽常见于百日咳；金属调的咳嗽可由于纵隔肿瘤或支气管癌等直接压迫气管所致。故91题选B，92题选E。

  A. 喉头水肿   B. 胸膜炎
  C. 急性咽炎   D. 急性支气管炎
  E. 急性扁桃体炎

93. 出现咳嗽伴胸痛的疾病是
94. 出现咳嗽伴呼吸困难的疾病是

考点：咳嗽与咳痰

解析：咳嗽伴胸痛见于肺炎、胸膜炎、支气管肺癌、自发性气胸等。咳嗽伴呼吸困难见于喉头水肿、喉肿瘤、慢性阻塞性肺病、重症肺炎，以及重症肺结核、大量胸腔积液、气胸、肺淤血、肺水肿等。故93题选B，94题选A。

  A. 浅部触诊   B. 冲击触诊
  C. 双手触诊   D. 深压触诊
  E. 深部滑行触诊

95. 用于确定胆囊压痛点的触诊方法是
96. 用于检查腹腔深部包块的触诊方法是

考点：常用触诊方法及其适用范围★

解析：浅部触诊主要用于检查体表浅在病变，如关节、软组织、浅部的动脉、静脉、神经、阴囊和精索等。冲击触诊适用于大量腹水而肝、脾难以触及时。双手触诊适用于肝、脾、肾、子宫和腹腔肿物的检查。深压触诊用于探测腹部深在病变部位或确定腹腔压痛点，如阑尾压痛点、胆囊压痛点等。深部滑行触诊主要适用于腹腔深部包块和胃肠病变的检查。故95题选D，96题选E。

  A. 肠梗阻
  B. 糖尿病酮症酸中毒
  C. 有机磷杀虫药中毒
  D. 肝昏迷
  E. 幽门梗阻

97. 呕吐物闻到粪臭味，应考虑的疾病是
98. 呕吐物闻到浓烈的酸味，应考虑的疾病是

考点：嗅诊常见异常气味及临床意义★

解析：呕吐物闻到粪臭味见于肠梗阻，酒味见于饮酒和醉酒等，浓烈的酸味见于幽门梗阻或狭窄等。故97题选A，98题选E。

  A. 瘀点   B. 瘀斑

  C. 紫癜   D. 蜘蛛痣
  E. 血肿

99. 压之中心可退色的是
100. 片状出血并伴有皮肤隆起的是

考点：皮下出血、蜘蛛痣检查

解析：用铅笔尖或火柴杆等压迫蜘蛛痣的中心，如周围辐射状的小血管随之消退，解除压迫后又复出现，则证明为蜘蛛痣。片状出血并伴有皮肤显著隆起称为血肿。故99题选D，100题选E。

  A. 脑积水   B. 脑肿瘤
  C. 脑炎   D. 小儿佝偻病
  E. 营养不良

101. 方颅，多见于
102. 巨颅，多见于

考点：头颅

解析：方颅见于小儿佝偻病和先天性梅毒。小颅见于囟门过早闭合。巨颅见于脑积水。故101题选D，102题选A。

  A. 乳腺增生   B. 乳腺囊肿
  C. 乳腺纤维瘤   D. 乳腺炎
  E. 乳管内乳头状瘤

103. 出现乳房肿胀，发红，灼热，疼痛明显，可能的疾病是
104. 出现乳头有血性分泌物，可能的疾病是

考点：乳房检查

解析：乳房外表发红、肿胀并伴疼痛、发热者，见于急性乳腺炎。乳头有血性分泌物见于乳管内乳头状瘤、乳腺癌。故103题选D，104题选E。

  A. 支气管扩张   B. 支气管哮喘
  C. 心源性哮喘   D. 支气管炎
  E. 肺淤血

105. 湿啰音在两肺散在性分布，见于
106. 捻发音见于

考点：肺部听诊

解析：啰音是肺与支气管有病变的表现。湿啰音在两肺散在性分布，常见于支气管炎、支气管肺炎、血行播散型肺结核、肺水肿等。捻发音常见于肺炎或肺结核早期、肺淤血、肺泡炎等，也可见于正常老年人或长期卧床者。故105题选D，106题选E。

A. 肩胛区
B. 喉部、胸骨上窝
C. 心尖部
D. 腋中线第7肋
E. 肺大部分

107. 支气管呼吸音的听诊部位为
108. 支气管肺泡呼吸音的听诊部位为

考点：肺部听诊★

解析：支气管呼吸音正常人在喉部、胸骨上窝、背部第6颈椎至第2胸椎附近均可听到，如在肺部其他部位听到支气管呼吸音则为病理现象。支气管肺泡呼吸音正常人在胸骨角附近，肩胛间区的第3、4胸椎水平及右肺尖可以听到，如在肺部其他部位听到则为病理现象。故107题选B，108题选A。

A. 心力衰竭
B. 心房颤动
C. 完全性房室传导阻滞
D. 心肌炎
E. 甲状腺功能减退症

109. 出现大炮音的常见疾病是
110. 出现第一心音强弱不等的常见疾病是

考点：心脏听诊★

解析：第一心音增强见于发热、甲亢、二尖瓣狭窄等，完全性房室传导阻滞可产生极响亮的第一心音，称为"大炮音"。第一心音强弱不等见于早搏、心房颤动、二度房室传导阻滞、高度房室传导阻滞。故109题选C，110题选B。

A. 二尖瓣关闭不全
B. 二尖瓣狭窄
C. 主动脉瓣关闭不全
D. 主动脉瓣狭窄
E. 动脉导管未闭

111. 上述各项，可闻及心尖区粗糙的吹风样收缩期杂音的是
112. 上述各项，可闻及胸骨左缘第2肋间及其附近机器声样连续性杂音的是

考点：心脏听诊★

解析：心尖区粗糙的吹风样收缩期杂音，常提示二尖瓣关闭不全；心尖区舒张中晚期隆隆样杂音是二尖瓣狭窄的特征性杂音；心尖区柔和而高调的吹风样杂音常为相对性二尖瓣关闭不全；主动脉瓣第二听诊区叹气样舒张期杂音

见于主动脉瓣关闭不全；胸骨左缘第2肋间及其附近机器声样连续性杂音，见于动脉导管未闭；听诊时杂音如海鸥鸣或鸽鸣样，常见于感染性心内膜炎及梅毒性主动脉瓣关闭不全。故111题选A，112题选E。

A. 二尖瓣狭窄
B. 主动脉瓣关闭不全
C. 二尖瓣关闭不全
D. 主动脉瓣狭窄
E. 动脉导管未闭

113. 心脏听诊中，可闻及胸骨左缘第2肋间及其附近海鸥鸣样杂音的是
114. 心脏听诊中，可闻及心尖区舒张中晚期隆隆样杂音的是

考点：心脏听诊★

解析：参见111、112题。故113题选B，114题选A。

A. 巴宾斯基征   B. 戈登征
C. 拉塞格征   D. 霍夫曼征
E. 布鲁津斯基征

115. 脑膜炎应出现的是
116. 坐骨神经痛应出现的是

考点：脑膜刺激征与拉塞格征★

解析：脑膜刺激征为脑膜受激惹的体征，见于脑膜炎，同时并有颈强直、凯尔尼格征和布鲁津斯基征。巴宾斯基征、戈登征、霍夫曼征见于椎体束损害。拉塞格征见于神经根受刺激，如坐骨神经痛等。故115题选E，116题选C。

A. 血尿酸   B. 血 β_2 微球蛋白
C. 血清尿素氮   D. 内生肌酐清除率
E. 血肌酐

117. 反映肾小球滤过功能的主要指标是
118. 能较准确地反映肾实质受损情况的指标是

考点：肾小球功能检查

解析：血尿酸浓度受肾小球滤过功能和肾小管重吸收功能的影响。血 β_2 微球蛋白测定可反映肾小球的滤过功能。血清尿素氮（BUN）测定能反映肾小球滤过功能，但不是敏感和特异性指标。内生肌酐清除率（Ccr）是测定肾小球滤过功能最常用的方法，也是反映肾小球滤过功能的主要指标。测定血清肌酐（Cr）浓度可作为肾小球滤过率受损的指标。故117题选D，118

题选E。

A. 淡红色尿 B. 淡黄色尿
C. 酱油色尿 D. 深黄色尿
E. 乳白色尿

119. 急性溶血时，可出现的是
120. 丝虫病患者，可出现的是

考点：尿液一般性状检查★

解析：血红蛋白尿呈浓茶色或酱油色，镜检无红细胞，但潜血试验为阳性，见于蚕豆病、阵发性睡眠性血红蛋白尿、恶性疟疾和血型不合的输血反应等。乳糜尿见于丝虫病。故119题选C，120题选E。

A. 血尿 B. 乳糜尿
C. 胆红素尿 D. 血红蛋白尿
E. 脓尿

121. 肝细胞性黄疸的尿液是
122. 蚕豆病的尿液是

考点：尿液的一般性状检查★

解析：血尿见于泌尿系结石、炎症、结核及血小板减少性紫癜等；胆红素尿见于阻塞性黄疸及肝细胞性黄疸；脓尿和菌尿见于泌尿系疾病，如肾盂肾炎、膀胱炎等。余参见119、120题。故121题选C，122题选D。

A. 肺大疱
B. 肺脓肿
C. 浸润型肺结核空洞形成
D. 慢性纤维空洞型肺结核
E. 周围型肺癌空洞形成

123. X线下见右上肺有多发的厚壁空洞，周围有较广泛的纤维条索影。应首先考虑的是
124. X线下见右下肺出现大片的浓密阴影，其内见一个含有液平面的圆形空洞，内壁不规整。应首先考虑的是

考点：呼吸系统常见病的影像学表现

解析：慢性纤维空洞型肺结核X线主要表现为两肺上部多发厚壁的慢性纤维病变及空洞，周围有广泛的纤维索条影及散在的新老病灶，常伴有明显的胸膜增厚，病变的肺因纤维化而萎缩，出现肺不张征象等。急性肺脓肿X线可见肺内大片致密影，边缘模糊，密度较均匀，可侵及一个肺段或一叶的大部。在致密的实变区中可见含有液面的空洞，内壁不规整。故123题选D，124题选B。

A. 梨形心
B. 靴形心
C. 主动脉型心脏
D. 横位心
E. 悬滴状心

125. 主动脉瓣关闭不全的心影呈
126. 单纯二尖瓣狭窄时的心影呈

考点：循环系统常见病的影像学表现

解析：主动脉瓣关闭不全X线表现为左心室明显增大，升主动脉、主动脉弓普遍扩张，心脏呈靴形。单纯二尖瓣狭窄X线表现为左心房及右心室增大，左心耳部凸出，肺动脉段突出，主动脉结及左心室变小，心脏呈梨形。故125题选B，126题选A。

药理学

【A1 型题】

1. 药物的极量指
   A. 刚引起药理效应的剂量
   B. 刚引起中毒的剂量
   C. 不出现效应的剂量
   D. 临床使用时对大多数患者有效，而又不会出现中毒的剂量
   E. 引起最大效应而不出现中毒的剂量

考点：量效关系

解析：最大有效量或称极量，指引起最大效应而不出现中毒的剂量，极量有一次量、一日量、疗程总量及单位时间内用药量之分。刚引起药理效应的剂量为最小有效量。刚引起中毒的剂量是最小中毒量。故本题选 E。

2. 下列关于副作用的描述，正确的是
   A. 药物在治疗剂量时出现的与治疗目的无关的作用
   B. 药物应用不当而产生的作用
   C. 因病人有遗传缺陷而产生的作用
   D. 停药后出现的作用
   E. 因用药剂量过大产生的作用

考点：药物的不良反应★

解析：副作用指药物在治疗剂量时产生与治疗目的无关的作用。由于药物的选择性低，副作用可随治疗目的而改变。当某一作用为治疗目的时，其他作用就成为副作用。副作用是治疗剂量下与治疗作用同时发生的药物固有的作用，通常不可避免，可给病人带来不适或痛苦，大多是可自行恢复的功能性变化。故本题选 A。

3. 关于药物的变态反应，下列说法正确的是
   A. 变态反应主要对神经、消化、血液、循环系统及肝、肾等造成损害
   B. 只发生于少数过敏体质者，与原药理作用、使用剂量及疗程无明显关系
   C. 变态反应也称毒性反应
   D. 临床表现有困倦、头晕、乏力等
   E. 变态反应通常不可避免，大多是可自行恢复的功能性变化

考点：药物的不良反应★

解析：变态反应也称过敏反应，是指少数人对某些药物产生的病理性免疫反应。只发生于少数过敏体质者，与原药理作用、使用剂量及疗程无明显关系，在远远低于治疗或第一次治疗应用时也可发生严重反应。变态反应通常分为 4 种类型，即速发型变态反应、细胞毒型变态反应、免疫复合体型变态反应和迟发型变态反应。临床表现有药热、皮疹、哮喘、溶血性贫血、类风湿关节炎等，严重时也可引起过敏性休克。故本题选 B。

4. 下列各项，关于心理依赖性的说法正确的是
   A. 也称躯体依赖性或成瘾性
   B. 可出现强烈的戒断症状
   C. 不产生明显的戒断症状
   D. 机体有生理生化改变
   E. 可出现身体多处不舒服的感觉，不能自制

考点：药物的不良反应

解析：心理依赖性，也称精神依赖性或习惯性，是指使用某些药物以后可产生快乐满足的感觉，并在精神上形成周期性不间断使用的欲望。其特点是一旦中断使用，不产生明显的戒断症状，可出现身体多处不舒服的感觉，但可以自制。其原因可能只是一种心理渴求，是主观精神上的渴望，机体无生理生化改变。故本题选 C。

5. 影响药物在体内分布的因素是
   A. 给药途径
   B. 血浆蛋白结合率
   C. 肝药酶的活性
   D. 诱导药和抑制药
   E. 半衰期

考点：药物的分布

解析：影响药物分布的因素：①与血浆蛋白结合率；②体内屏障，如血脑屏障、胎盘屏障；③体液 pH；④器官血流量。故本题选 B。

6. 治疗重症肌无力首选
   A. 阿托品　　　　　B. 新斯的明
   C. 山莨菪碱　　　　D. 糖皮质激素
   E. 毛果芸香碱
   考点：新斯的明的应用★

解析：新斯的明的应用：重症肌无力；手术后腹胀及尿潴留，兴奋胃肠道和膀胱平滑肌；阵发性室上性心动过速；肌松药过量的解毒。阿托品的应用：内脏绞痛；腺体分泌过多；眼科虹膜睫状体炎、眼底检查、验光配镜；缓慢型心律失常；休克。山莨菪碱的应用：感染性休克、内脏平滑肌绞痛、血管神经性头痛、眩晕症。糖皮质激素的应用：肾上腺皮质功能不全、严重感染、休克、防止某些炎症的后遗症、免疫性疾病、过敏性疾病和器官移植、血液病、皮肤病。毛果芸香碱主要用于青光眼、虹膜睫状体炎等。故本题选 B。

7. 可使磷酰化胆碱酯酶复活的药物是
   A. 阿托品　　　　　B. 毒扁豆碱
   C. 毛果芸香碱　　　D. 新斯的明
   E. 氯解磷定
   考点：氯解磷定的应用

解析：氯解磷定的作用是复活胆碱酯酶。故本题选 E。

8. 下列阿托品的药理作用中，与抗胆碱作用无关的是
   A. 松弛平滑肌　　　B. 抑制腺体分泌
   C. 扩瞳　　　　　　D. 兴奋心脏
   E. 扩张小血管
   考点：阿托品的作用★

解析：阿托品的作用有松弛平滑肌；抑制腺体分泌；扩瞳、升高眼内压和调节麻痹；兴奋心脏、扩张小血管；兴奋中枢。其中，扩张小血管的作用机制尚未完全阐明，但与抗胆碱作用无关。故本题选 E。

9. 阿托品用于麻醉前给药的主要目的是
   A. 抑制呼吸道腺体分泌
   B. 抑制排尿
   C. 抑制排便
   D. 防止心动过速
   E. 消除紧张情绪
   考点：阿托品的应用★

解析：阿托品用于全身麻醉前给药，以减少呼吸道腺体分泌，防止分泌物阻塞呼吸道而引起的窒息吸入性肺炎。阿托品对胃肠平滑肌痉挛有明显解痉作用，而对膀胱逼尿肌有松弛作用，排除 B、C。阿托品可用于缓慢型心律失常的治疗，排除 D。故本题选 A。

10. 治疗内脏绞痛的首选药是
   A. 后马托品　　　　B. 间羟胺
   C. 普鲁苯辛　　　　D. 山莨菪碱
   E. 毛果芸香碱
   考点：山莨菪碱的应用★

解析：参见 6 题。故本题选 D。

11. 肾上腺素的临床应用是
   A. 房室传导阻滞
   B. 心脏骤停
   C. 甲状腺功能亢进症
   D. 休克
   E. 急性心肌梗死
   考点：肾上腺素的应用

解析：肾上腺素应用于心脏骤停；过敏性休克；支气管哮喘；与局麻药配伍及局部止血。故本题选 B。

12. 治疗青霉素引起的过敏性休克首选的药物是
   A. 间羟胺
   B. 多巴胺
   C. 肾上腺素
   D. 异丙肾上腺素
   E. 麻黄碱
   考点：肾上腺素的应用★

解析：间羟胺在临床上可代替 NA 用于各种休克早期的治疗。多巴胺适用于各种休克，如心源性休克、感染性休克和出血性休克等，尤其适用于伴有心肌收缩力减弱、尿量减少而血容量已补足的休克。此外，还可与利尿药等合用治疗急性肾功能衰竭。肾上腺素适用于心脏骤停，药物或输液引起的过敏性休克（治疗过敏性休克的首选药），支气管哮喘，与局麻药配伍及局部止血。异丙肾上腺素适用于支气管哮喘、房室传导阻滞、心脏骤停。麻黄碱属于 $β_2$ 受体激动药，主要用于平喘。故本题选 C。

13. 对伴有心肌收缩减弱，尿量减少而血容量已补足的休克，应选用的药物是
   A. 间羟胺　　　　　B. 肾上腺素
   C. 异丙肾上腺素　　D. 多巴胺
   E. 麻黄碱

考点：多巴胺的应用★

解析：参见12题。故本题选D。

14. 地西泮的作用特点是
   A. 安全范围小
   B. 随剂量增加依次出现镇静及催眠作用
   C. 加大剂量可引起全身麻醉
   D. 有肝药酶诱导作用
   E. 有明显后遗效应

考点：地西泮的作用

解析：镇静催眠是地西泮的作用之一，随着剂量增加，依次出现镇静及催眠作用，可明显缩短入睡时间，延长睡眠持续时间，减少觉醒次数。特点是基本不影响非快动眼睡眠（NREMS）时相和快动眼睡眠（REMS）时相出现的频率，具有缩短深睡期而延长浅睡期的倾向，因此可减少发生于此期的夜惊和夜游症。本类药物的优点包括：①对REMS影响较小，停药后"反跳"现象较轻。②安全范围大，对呼吸影响小，进一步增加剂量不引起全身麻醉作用。③无肝药酶诱导作用，不影响其他药物的代谢。④依赖性和戒断症状较轻，醒后无明显后遗效应。故本题选B。

15. 癫痫小发作的首选药是
   A. 苯巴比妥   B. 乙琥胺
   C. 苯二氮䓬类   D. 丙戊酸钠
   E. 卡马西平

考点：常用抗癫痫药的应用★

解析：苯巴比妥对除小发作以外的各型癫痫，包括癫痫持续状态都有效。因中枢抑制作用明显，一般不作首选。乙琥胺是治疗小发作的首选药。苯二氮䓬类的地西泮是治疗癫痫持续状态的首选药。丙戊酸钠对各种类型的癫痫都有一定疗效。对小发作疗效优于乙琥胺，由于肝毒性，一般不作首选药物。卡马西平对精神运动性发作疗效较好，对强直-阵挛性发作和单纯部分性发作也有效，对小发作效果较差。故本题选B。

16. 对癫痫大发作、小发作和精神运动性发作均有效的药物是
   A. 苯巴比妥   B. 乙琥胺
   C. 卡马西平   D. 苯妥英钠
   E. 丙戊酸钠

考点：常用抗癫痫药的应用★

解析：参见15题。故本题选E。

17. 氯丙嗪常见的副作用是

A. 皮疹   B. 食欲减退
C. 帕金森综合征   D. 休克
E. 急性中毒

考点：氯丙嗪的不良反应

解析：氯丙嗪的不良反应：①一般反应：嗜睡、困倦、视物模糊、口干、鼻塞、心悸、便秘及尿潴留等。②锥体外系反应：长期大量使用氯丙嗪治疗精神分裂症时最常见的副作用，表现为帕金森综合征、急性肌张力障碍、静坐不能、迟发性运动障碍。③内分泌：长期用药可致乳房肿大及泌乳、排卵延迟、闭经及生长减慢等。故本题选C。

18. 下列关于左旋多巴抗帕金森病作用特点的叙述，错误的是
   A. 对轻症患者疗效较好
   B. 对年老患者疗效较差
   C. 对肌肉强直及运动困难者疗效较好
   D. 对氯丙嗪引起的锥体外系症状无效
   E. 对肌肉震颤者疗效较好

考点：左旋多巴的作用★

解析：左旋多巴一般对轻症及年轻患者疗效较好，而对重症及年老患者疗效较差。对肌肉强直及运动困难者疗效较好，而对肌肉震颤者疗效较差。左旋多巴对吩噻嗪类抗精神病药引起的锥体外系症状无效。故本题选E。

19. 下列关于吗啡药理作用的叙述，错误的是
   A. 镇静   B. 镇咳
   C. 抑制呼吸   D. 升高血压
   E. 缩瞳

考点：吗啡的作用★

解析：吗啡的作用：①中枢作用：镇痛、镇静；抑制呼吸；镇咳、缩瞳等。②外周作用：兴奋胃肠道平滑肌，增加小肠和结肠的张力，抑制胆汁、胰液和肠液分泌，兴奋胆道Oddi's括约肌，扩张全身血管，提高膀胱括约肌张力等。故本题选D。

20. 吗啡的药理作用是
   A. 扩瞳   B. 镇咳平喘
   C. 缩瞳   D. 兴奋呼吸
   E. 降低颅内压

考点：吗啡的作用★

解析：参见19题。故本题选C。

21. 吗啡急性中毒致死的最主要原因是
   A. 呼吸麻痹   B. 肾衰竭
   C. 消化道出血   D. 中枢兴奋

139

E. 循环衰竭

考点：吗啡的不良反应★

解析：吗啡急性中毒表现为昏迷、针尖样瞳孔（严重缺氧时则瞳孔可散大）、呼吸高度抑制、血压降低甚至休克。呼吸麻痹是中毒致死的主要原因，需用吗啡拮抗药、人工呼吸、给氧抢救。故本题选 A。

22. 吗啡不用于
   A. 镇痛　　　　　B. 心肌梗死
   C. 颅脑损伤　　　D. 心源性哮喘
   E. 手术前给药

考点：吗啡的禁忌证

解析：吗啡能通过胎盘进入胎儿体内或经乳汁分泌抑制新生儿呼吸，同时能对抗催产素对子宫的兴奋作用而延长产程，故分娩止痛及哺乳妇女止痛禁用。由于抑制呼吸和致支气管收缩，故支气管哮喘及肺心病患者禁用。因致颅内压增高，故颅脑损伤的患者禁用。肝功能严重减退患者亦禁用。故本题选 C。

23. 代替吗啡用于剧痛的药物是
   A. 曲马多　　　　B. 罗通定
   C. 哌替啶　　　　D. 阿司匹林
   E. 纳洛酮

考点：哌替啶的应用

解析：哌替啶，又名度冷丁，药理作用与吗啡基本相同，主要激动μ型阿片受体，有镇痛、镇静、欣快、呼吸抑制、扩张血管和免疫抑制作用。可代替吗啡用于剧痛和心源性哮喘，还可用于麻醉前给药和人工冬眠。故本题选 C。

24. 大剂量对胃黏膜有损害的药物是
   A. 阿司匹林　　　B. 肾上腺素
   C. 地西泮　　　　D. 丙咪嗪
   E. 西咪替丁

考点：阿司匹林的不良反应

解析：胃肠道反应是阿司匹林最常见的不良反应。较大剂量口服（抗风湿治疗）可加重、诱发溃疡，引起胃出血。其原因主要是阿司匹林对胃黏膜的直接刺激作用引起胃黏膜损害。故本题选 A。

25. 可引起耳毒性的药物是
   A. 氢氯噻嗪　　　B. 螺内酯
   C. 甘露醇　　　　D. 呋塞米
   E. 卡托普利

考点：呋塞米的不良反应

解析：呋塞米的不良反应：水和电解质紊乱、耳毒性、胃肠道反应、高尿酸血症、过敏等。氢氯噻嗪的不良反应：电解质紊乱、代谢异常、过敏、加重肾功能不良、高尿酸血症。螺内酯的不良反应：久用可致高血钾、性激素样副作用。卡托普利的不良反应：咳嗽、血管神经性水肿、高血钾、低血压等。故本题选 D。

26. 能治疗尿崩症的是
   A. 氢氯噻嗪　　　B. 卡托普利
   C. 呋塞米　　　　D. 阿司匹林
   E. 氨茶碱

考点：氢氯噻嗪的应用★

解析：氢氯噻嗪的应用：轻、中度水肿；轻、中度高血压；尿崩症；特发性高钙尿症和肾结石。卡托普利的应用：各型高血压、充血性心力衰竭。呋塞米的应用：严重水肿；急性肺水肿和脑水肿；急慢性肾功能衰竭；药物中毒；高血钾症和高血钙症。阿司匹林的应用：疼痛；发热；风湿性、类风湿性关节炎；防止血栓形成。氨茶碱的应用：各型哮喘以及急性心功能不全、肾性水肿、胆绞痛等。故本题选 A。

27. 氢氯噻嗪的临床应用是
   A. 严重水肿　　　B. 轻中度水肿
   C. 急性肺水肿　　D. 急性脑水肿
   E. 急性肾衰竭

考点：氢氯噻嗪的应用★

解析：参见 26 题。故本题选 B。

28. 痛风患者的慎用药为
   A. 氢氯噻嗪　　　B. 秋水仙碱
   C. 糖皮质激素　　D. 泼尼松
   E. 吲哚美辛

考点：氢氯噻嗪的不良反应★

解析：氢氯噻嗪的不良反应：①加重肾功能不良。②低钾、低钠血症等电解质紊乱。③高尿酸血症。④代谢异常：血糖升高、高脂血症。⑤过敏。痛风患者本身就是高尿酸血症，故慎用氢氯噻嗪。故本题选 A。

29. 可引起高血钾、咳嗽、血管神经性水肿的药物是
   A. 氢氯噻嗪　　　B. 呋塞米
   C. 厄贝沙坦　　　D. 卡托普利
   E. 美托洛尔

考点：卡托普利的不良反应★

解析：厄贝沙坦的不良反应：头晕、高血钾和与剂量相关的体位性低血压。美托洛尔的不良反应：神经系统常见眩晕、抑郁等。心血管系统

常见心率减慢、传导阻滞、心衰加重等。余参见25题。故本题选 D。

30. 高血压伴有支气管哮喘的患者不宜使用的药物是
　　A. 钙通道阻滞药
　　B. β 受体阻滞药
　　C. 利尿降压药
　　D. 血管紧张素转换酶抑制剂
　　E. 血管紧张素Ⅱ受体拮抗剂
　　考点：β 受体阻滞药的不良反应
　　解析：β 受体阻滞药的不良反应：眩晕、神志模糊、精神抑郁、反应迟钝等；低血压所致头昏、心率过慢、偶见支气管痉挛及呼吸困难、充血性心衰。长期使用不能突然停药，以免诱发或加重心绞痛。故本题选 B。

31. 治疗急性心肌梗死引起的室性心律失常的最佳药物是
　　A. 奎尼丁　　　B. 苯妥英钠
　　C. 利多卡因　　D. 维拉帕米
　　E. 胺碘酮
　　考点：利多卡因的应用★
　　解析：利多卡因适用于室性心律失常，特别适用于危急病例，是治疗急性心肌梗死引起的室性心律失常的首选药，对强心苷中毒所致者也有效。故本题选 C。

32. 下列药物中，无抗心律失常作用的是
　　A. 奎尼丁　　　B. 氢氯噻嗪
　　C. 维拉帕米　　D. 普萘洛尔
　　E. 胺碘酮
　　考点：抗心律失常药的分类及常用药
　　解析：抗心律失常药的分类有：Ⅰ类：①ⅠA类：适度阻滞钠通道，奎尼丁、普鲁卡因胺等。②ⅠB类：轻度阻滞钠通道，利多卡因、苯妥英钠等。③ⅠC类：重度阻滞钠通道，普罗帕酮等。Ⅱ类：β 肾上腺素受体阻滞药，普萘洛尔等。Ⅲ类：延长动作电位时药，胺碘酮、溴苄胺等。Ⅳ类：钙通道阻滞药，维拉帕米、地尔硫䓬等。氢氯噻嗪作用：利尿、抗利尿、降压。故本题选 B。

33. 强心苷加强心肌收缩的特点是
　　A. 降低心脏前、后负荷
　　B. 降低衰竭心肌的耗氧量
　　C. 增加衰竭心肌的耗氧量
　　D. 直接扩张冠脉，减少心肌供血
　　E. 扩张小动脉、小静脉和较大的冠状动脉

考点：强心苷类的作用
解析：治疗剂量的强心苷选择性地直接作用于心脏，加强心肌收缩力，使心肌收缩更加敏捷，加快心肌收缩速度。增加衰竭心脏的心输出量。但因其收缩外周血管、增加心脏射血阻力，故对正常人心输出量增加并不明显。强心苷可使衰竭心脏的心率减慢及心室壁肌张力降低而降低心肌耗氧量，且这一作用的结果超过其正性肌力作用所增加的耗氧量，因而心肌总耗氧量减少，但对正常心脏因可使心肌收缩力增强而使耗氧量增加。故本题选 B。

34. 心绞痛急性发作首选服用
　　A. 丹参滴丸　　B. 硝酸甘油
　　C. 心痛定　　　D. 美多心安
　　E. 依姆多
　　考点：硝酸甘油的应用★
　　解析：硝酸甘油是治疗心绞痛急性发作的首选药物。心痛定即硝苯地平，为钙通道阻滞剂，主要作用是降压。依姆多即单硝酸异山梨酯缓释片，属于硝酸酯类药物，主要作用于预防心绞痛的发生。美多心安即倍他乐克，是 β₁ 肾上腺素能受体阻滞剂，主要用于降压和治疗心绞痛、心肌梗死。丹参滴丸为中成药，主要是缓解心肌缺血的症状。故本题选 B。

35. 用硝酸甘油控制心绞痛急性发作的常用给药方法是
　　A. 口服　　　　B. 舌下含服
　　C. 肌内注射　　D. 皮下注射
　　E. 静脉滴注
　　考点：硝酸甘油的应用
　　解析：用硝酸甘油控制心绞痛急性发作，应舌下含服或气雾吸入，如需多次含服可采用口服制剂，选用硝酸异山梨酯口服、单硝酸异山梨酯缓释片以及透皮制剂。故本题选 B。

36. 下列关于 β 受体阻滞药的禁忌证，错误的是
　　A. 严重左室心功能不全
　　B. 支气管哮喘
　　C. 高血压
　　D. 慢性阻塞性肺疾病
　　E. 窦性心动过缓
　　考点：β 受体阻滞药抗心绞痛的应用
　　解析：β 受体阻滞药用于稳定型心绞痛和不稳定型心绞痛，可减少发作次数，对伴有高血压和快速型心律失常者效果更好。对变异型心绞痛，因本类药物阻断 β 受体后，使 α 受体作用

占优势，易致冠脉痉挛，从而加重心肌缺血症状，不宜应用。心动过缓、低血压、严重心功能不全、哮喘或慢性阻塞性肺疾病患者禁用。故本题选C。

37. 治疗稳定型心绞痛伴快速心律失常的药物是
    A. 维拉帕米　　　B. 硝苯地平
    C. 普萘洛尔　　　D. 硝酸甘油
    E. 普尼拉明
考点：β受体阻滞药抗心绞痛的应用★

解析：维拉帕米的应用：对变异型和稳定型心绞痛都有较好的疗效，与β受体阻滞药类同，都能抑制心肌收缩性和传导性，合用时应慎重，也用于心律失常、高血压等。硝苯地平的应用：对变异型心绞痛最有效，对稳定型心绞痛也有效，对急性心肌梗死，能促进侧支循环，缩小梗死范围，与β受体阻滞药合用有协同作用，也用于高血压、心衰等。β受体阻滞药的常用药物有普萘洛尔、美托洛尔、阿替洛尔。用于稳定型和不稳定型心绞痛，可减少发作次数，对伴有高血压和快速型心律失常者效果更好。硝酸甘油的应用：心绞痛，为稳定型心绞痛的首选药；急性心肌梗死；心功能不全。普尼拉明的应用：各型心绞痛，也用于室性早搏、室性心动过速等。故本题选C。

38. 肝素抗凝作用的特点是
    A. 仅在体内有效
    B. 仅在体外有效
    C. 体内、体外均有效
    D. 仅口服有效
    E. 仅对血栓患者有效
考点：肝素的作用★

解析：肝素的作用：体内、体外均具有抗凝作用，作用迅速，能延长凝血酶原时间；还具有抗血小板聚集的作用，能抑制由凝血酶诱导的血小板聚集；此外，可通过调节血脂、保护动脉内皮和抗血管平滑肌细胞增生等作用而产生抗AS（动脉粥样硬化）作用。故本题选C。

39. 肝素的作用错误的是
    A. 抗凝血　　　　B. 调脂
    C. 抗过敏　　　　D. 抑制血小板
    E. 抗动脉粥样硬化
考点：肝素的作用

解析：参见38题。故本题选C。

40. 下列药物中，属于β₂受体选择性激动药的是

A. 沙丁胺醇　　　B. 肾上腺素
C. 异丙肾上腺素　D. 麻黄碱
E. 氨茶碱
考点：常用β₂受体激动药★

解析：β₂受体激动药分为选择性和非选择性两类。前者常用药物有沙丁胺醇、特布他林、氯丙那林、丙卡特罗、吡布特罗、克仑特罗、非诺特罗、沙美特罗等。后者有肾上腺素、异丙肾上腺素和麻黄碱。故本题选A。

41. 治疗反复发作的顽固性哮喘，宜首选的药物是
    A. 色甘酸钠
    B. 异丙肾上腺素
    C. 沙丁胺醇（舒喘灵）
    D. 麻黄碱
    E. 二丙酸倍氯米松
考点：糖皮质激素的应用

解析：由于长期全身使用糖皮质激素类药物能引起许多严重的不良反应，一些新型吸入用的糖皮质激素类药物，如曲安西龙、倍他米松、二丙酸倍氯米松、布地奈德、曲安奈德、氟尼缩松等用于临床，有强大的局部抗炎作用，主要用于气道扩张药不能有效控制的慢性支气管哮喘、反复发作的顽固性哮喘和哮喘持续状态。色甘酸钠为哮喘的预防性用药，对外源性哮喘疗效好，内源性哮喘次之。异丙肾上腺素可用于控制支气管哮喘急性发作，作用快而强。沙丁胺醇、麻黄碱均为中效β₂受体激动药，可用于平喘。故本题选E。

42. 糖皮质激素治疗严重感染时必须合用的药物是
    A. 抗酸药　　　　B. 抗菌药
    C. 抗高血压药　　D. 抗贫血药
    E. 免疫抑制剂
考点：糖皮质激素的应用

解析：大剂量突击疗法用于中毒性感染或同时伴有休克者，如中毒性菌痢、中毒性肺炎、严重伤寒、流行性脑脊髓膜炎、结核性脑膜炎及败血症等。可短期应用大剂量糖皮质激素进行辅助治疗，利用其抗炎、抗内毒素、抗休克作用，迅速缓解症状，有助于病人度过危险期。但应用时必须合用有效而足量的抗菌药物，以免感染病灶扩散。待急性症状缓解后，先停用糖皮质激素，直至感染完全控制，再停用抗菌药物。故本题选B。

43. 下列关于糖皮质激素所引起的不良反应，错误的是
   A. 高血压　　　　B. 高血糖
   C. 高血钾　　　　D. 低血钾
   E. 高血脂
   考点：糖皮质激素的不良反应★
   解析：长期大剂量应用糖皮质激素时可引起物质代谢和水盐代谢紊乱，表现为满月脸、水牛背、向心性肥胖、皮肤变薄、痤疮、多毛、浮肿、血钾降低、高血压、高血脂、高血糖等。故本题选C。

44. 下列哪种情况不首选胰岛素
   A. 2型糖尿病患者经饮食治疗无效
   B. 1型糖尿病
   C. 糖尿病并发严重感染
   D. 妊娠糖尿病
   E. 酮症酸中毒
   考点：胰岛素的应用
   解析：胰岛素是治疗糖尿病的最主要药物，对各型糖尿病均有效。临床上主要用于：①1型糖尿病，需终身用药。②糖尿病发生急性并发症者，如酮症酸中毒及高渗性高血糖状态。③合并有严重感染、高热、甲亢、妊娠、分娩、创伤及手术的各型糖尿病。因这种情况下，机体代谢增强，对胰岛素需要量增加，给药后应随时根据血糖、尿糖的变化，调整用量。④2型糖尿病经饮食控制、口服降血糖药治疗效果不佳或对口服降糖药有禁忌而不能耐受者，需合用胰岛素治疗。A首选磺酰脲类药物。故本题选A。

45. 有降血糖及抗利尿作用的药物是
   A. 格列本脲　　　B. 格列吡嗪
   C. 格列齐特　　　D. 二甲双胍
   E. 吡格列酮
   考点：常用磺酰脲类药物的作用
   解析：第一代的磺酰脲类药物有甲苯磺丁脲、氯磺丙脲，第二代药物有格列本脲、格列吡嗪、格列喹酮、格列齐特、格列波脲等。作用：①降血糖。②抗利尿：格列本脲、氯磺丙脲能促进抗利尿激素分泌并增强其作用，从而发挥抗利尿作用。③影响凝血功能：格列齐特可抑制血小板的黏附和聚集，刺激纤溶酶原的合成，恢复纤溶酶活力，并降低微血管对活性胺类（如去甲肾上腺素）的敏感性，改善微循环，对预防或减轻糖尿病微血管并发症有一定作用。故本题选A。

46. 适用于肥胖性、饮食控制无效的2型糖尿病的降糖药是
   A. 格列齐特　　　B. 甲苯磺丁脲
   C. 二甲双胍　　　D. 阿卡波糖
   E. 氯磺丙脲
   考点：二甲双胍的应用★
   解析：二甲双胍用于单用饮食控制无效的轻、中度2型糖尿病，尤其肥胖且伴胰岛素抵抗者。常与磺酰脲类或胰岛素合用，如单用磺酰脲类无效者，加用本类药物常可获效。阿卡波糖延缓葡萄糖的吸收而降低餐后血糖峰值。格列齐特、甲苯磺丁脲、氯磺丙脲用于胰岛功能尚存的2型糖尿病单用饮食控制无效者。故本题选C。

47. 通过抑制细菌二氢叶酸还原酶产生抗菌作用的药物是
   A. 环丙沙星　　　B. 磺胺嘧啶
   C. 甲氧苄啶　　　D. 甲硝唑
   E. 青霉素G
   考点：甲氧苄啶的抗菌增效作用
   解析：甲氧苄啶的抗菌机制是干扰细菌叶酸代谢而影响细菌生长繁殖。主要是抑制细菌二氢叶酸还原酶，阻碍四氢叶酸合成。与磺胺合用可使细菌叶酸代谢受到双重阻断而使抗菌作用增加数倍至数十倍，甚至出现杀菌作用，而且可减少耐药性产生，对已耐药菌亦有作用，还可以增强四环素、庆大霉素等多种抗生素的抗菌作用。故本题选C。

48. 治疗溶血性链球菌扁桃体炎，宜选用
   A. 林可霉素　　　B. 氯霉素
   C. 四环素　　　　D. 阿奇霉素
   E. 青霉素G
   考点：青霉素G的应用★
   解析：青霉素G可用于溶血性链球菌引起的咽炎、扁桃体炎、猩红热、蜂窝织炎、败血症等。林可霉素是治疗金黄色葡萄球菌所致的骨髓炎的首选药，可用于治疗各种厌氧菌感染和需氧革兰阴性球菌引起的呼吸道感染、败血症等。阿奇霉素治疗化脓性链球菌引起的急性咽炎、急性扁桃体炎以及敏感菌引起的急性支气管炎、慢性支气管炎急性发作。故本题选E。

49. 具有抗真菌作用的药物是
   A. 两性霉素B　　 B. 阿昔洛韦
   C. 氯霉素　　　　D. 四环素
   E. 环丙沙星
   考点：常用抗真菌药物作用特点

药理学

· 143 ·

解析：两性霉素 B 为广谱抗真菌药，对各种深部真菌，如念珠菌、新隐球菌、荚膜组织胞浆菌及皮炎芽生菌等有强大抑制作用。阿昔洛韦为广谱高效抗病毒药。氯霉素为广谱抗菌药。四环素为广谱抗生素。环丙沙星为合成的第三代喹诺酮类抗菌药物。故本题选 A。

50. 阿昔洛韦是
    A. 抗寄生虫药　　B. 抗病毒药
    C. 抗细菌药　　　D. 抗溃疡药
    E. 抗肿瘤药
    考点：阿昔洛韦的作用
    解析：阿昔洛韦为核苷类抗 DNA 病毒药物，属广谱高效抗病毒药，其中对单纯疱疹病毒（HSV）的作用最强，对乙型肝炎病毒也有一定作用。故本题选 B。

51. 治疗各种结核病的首选药物是
    A. 利福平　　　B. 异烟肼
    C. 阿米卡星　　D. 链霉素
    E. 乙胺丁醇
    考点：异烟肼的应用
    解析：异烟肼是治疗各种类型结核病的首选药。利福平用于治疗各种结核病及重症患者；耐药金黄色葡萄球菌及其他敏感细菌所致的感染；麻风病；局部用药可用于沙眼、急性结膜炎及病毒性角膜炎的治疗。乙胺丁醇与异烟肼或利福平合用治疗各型结核病。故本题选 B。

52. 为防治异烟肼引起的周围神经炎，应选用
    A. 维生素 A　　B. 维生素 C
    C. 维生素 D　　D. 维生素 E
    E. 维生素 B_6
    考点：异烟肼的不良反应
    解析：异烟肼的不良反应：①神经系统反应，常见周围神经炎，大剂量可见中枢神经系统反应，同服维生素 B_6 可防治；②肝脏毒性，肝功能不良者慎用；③胃肠反应、过敏反应。故本题选 E。

53. 长期大量使用可导致球后视神经炎的药物是
    A. 乙胺丁醇　　B. 利福平
    C. 链霉素　　　D. 异烟肼
    E. 氯霉素
    考点：乙胺丁醇的不良反应
    解析：乙胺丁醇长期大量应用可致球后视神经炎，表现为弱视、视野缩小、红绿色盲或分辨能力减退，偶见胃肠道反应、过敏反应和肝损伤。故本题选 A。

【B1 型题】

    A. 药物固有作用，通常不可避免
    B. 与原药理作用、剂量及疗程无明显关系，症状可轻可重
    C. 引起机体损害，通常较严重，可预知
    D. 停药后出现，是药物在体内残留的结果
    E. 停药后出现，致使原来疾病加重

54. 变态反应的特点是
55. 副作用的特点是
    考点：药物的不良反应★
    解析：变态反应也称过敏反应，是指少数人对某些药物产生的病理性免疫反应，只发生于少数过敏体质者，与原药理作用、使用剂量及疗程无明显关系，在远远低于治疗量或第一次治疗应用时也可发生严重反应。副作用，指药物在治疗剂量时产生与治疗目的无关的作用。由于药物的选择性低，副作用可随治疗目的而改变。当某一作用作为治疗作用时，其他作用则成为副作用，是治疗剂量下与治疗作用同时发生的药物固有的作用，通常不可避免，可给病人带来不适或痛苦，大多是可自行恢复的功能性变化。故 54 题选 B，55 题选 A。

    A. 耐受性　　　B. 成瘾性
    C. 反跳现象　　D. 戒断症状
    E. 急性中毒

56. 长期应用地西泮须加大剂量才产生原有的催眠效果，这是产生了
57. 连续久服地西泮突然停药出现的焦虑、激动、震颤等症状称之为
    考点：药物的不良反应
    解析：耐受性指药物连续多次应用于人体，其效应逐渐减弱，必须不断地增加用量才能达到原来的效应。成瘾性指某些药物连续多次服用后，身体逐渐对其产生精神上的依赖和病态的嗜好，此时一旦停药，即会出现主观上的严重不适症状，这种因为停止服药而出现的不适症状就属于戒断症状。故 56 题选 A，57 题选 D。

    A. 肾上腺素　　B. 间羟胺
    C. 异丙肾上腺素　D. 多巴胺
    E. 麻黄碱

58. 治疗过敏性休克，应首先考虑的药物是
59. 治疗心肌收缩力减弱、尿量减少而血容量已

补足的休克，应首先考虑的药物是

考点：肾上腺素、多巴胺的应用★

解析：参见12题。故58题选A，59题选D。

　　A. α受体阻滞药　　B. β受体阻滞药
　　C. M受体阻滞药　　D. H_1受体阻滞药
　　E. H_2受体阻滞药

60. 酚妥拉明的药物分类是
61. 雷尼替丁的药物分类是

考点：α受体阻滞药、H_2受体阻滞药

解析：α受体阻滞药分为短效类（如酚妥拉明）与长效类（如酚苄明）。β受体阻滞药可分为非选择性（$β_1$、$β_2$受体阻滞药）和选择性（$β_1$受体阻滞药）两类，常用药物有普萘洛尔等。M受体阻滞药常用的药物有阿托品、东莨菪碱等。第一代H_1受体阻滞药有异丙嗪和苯海拉明等。第二代H_1受体阻滞药有吡啶类、羟嗪类及其他类，如阿司咪唑、西替利嗪、氯雷他定等。H_2受体阻滞药常用的药物有西咪替丁、雷尼替丁、法莫替丁、尼扎替丁和罗沙替丁。故60题选A，61题选E。

　　A. 地西泮　　B. 吗啡
　　C. 阿司匹林　　D. 苯妥英钠
　　E. 苯巴比妥

62. 治疗三叉神经痛的药物是
63. 治疗关节痛的药物是

考点：苯妥英钠、阿司匹林的应用★

解析：地西泮的应用：①焦虑症。②失眠。③麻醉前给药、惊厥和癫痫、肌痉挛。吗啡的应用：①疼痛。②心源性哮喘。阿司匹林的应用：①疼痛，对钝痛特别是伴有炎症者效果较好，用于治疗头痛和短暂肌肉骨骼痛，也常用于牙痛、关节痛、神经痛及痛经等。②发热。③风湿性关节炎、类风湿关节炎。④防止血栓形成。苯妥英钠的应用：①癫痫。②外周神经痛，三叉神经、舌咽神经和坐骨神经等疼痛。③室性心律失常。故62题选D，63题选C。

　　A. 治疗神经官能症的药物
　　B. 治疗精神分裂症的药物
　　C. 治疗躁狂症的药物
　　D. 治疗抑郁症的药物
　　E. 治疗焦虑症的药物

64. 氯丙嗪是
65. 丙咪嗪是

考点：氯丙嗪、丙咪嗪的应用★

解析：氯丙嗪属于抗精神分裂症药，具有镇静、抗精神病、镇吐、调节体温等作用。丙咪嗪为三环类抗抑郁药，属于非选择性单胺摄取抑制剂，通过抑制神经元对NA和5-HT的再摄取而产生抗抑郁作用。故64题选B，65题选D。

　　A. 氯丙嗪　　B. 丙咪嗪
　　C. 左旋多巴　　D. 地西泮
　　E. 苯妥英钠

66. 上述各项，属抗抑郁症药物的是
67. 上述各项，属抗精神分裂症药物的是

考点：氯丙嗪、丙咪嗪的应用★

解析：参见64、65题。故66题选B，67题选A。

　　A. 阻断M受体
　　B. 阻断黑质-纹状体通路D_2受体
　　C. 抑制NA再摄取
　　D. 在脑内多巴脱羧酶的作用下生成DA
　　E. 抑制多巴脱羧酶

68. 卡比多巴的作用是
69. 左旋多巴的作用是

考点：左旋多巴、卡比多巴的作用

解析：卡比多巴有较强的脱羧酶抑制作用，和左旋多巴合用，可减少左旋多巴在外周组织的脱羧作用，使较多的左旋多巴进入中枢而发挥作用。左旋多巴在脑内多巴脱羧酶的作用下生成DA，补充纹状体DA不足，产生抗帕金森病作用。故68题选E，69题选D。

　　A. 呼吸减慢　　B. 呼吸加快
　　C. 呼吸紊乱　　D. 呼吸停止
　　E. 呼吸麻痹

70. 吗啡中毒导致的呼吸改变是
71. 阿托品中毒导致的呼吸改变是

考点：吗啡的作用、阿托品的不良反应

解析：吗啡具有呼吸抑制作用。治疗量的吗啡明显降低呼吸中枢对CO_2的敏感性，使呼吸频率减慢，潮气量减小。阿托品常见口干、视力模糊、心悸、便秘、皮肤潮红、体温升高、眩晕等，停药后消失。剂量过大或误服颠茄果、曼陀罗果、洋金花及莨菪的根茎时可出现中毒，出现

烦躁不安、多言、谵妄、幻觉及惊厥等中枢兴奋症状，严重中毒可由兴奋转入抑制而出现昏迷、呼吸麻痹而致死。故70题选A，71题选E。

A. 呋塞米　　　　B. 氨苯蝶啶
C. 葡萄糖　　　　D. 氢氯噻嗪
E. 螺内酯

72. 用于治疗轻、中度水肿的药物是
73. 用于治疗严重水肿的药物是

考点：呋塞米、氢氯噻嗪的应用★

解析：呋塞米的应用：①严重水肿。②急性肺水肿和脑水肿。③急慢性肾功能衰竭。④药物中毒。⑤高血钾症和高血钙症。氨苯蝶啶常与排钾利尿药合用治疗顽固性水肿。葡萄糖用于各种高热、脱水、昏迷或不能进食的患者所需的水分和热量。氢氯噻嗪的应用：①轻、中度水肿。②轻、中度高血压。③尿崩症。④特发性高钙尿症和肾结石。螺内酯配伍中、高效利尿剂，治疗伴有醛固酮升高的顽固性水肿，如肝硬化、充血性心衰、肾病综合征。故72题选D，73题选A。

A. 奎尼丁　　　　B. 维拉帕米
C. 苯妥英钠　　　D. 胺碘酮
E. 利多卡因

74. 治疗阵发性室上性心动过速的药物是
75. 治疗急性心肌梗死引起的室性心动过速的药物是

考点：利多卡因、维拉帕米的应用★

解析：奎尼丁适用于心房颤动、心房扑动、室上性及室性早搏和心动过速。在治疗心房颤动、心房扑动时，应先用强心苷抑制房室传导，以控制心室率。维拉帕米的应用：①阵发性室上性心动过速，特别是房室交界区心动过速，常在静脉注射数分钟内停止发作。②强心苷中毒引起的室性早搏。③对冠心病、高血压伴发心律失常者尤其适用。苯妥英钠适用于室性心律失常，对强心苷中毒所致室性心律失常疗效显著。胺碘酮适用于各种室上性和室性心律失常，对心房扑动、心房颤动和室上性心动过速疗效优良，还可用于冠心病并发的心律失常。利多卡因适用于室性心律失常，特别适用于危急病例，是治疗急性心肌梗死引起的室性心律失常的首选药，对强心苷中毒所致者也有效。故74题选B，75题选E。

A. 格列喹酮　　　B. 罗格列酮
C. 伏格列波糖　　D. 二甲双胍
E. 阿卡波糖

76. 主要通过增加肌肉和脂肪组织对胰岛素的敏感性而发挥降糖功能的药物是
77. 直接作用于胰岛β细胞，刺激内源性胰岛素释放的药物是

考点：罗格列酮、格列喹酮的作用

解析：罗格列酮为胰岛素增效药，本类药物主要通过增加肌肉和脂肪组织对胰岛素的敏感性而发挥降低血糖功能。格列喹酮为磺酰脲类药物，其降血糖的机制是直接作用于胰岛β细胞，刺激内源性胰岛素释放。伏格列波糖、阿卡波糖在小肠竞争性抑制α葡萄糖苷酶，延缓葡萄糖的吸收，降低餐后血糖峰值。二甲双胍的降糖作用不依赖于胰岛β细胞的功能。故76题选B，77题选A。

A. 三代头孢　　　B. 红霉素
C. 氯霉素　　　　D. 环丙沙星
E. 甲硝唑

78. 小儿流脑选用
79. 细菌性痢疾选用

考点：常用氟喹诺酮类药物、头孢菌素类药物的应用

解析：第三代头孢菌素主要用于多种革兰阳性、阴性菌所致的尿路感染及危及生命的败血症、脑膜炎、骨髓炎、肺炎等，均可获满意疗效；新生儿脑膜炎和肠杆菌科细菌所致的成人脑膜炎也可选用第三代头孢菌素。氟喹诺酮类药物为治疗细菌性痢疾的首选。故78题选A，79题选D。

A. 铜绿假单胞菌　B. 结核杆菌
C. 真菌　　　　　D. 回归热螺旋体
E. 立克次体

80. 上述各项，对青霉素G高度敏感的病原体是
81. 上述各项，采用羧苄西林治疗有特效的病原体是

考点：青霉素G、常用半合成青霉素抗菌作用

解析：青霉素G对梅毒螺旋体、钩端螺旋体、回归热螺旋体、鼠咬热螺菌、放线杆菌等高度敏感。羧苄西林抗菌谱与氨苄西林相似，对革兰阴性杆菌作用强，尤其是对铜绿假单胞菌有特

效，对耐氨苄西林的大肠埃希菌仍有效。常用于治疗烧伤继发铜绿假单胞菌感染。故80题选D，81题选A。

A. 环丙沙星　　B. 链霉素
C. 苯妥英钠　　D. 阿托品
E. 氢氯噻嗪

82. 癫痫大发作的首选药是
83. 霍乱的首选药是

考点：苯妥英钠、氟喹诺酮类药物的应用

解析：苯妥英钠用于治疗癫痫强直-阵挛性发作、外周神经痛、室性心律失常。治疗霍乱的常用药物为氟喹诺酮类。故82题选C，83题选A。

传染病学

【A1 型题】

1. 下列关于感染过程的描述，错误的是
   A. 病原体与人体相互作用，相互斗争的过程称为感染过程
   B. 感染过程的构成必须具备病原体、人体和外环境三个因素
   C. 病原体的致病力包括毒力、侵袭力、病原体数量和变异性
   D. 病原体侵入的数量越大，出现显性感染的危险也越大
   E. 病原体侵入人体，只要发病就意味着感染过程的开始

   考点：感染过程的表现、感染过程中病原体的作用★

   解析：病原体经过不同途径进入人体就开始了感染过程。感染是病原体与人体相互作用的过程。病原体侵入人体后能否引起疾病，取决于病原体的致病作用、宿主的免疫功能和外环境三个因素。病原体的致病作用包括侵袭力、毒力、数量、变异性四个方面。显性感染又称临床感染，即传染病发病。感染后不但引起机体免疫应答，还导致组织损伤，引起病理改变和临床表现。故本题选 E。

2. 下列各项，不属病原体致病因素的是
   A. 吞噬   B. 毒力
   C. 数量   D. 变异性
   E. 侵袭力

   考点：感染过程中病原体的作用★

   解析：病原体侵入人体后能否引起疾病，取决于病原体的致病作用、宿主的免疫功能和外环境三个因素，其中病原体的致病作用包括侵袭力、毒力、数量和变异性。故本题选 A。

3. 不属于乙类传染病的是
   A. 艾滋病
   B. 流行性感冒
   C. 传染性非典型肺炎
   D. 病毒性肝炎
   E. 脊髓灰质炎

   考点：传染病的预防

   解析：乙类传染病包括传染性非典型肺炎、艾滋病、病毒性肝炎、脊髓灰质炎、人感染高致病性禽流感、人感染 H7N9 禽流感、麻疹、流行性出血热、狂犬病、流行性乙型脑炎、登革热、炭疽、细菌性和阿米巴性痢疾、伤寒和副伤寒、流行性脑脊髓膜炎、百日咳、白喉、猩红热、布鲁菌病、淋病、梅毒、钩端螺旋体病、疟疾、肺结核、新生儿破伤风、血吸虫病、新型冠状病毒感染的肺炎。流行性感冒属于丙类传染病。故本题选 B。

4. 下列肝炎，其病毒属 DNA 病毒的是
   A. 甲型   B. 乙型
   C. 丙型   D. 丁型
   E. 戊型

   考点：病毒性肝炎★

   解析：乙肝病毒属嗜肝 DNA 病毒，甲、丙、丁、戊肝病毒均属 RNA 病毒。故本题选 B。

5. 下列哪项属于丙肝的传染途径
   A. 飞沫传播   B. 唾液传播
   C. 血液传播   D. 食物传播
   E. 蚊虫传播

   考点：病毒性肝炎★

   解析：甲、戊型肝炎主要经粪－口途径传播。乙、丙、丁型肝炎病毒可通过传染源的各种体液排出体外，通过皮肤或黏膜的破损口（显性或隐性）进入易感者的体内而传播。传播途径包括：①输血及血制品以及使用污染的注射器或针刺器具等传播。②母婴传播（主要通过分娩时吸入羊水、接触产道血液等传播，也可经哺乳及密切接触传播，或通过胎盘造成宫内感染）。③性接触传播。④其他，如日常生活密切接触传播。A、B、D 为甲、戊型肝炎的传播途

径，E不是肝炎的传播途径。故本题选C。

6. 丙型肝炎最主要的传播途径是
　　A. 性接触传播　　B. 消化道传播
　　C. 输血传播　　　D. 母婴传播
　　E. 人工授精
　　考点：病毒性肝炎★
　　解析：乙、丙、丁型肝炎病毒的传播途径：①输血及血制品以及使用污染的注射器或针刺器具等传播。②母婴传播。③性接触传播。④其他，如日常生活密切接触传播。丙型肝炎以输血及使用血制品者、静脉药瘾者、血液透析者、肾移植者、同性恋者等为多见。故本题选C。

7. 下列各项，关于急性重型肝炎说法正确的是
　　A. 肝大、压痛，脾也可轻度肿大
　　B. 凝血酶原时间延长
　　C. 晚期可出现肝肾综合征
　　D. 多以发热起病，热性多为弛张热，可有恶寒
　　E. 巩膜出现黄染
　　考点：病毒性肝炎
　　解析：急性重型肝炎亦称暴发型肝炎，起病急，病程2周内出现以Ⅱ度以上肝性脑病为特征的肝衰竭综合征。肝衰竭综合征：极度乏力，严重消化道症状，神经、精神症状（如性格改变、嗜睡、烦躁不安、昏迷等），有明显的出血现象，凝血酶原时间显著延长及PTA＜40%。黄疸进行性加深，胆红素上升大于正常值10倍，可出现中毒性鼓肠、肝臭、肝肾综合征等，可见扑翼样震颤及病理反射，肝浊音界进行性缩小，胆酶分离，血氨升高等。故本题选B。

8. 可见黄疸进行性加重并伴有明显神经、精神症状的肝炎是
　　A. 急性黄疸型肝炎
　　B. 重度慢性肝炎
　　C. 急性重型肝炎
　　D. 淤胆型肝炎
　　E. 中度慢性肝炎
　　考点：病毒性肝炎
　　解析：急性黄疸型肝炎黄疸前期以消化道症状为主，黄疸期黄疸逐渐达到高峰后下降，伴有肝脾肿大。重度慢性肝炎有明显或持续的肝炎症状，如乏力、食欲不振、腹胀、尿黄、便溏等，有肝病面容、肝掌、蜘蛛痣、脾大等体征，且无门脉高压表现。急性重型肝炎发生在急性黄疸型肝炎基础上，病程2周内出现极度乏力和明显消化道症状，黄疸进行性加深，可出现神经、精神症状等。淤胆型肝炎是以肝内胆汁淤积为主要表现的一种特殊类型，起病类似急性黄疸型肝炎，但自觉症状常较轻，皮肤瘙痒，大便灰白，常有明显肝脏肿大，黄疸常持续3周以上。故本题选C。

9. 下列各项，不属淤胆型肝炎临床表现特点的是
　　A. 肝大
　　B. 乏力明显
　　C. 皮肤瘙痒
　　D. 黄疸持续3周以上
　　E. 大便颜色变浅
　　考点：病毒性肝炎★
　　解析：淤胆型肝炎临床表现为自觉症状常较轻，皮肤瘙痒，大便灰白，常有明显肝脏肿大，肝功能检查血清胆红素明显升高，以直接胆红素为主，PTA＞60%或应用维生素K肌内注射后1周可升至60%以上，血清胆汁酸、γ谷氨酰转肽酶、碱性磷酸酶、胆固醇可明显升高，黄疸常持续3周以上。故本题选B。

10. 重型病毒性肝炎患者，出血倾向最主要的原因是
　　A. 维生素K吸收障碍
　　B. 凝血因子合成障碍
　　C. 凝血因子消耗增加
　　D. 血小板减少
　　E. 毛细血管脆性增加
　　考点：病毒性肝炎
　　解析：肝脏为多种凝血因子合成的场所，如果肝实质广泛而严重损伤，凝血因子缺乏，PT明显延长，PTA下降。PTA≤40%为肝细胞大量坏死的肯定界限，为重型肝炎诊断及判断预后的重要指标，如PTA＜20%则预后不良。故本题选B。

11. 诊断病毒性肝炎最可靠的根据是
　　A. 发病季节
　　B. 起病方式
　　C. 症状及体征
　　D. 接触史
　　E. 病原学及肝功检查
　　考点：病毒性肝炎
　　解析：病毒性肝炎的临床表现复杂，应根据流行病学、临床表现、实验室检查及影像学检查结果，结合患者具体情况及动态变化进行综合分

析,进行临床诊断,并根据特异性检查结果进行病原学诊断,对诊断不明确者应争取行肝穿刺活组织检查。切忌主观片面地依靠某一点或某一次异常进行诊断。故本题选 E。

12. 肺炎型流感最常见的人群是
   A. 2 岁以下儿童   B. 学龄前儿童
   C. 青少年   D. 老年
   E. 孕妇
   考点:流行性感冒★
   解析:肺炎型流感较少见,可以由单纯型转为肺炎型,或直接表现为肺炎型,多发生在 2 岁以下的小儿、老人、孕妇,或原有慢性基础疾病者。故本题选 A。

13. 下列各项,不属流感治疗原则的是
   A. 及早应用抗流感病毒药物
   B. 加强支持治疗和防治并发症
   C. 合理应用对症治疗药物
   D. 常规应用抗生素
   E. 隔离患者
   考点:流行性感冒
   解析:流感的治疗原则:①隔离患者。②及早应用抗流感病毒药物治疗。③加强支持治疗和防治并发症。④合理应用对症治疗药物。故本题选 D。

14. 下列关于人感染高致病性禽流感的叙述,不正确的是
   A. 由甲型禽流感病毒引起
   B. 属人、禽、畜共患传染病
   C. 病禽及带毒的禽为传染源
   D. 一年四季均可发生
   E. 人群普遍易感
   考点:人感染高致病性禽流感
   解析:人感染高致病性禽流感简称人禽流感,是由甲型禽流感病毒引起的人、禽、畜共患的急性呼吸道传染病;传染源主要为病禽、带毒的禽;人类对禽流感病毒普遍不易感,缺乏免疫力;一年四季均可发生,但冬、春季节多暴发流行。故本题选 E。

15. 下列几项检查中,属人禽流感确诊依据的是
   A. 血常规   B. 肝功能
   C. 胸部 X 线检查   D. 病毒分离
   E. 骨髓穿刺
   考点:人感染高致病性禽流感
   解析:人禽流感确诊依据为临床诊断病例呼吸道分泌物标本中分离出特定病毒或采用 RT-PCR 检测到禽流感病毒基因,且发病初期和恢复期双份血清抗禽流感病毒抗体滴度 4 倍或以上升高。故本题选 D。

16. HIV 主要感染下列哪种细胞
   A. $CD4^+T$ 淋巴细胞
   B. B 淋巴细胞
   C. 单核细胞
   D. 神经胶质细胞
   E. 直肠黏膜上皮细胞
   考点:艾滋病★
   解析:艾滋病的发病机制主要是 HIV 侵犯和破坏 $CD4^+T$ 淋巴细胞,因为此类细胞表面表达 HIV 的受体 CD4 分子及辅助受体 CCR5 与 CXCR4 趋化因子,其他免疫细胞也不同程度地受损,最终并发各种机会性感染和恶性肿瘤。故本题选 A。

17. 可经母婴途径传播的传染病是
   A. 伤寒
   B. 霍乱
   C. 艾滋病
   D. 流行性脑脊髓膜炎
   E. 细菌性痢疾
   考点:艾滋病★
   解析:艾滋病的传播途径有性接触传播、血源传播、母婴传播、医护人员被污染的针头刺伤及破损皮肤受污染等。A、B、E 主要通过粪-口途径传播。D 的传播途径为呼吸道飞沫直接传播。故本题选 C。

18. 下列各项,不属艾滋病典型表现的是
   A. 体重减轻
   B. 长期发热
   C. 头痛,痴呆
   D. 皮肤黏膜出血
   E. 慢性腹泻
   考点:艾滋病★
   解析:艾滋病患者艾滋病期可出现持续 1 个月以上的发热、盗汗、腹泻,体重减轻 10% 以上。部分患者可表现为神经精神症状,如记忆力减退、精神淡漠、性格改变、头痛、癫痫及痴呆等,另外还可出现持续性全身性淋巴结肿大。皮肤黏膜出血为流行性出血热的典型表现。故本题选 D。

19. 引起艾滋病肺部感染最常见的病原体是
   A. 结核杆菌   B. 肺孢子虫
   C. 念珠病   D. 隐球菌

· 150 ·

E. 疱疹病毒

考点：艾滋病

解析：肺孢子菌肺炎是艾滋病患者最常见的肺部感染，起病隐匿或呈亚急性，干咳，气短，活动后加重，可有发热、紫绀，严重者出现呼吸窘迫，动脉血氧分压（PaO_2）降低；肺部阳性体征少，或可闻及少量散在的干湿啰音；胸部X线检查显示间质性肺炎，确诊依靠病原学检查。此外，巨细胞病毒、结核杆菌、鸟分枝杆菌、念珠菌及隐球菌等引起肺部感染。故本题选 B。

20. HIV 主要侵犯机体的部位是
　　A. 神经系统　　　B. 内分泌系统
　　C. 呼吸系统　　　D. 循环系统
　　E. 免疫系统

考点：艾滋病

解析：艾滋病是获得性免疫缺陷综合征，是由人免疫缺陷病毒引起的以侵犯辅助性T淋巴细胞为主，造成细胞免疫功能缺损为基本特征的传染性疾病，最后继发各种严重机会性感染和恶性肿瘤。故本题选 E。

21. 下列各项，属于流行性出血热传播途径的是
　　A. 性接触　　　B. 输血
　　C. 垂直传播　　D. 飞沫传播
　　E. 日常生活接触

考点：流行性出血热★

解析：流行性出血热的传播途径：①呼吸道传播。②消化道传播。③接触传播。④垂直传播。⑤虫媒传播。故本题选 C。

22. 以鼠类为主要传染源的传染性疾病是
　　A. 流行性脑脊髓膜炎
　　B. 伤寒
　　C. 流行性出血热
　　D. 霍乱
　　E. 细菌性痢疾

考点：流行性出血热★

解析：流行性出血热以鼠类为主要传染源，在我国是黑线姬鼠（野鼠型）、褐家鼠（家鼠型）等。虽然患者早期的血、尿中携带病毒，但人不是主要传染源。A 以患者和带菌者为主要传染源。B 患者和带菌者是唯一传染源。D 患者和带菌者为主要传染源。E 急、慢性菌痢患者及带菌者为主要传染源。故本题选 C。

23. 下列各期，流行性出血热患者可出现"三痛"症状的是

　　A. 发热期　　　B. 低血压期
　　C. 少尿期　　　D. 多尿期
　　E. 恢复期

考点：流行性出血热★

解析：流行性出血热发热期，患者可出现全身酸痛、头痛和腰痛、眼眶痛。头痛、腰痛和眼眶痛一般称为"三痛"。B 可出现低血压或休克。C 可出现尿毒症、酸中毒，以及水、电解质紊乱。D 可出现多尿、继发性休克、低钾及低钠症状。E 尿量逐渐恢复，症状、体征基本消失。故本题选 A。

24. 下列关于流行性出血热发热期"三痛"的叙述，正确的是
　　A. 全身酸痛、头痛、眼眶痛
　　B. 头痛、腓肠肌痛、腰痛
　　C. 腹痛、腰痛、眼眶痛
　　D. 头痛、腰痛、眼眶痛
　　E. 全身酸痛、腰痛、眼眶痛

考点：流行性出血热★

解析：参见23题。故本题选 D。

25. 流行性出血热的典型表现是
　　A. 黏液脓血便
　　B. 四肢抽搐、顽固性呕吐
　　C. 皮肤黏膜出血点
　　D. 发热，盗汗
　　E. 腹泻，呕吐

考点：流行性出血热

解析：流行性出血热发热期可出现毛细血管损害，表现为皮肤黏膜充血、软腭针尖样出血点、眼结膜片状出血。黏液脓血便是细菌性痢疾的典型表现。四肢抽搐、顽固性呕吐是流行性脑脊髓膜炎的典型表现。发热、盗汗是结核患者的主要表现。腹泻、呕吐是霍乱患者的主要表现。故本题选 C。

26. 流行性出血热判断少尿的标准为 24 小时尿量少于
　　A. 400mL　　　B. 300mL
　　C. 200mL　　　D. 100mL
　　E. 50mL

考点：流行性出血热

解析：少尿期多发生于第 5～8 病日，持续时间 2～5 日。24 小时尿量少于 400mL 为少尿，少于 50mL 为无尿。故本题选 A。

27. 狂犬病的潜伏期一般是
　　A. 1～3 日　　　B. 1 个月

C. 1~3个月　　D. 3个月
E. 10年以上

考点：狂犬病

解析：狂犬病的潜伏期长短不一，短的5日，最长可达10年以上，一般1~3个月。儿童、头面部咬伤、伤口深者潜伏期短。故本题选C。

28. 下列脑脊液检查结果，符合狂犬病的是
A. 压力明显升高
B. 蛋白明显增加
C. 细胞数多高于 $200×10^6/L$
D. 以淋巴细胞为主
E. 糖和氯化物降低

考点：狂犬病

解析：狂犬病的脑脊液检查：脑脊液压力正常或轻度升高，蛋白稍高，细胞数低于 $200×10^6/L$，以淋巴细胞为主，糖和氯化物正常。故本题选D。

29. 下列各项，不属乙脑流行病学特征的是
A. 人畜共患疾病
B. 患者是主要的传染源
C. 东南亚是主要的流行区
D. 人群对乙脑普遍易感
E. 乙脑经蚊虫叮咬传播

考点：流行性乙型脑炎

解析：乙脑是人畜共患的自然疫源性疾病。猪是本病主要的传染源。东南亚和西太平洋地区是乙脑的主要流行区。乙脑主要通过蚊虫叮咬而传播。人群对乙脑病毒普遍易感。故本题选B。

30. 下列有关乙脑临床分型的叙述，正确的是
A. 不典型、典型、重型
B. 轻型、普通型、重型、极重型
C. 轻型、中型、重型
D. 不典型、典型、暴发型
E. 轻型、普通型、危重型

考点：流行性乙型脑炎★

解析：流行性乙型脑炎的临床分型：轻型、普通型、重型、极重型（暴发型）。故本题选B。

31. 流行性乙型脑炎的主要预防措施是
A. 接种疫苗
B. 对密切接触者进行检疫
C. 管好食品
D. 隔离患者
E. 防蚊、灭蚊

考点：流行性乙型脑炎

解析：乙脑的预防：①控制传染源：加强对家畜的管理，搞好饲养场所的环境卫生，人畜居地分开。②切断传播途径：防蚊、灭蚊是主要措施。③保护易感人群：预防接种是保护易感人群的关键措施。故本题选E。

32. 有关脑膜炎球菌的描述下列哪项是正确的
A. 革兰染色阳性，体外抵抗力很弱，能产生自溶酶
B. 特异性荚膜多糖抗原与其致病作用无关
C. 能产生毒力较强的外毒素
D. 目前我国流行株以C群为主
E. 与淋球菌一样也属奈瑟菌属

考点：流行性脑脊髓膜炎★

解析：脑膜炎球菌属于奈瑟菌属，革兰染色阴性双球菌，呈肾形或卵圆形，有荚膜，无芽孢。依据表面特异性荚膜多糖抗原的不同，目前将本菌分为13个菌群，以A、B、C三群最常见。在我国流行菌群为A群，B群和C群散发，但随着A群菌苗的广泛预防接种，现B群有上升趋势，C群流行也增多。该菌仅存在于人体，可从带菌者鼻咽部及患者的血液、脑脊液、皮肤瘀点中检出，专性需氧，对营养要求较高。细菌裂解后可释放内毒素，具有强烈致病性，是重要的致病因子。故本题选E。

33. 流脑的主要传染源是
A. 隐性感染者　　B. 蚊虫
C. 鼠类　　　　　D. 狗
E. 猪

考点：流行性脑脊髓膜炎★

解析：患者和带菌者是本病的传染源，流行期间人群带菌率高达50%，感染后细菌寄生于正常人鼻咽部，人是唯一一宿主，患者易于被发现和隔离，而带菌者不易被发现，因此带菌者作为传染源的意义更重要。故本题选A。

34. 流行性脑脊髓膜炎带菌者细菌寄生在体内的部位是
A. 血液　　　　　B. 血管内皮
C. 蛛网膜　　　　D. 肺部
E. 鼻咽部

考点：流行性脑脊髓膜炎★

解析：参见33题。故本题选E。

35. 普通型流脑的典型临床表现是
A. 低热、头痛、皮肤黏膜瘀点
B. 高热、循环衰竭、皮肤黏膜大片瘀斑

C. 高热、皮肤黏膜瘀斑、昏迷、呼吸衰竭

D. 高热、头痛、皮肤黏膜瘀斑、脑膜刺激征

E. 间歇性发热、反复皮肤瘀点、血培养可阳性

考点：流行性脑脊髓膜炎

解析：普通型流脑的典型临床表现是感染中毒症状、瘀点瘀斑、剧烈头痛、喷射性呕吐、烦躁不安、脑膜刺激征。流脑普通型、暴发型发热均呈高热，循环衰竭、呼吸衰竭均见于流脑暴发型。故本题选 D。

36. 流行性脑脊髓膜炎的确诊依据是

A. 流行病学资料

B. 临床表现

C. 脑脊液变化

D. 细菌培养、特异性抗原检测阳性

E. 血象检查

考点：流行性脑脊髓膜炎

解析：确诊流脑除具备流行病学资料和临床表现外，还需要实验室检查依据。白细胞及中性粒细胞明显升高，初起或休克型患者脑脊液多无改变，其他型可见压力升高，外观混浊，白细胞明显升高，蛋白质增高，糖与氯化物明显降低；细菌培养阳性者可确诊，应在使用抗菌药物前采集标本；特异性抗原检测主要用于早期诊断，阳性率90%以上。故本题选 D。

37. 治疗流行性脑脊髓膜炎，应首选的抗菌药物是

A. 磺胺嘧啶　　B. 氯霉素

C. 红霉素　　　D. 磷霉素

E. 青霉素

考点：流行性脑脊髓膜炎★

解析：流行性脑脊髓膜炎的病原治疗：①青霉素，为首选药，较大剂量青霉素能使脑脊液内药物达到有效浓度，从而获得满意疗效。②头孢菌素类。③氯霉素。④磺胺类药。故本题选 E。

38. 伤寒患者出现腹痛的部位是

A. 十二指肠　　B. 空肠

C. 回肠　　　　D. 结肠

E. 直肠

考点：伤寒★

解析：伤寒的病变部位主要在回肠末段肠壁的集合淋巴结和孤立淋巴滤泡。故本题选 C。

39. 下列哪项不是中毒型菌痢的临床特征

A. 急性高热，反复惊厥，昏迷

B. 腹痛、腹泻明显

C. 迅速发生休克，呼吸衰竭

D. 大便常规检查发现大量白细胞

E. 脑脊液检查正常

考点：细菌性痢疾

解析：中毒型菌痢按临床表现不同可分为下列3型：①休克型（周围循环衰竭型）：较为常见，以感染性休克为主要表现。面色苍白、四肢厥冷、皮肤出现花斑、发绀、脉搏增速等，血压下降，救治不及时可出现心、肾功能不全和意识障碍。②脑型（呼吸衰竭型）：以中枢神经系统表现为主。由于脑血管痉挛，脑缺血、缺氧，出现脑水肿、颅内压增高甚至脑疝。患者表现为剧烈头痛、频繁呕吐、烦躁、惊厥、昏迷、瞳孔不等大、对光反射减弱或消失等，严重者可出现中枢性呼吸衰竭。此型病情严重，病死率高。③混合型：兼有上述两型的表现，病情最为凶险，病死率最高（90%以上）。该型实质上包括循环系统、呼吸系统及中枢神经系统等多脏器功能损害与衰竭。大便常规：粪便外观为黏液、脓血便，镜检可见白细胞（≥15个/高倍视野）、脓细胞和少数红细胞。脑脊液检查正常。B 为典型菌痢的表现。故本题选 B。

40. 慢性细菌性痢疾病程常超过的时间是

A. 1 个月　　　B. 2 个月

C. 3 个月　　　D. 6 个月

E. 12 个月

考点：细菌性痢疾★

解析：急性菌痢反复发作或迁延不愈达 2 个月以上者即为慢性菌痢。故本题选 B。

41. 鉴别中毒型菌痢与流行性乙型脑炎的重要依据是

A. 高热、昏迷、惊厥

B. 发病季节

C. 血清抗体检测

D. 脑脊液常规

E. 血常规

考点：细菌性痢疾

解析：流行性乙型脑炎（乙脑）多发生于夏秋季，常有高热、惊厥、昏迷等表现，需与中毒型菌痢相鉴别。乙脑起病与进展相对缓慢，循环衰竭少见，意识障碍及脑膜刺激征明显，脑脊液可有蛋白及白细胞增高，粪便检查多无异常，乙脑病毒特异性抗体 IgM 阳性可对二者进行鉴别。故本题选 C。

42. 细菌性痢疾的最佳预防措施是
    A. 隔离患者
    B. 隔离密切接触者
    C. 开窗通风
    D. 养成良好的个人卫生习惯
    E. 注射疫苗

考点：细菌性痢疾

解析：细菌性痢疾的预防应采用以切断传播途径为主的综合预防措施。管理传染源；切断传播途径，养成良好的个人卫生习惯，特别注意饮食和饮水卫生；保护易感人群。故本题选 D。

43. 霍乱病原菌分型是
    A. 人型、牛型
    B. 非洲型、鼠疫型
    C. 革兰阴性、阳性
    D. 古典型、埃尔托型
    E. 厌氧型、需氧型

考点：霍乱

解析：霍乱弧菌依其生物学性状可分为古典生物型和埃尔托生物型。据 O 抗原的 A、B、C 抗原成分不同，O_1 群霍乱弧菌又可分为 3 个血清型：即稻叶型、小川型和彦岛型。目前我国流行的霍乱弧菌以埃尔托生物型、异型为主。故本题选 D。

44. 霍乱的主要传播途径是
    A. 呼吸道   B. 消化道
    C. 泌尿道   D. 口鼻
    E. 血液

考点：霍乱★

解析：霍乱主要通过粪-口途径传播。患者吐泻物和带菌者粪便污染水源及食物，特别是水源被污染后易引起局部暴发。日常生活接触和苍蝇等媒介传播也是重要的传播途径。故本题选 B。

45. 霍乱剧烈腹泻的主要致病因素是
    A. 神经氨酸酶   B. 血凝素
    C. 霍乱内毒素   D. 霍乱肠毒素
    E. 菌体裂解

考点：霍乱★

解析：霍乱肠毒素有 A、B 两个亚单位，A 亚单位具有毒素活性，B 亚单位可与肠黏膜上皮细胞刷状缘细胞膜的受体结合，介导 A 亚单位进入细胞内，激活腺苷酸环化酶，促使三磷腺苷变成环磷腺苷。大量的环磷腺苷积聚在肠黏膜上皮细胞内，刺激隐窝细胞过度分泌水、氯化物和碳酸盐等，同时抑制绒毛细胞对氯和钠等离子的吸收。由于肠黏膜分泌增强，吸收减少，大量肠液聚集在肠腔内，形成霍乱特征性的剧烈水样腹泻。故本题选 D。

46. 霍乱感染的部位为
    A. 小肠   B. 大肠
    C. 结肠   D. 胃
    E. 胰腺

考点：霍乱★

解析：霍乱弧菌到达肠道后，穿过肠黏膜表面的黏液层，黏附于小肠上段黏膜上皮细胞刷状缘并大量繁殖，在局部产生大量霍乱肠毒素导致发病。故本题选 A。

47. 霍乱的典型表现是
    A. 黏液脓血便
    B. 四肢抽搐，顽固性呕吐
    C. 皮肤黏膜出血点
    D. 发热，盗汗
    E. 腹泻，呕吐

考点：霍乱★

解析：霍乱的典型表现是起病急，剧烈腹泻，多伴呕吐，并可由此导致脱水、肌肉痉挛，严重者可发生循环衰竭和急性肾衰竭。A 见于菌痢。故本题选 E。

48. 霍乱的首发症状是
    A. 脱水   B. 腹痛
    C. 腹泻   D. 呕吐
    E. 发热

考点：霍乱

解析：霍乱多以剧烈腹泻开始，病初大便尚有粪质，迅速成为黄色水样便或米泔水样便或洗肉水样血便，无粪臭，每日可达数十次，甚至失禁。一般无发热和腹痛（O_{139} 群除外），无里急后重。呕吐多在腹泻数次后出现，常呈喷射状，呕吐物初为胃内容物，后为水样，严重者亦可为米泔水样，轻者可无呕吐。故本题选 C。

49. 霍乱最关键的治疗是
    A. 抗菌
    B. 补液
    C. 强心
    D. 糖皮质激素的使用
    E. 血管活性药物的使用

考点：霍乱★

解析：霍乱以补液治疗为主。补液原则：①早期、迅速、足量。②先盐后糖，先快后慢。

③纠酸补钙，见尿补钾。故本题选 B。

50. 霍乱重症首日补液应该
   A. 3000～4000mL　　B. 4000～5000mL
   C. 5000～6000mL　　D. 6000～8000mL
   E. 8000～12000mL

考点：霍乱

解析：霍乱补液治疗的补液量与速度应根据患者的失水程度、血压、脉搏、尿量和血浆比重等决定，最初24小时总入量按临床分型的轻、中、重分别予 3000～4000mL、4000～8000mL、8000～12000mL。儿童补液量按年龄或体重计算，一般轻度脱水 120～150mL/kg，中度脱水 150～200mL/kg，重度脱水 200～250mL/kg。故本题选 E。

51. 能杀灭细菌芽孢的消毒方法是
   A. 紫外线消毒法
   B. 酒精浸泡法
   C. 碘伏浸泡法
   D. 环氧乙烷灭菌法
   E. 含氯消毒液浸泡法

考点：消毒方法

解析：灭菌法可以杀灭包括细菌芽孢的一切微生物。该类消毒方法有热力、电离辐射、微波等物理方法和甲醛、戊二醛、过氧乙酸、环氧乙烷等化学灭菌剂。高效消毒法能杀灭一切细菌繁殖体（包括分枝杆菌）、病毒、真菌及其孢子，并对细菌芽孢有显著杀灭作用，主要有紫外线消毒法和臭氧、含氯消毒剂、过氧化氢等。中效消毒法能杀灭除细菌芽孢以外的各种微生物，主要有超声波消毒法和中效消毒剂如醇类、碘类、酚类消毒剂等。低效消毒法只能消灭细菌繁殖体、部分真菌和亲脂性病毒。物理低效消毒有通风换气、冲洗和洗手；化学低效消毒剂有氯己定（洗必泰）、苯扎溴铵（新洁尔灭）等。故本题选 D。

【B1 型题】
   A. 加强水源管理
   B. 保持居室空气流通
   C. 灭蚊
   D. 防止虫类叮咬
   E. 勤换和洗晒衣物及床单

52. 针对切断消化道传染病传播途径应采取的措施是

53. 针对切断呼吸道传染病传播途径应采取的措

施是

考点：传染病的预防

解析：对消化道传染病应搞好个人及环境卫生，加强饮食、水源和粪便管理。对呼吸道传染病应搞好居室卫生并保持空气流通，必要时进行空气消毒，通常以戴口罩为简便的预防方法。故 52 题选 A，53 题选 B。

   A. 消化道　　　　B. 输血
   C. 体液　　　　　D. 呼吸道
   E. 土壤

54. 丙型肝炎的主要传播途径是

55. 戊型肝炎的主要传播途径是

考点：病毒性肝炎★

解析：甲、戊型肝炎主要经粪-口途径传播。乙、丙、丁型肝炎病毒可通过传染源的各种体液排出体外，通过皮肤或黏膜的破损口进入易感者的体内而传播。其传播途径包括：①输血及血制品以及使用污染的注射器或针刺器具等传播。②母婴传播。③性接触传播。④其他，如日常生活密切接触传播。故 54 题选 B，55 题选 A。

   A. HBsAg 阳性　　　B. HBeAg 阳性
   C. 抗-HBe 阳性　　 D. 抗-HBc 阳性
   E. 抗-HBs 阳性

56. 感染 HBV 后出现保护性抗体的标志是

57. HBV 复制活跃的标志是

考点：病毒性肝炎

解析：抗-HBs 是感染 HBV 后集体产生的唯一保护性抗体，对 HBV 具有中和作用。抗-HBs 阳性一般是 HBV 感染恢复的标志，见于乙肝恢复期、HBV 既往感染者和乙肝疫苗接种后。HBeAg 在血清中出现与 HBV-DNA 密切相关，是病毒复制活跃、传染性强的标志。A 最早于 HBV 感染后 1～2 周，最迟 11～12 周出现于周围血中，在慢性感染和无症状携带者中可持续存在多年。C 出现提示病毒复制减少或终止。D 出现于 HBsAg 出现后 3～5 周，说明病毒感染处于窗口期，在"大三阳"组合中，它是 HBV 活动性复制的标志之一。故 56 题选 E，57 题选 B。

   A. 10 年以上　　　B. 6～8 年
   C. 12～18 个月　　D. 6～12 个月
   E. 7～14 天

58. 艾滋病急性感染期持续时间通常为

59. 艾滋病的无症状感染期持续时间一般为

考点：艾滋病

解析：急性HIV感染期，感染后平均2~4周者有临床症状，通常持续数日到数周后自然消失，平均为1~2周，以发热最为常见，可伴有头痛、咽痛、恶心、呕吐、腹泻、皮疹、关节痛、淋巴结肿大以及神经系统症状。无症状感染期可由原发感染或急性感染症状消失后延伸而来，持续时间一般为6~8年，短可数月，长可达15年，临床无明显症状。故58题选E，59题选B。

  A. 发热期   B. 低血压休克期
  C. 少尿期   D. 多尿期
  E. 恢复期

60. 流行性出血热全身中毒症状属于

61. 流行性出血热醉酒面容属于

考点：流行性出血热

解析：流行性出血热的典型患者临床经过可分为发热期、低血压休克期、少尿期、多尿期及恢复期等五期。①发热期：主要表现为感染中毒症状、毛细血管损伤和肾脏损害。常有典型的"三痛"：头痛、腰痛、眼眶痛，常伴较突出的胃肠道症状。毛细血管损伤主要表现为"三红"征：颜面、颈部及上胸部呈弥漫性潮红，酒醉貌。②低血压休克期：主要为低血容量休克的表现。热退后病情反而加重是本期的特点。体温开始下降或退热后不久，患者出现低血压，重者发生休克。可引起DIC、心力衰竭、水及电解质平衡失调、脑水肿、呼吸窘迫综合征、急性肾衰竭（多脏衰）等。③少尿期：可引起尿毒症、酸中毒和水及电解质紊乱，重者可出现高血容量综合征和肺水肿。④多尿期：水及电解质紊乱达到高峰，常见低钠血症、低钾血症，甚至可再次引发休克。⑤恢复期：症状逐渐消失，精神及食欲好转，完全康复尚需1~3个月。故60题选A，61题选A。

  A. 伤寒
  B. 中毒型菌痢
  C. 流行性乙型脑炎
  D. 急性病毒性肝炎
  E. 流行性出血热

62. 血白细胞增多，血小板明显减少，多见于

63. 血白细胞增多，出现异型淋巴细胞，多见于

考点：流行性出血热

解析：流行性出血热的血象特点为：①第3病日后逐渐升高，一般达（15~30）×10^9/L，少数重症患者可达（50~100）×10^9/L。②发病早期中性粒细胞增多，核左移，有中毒颗粒。重症患者可见幼稚细胞，呈类白血病反应。第1~2病日后出现异型淋巴细胞，4~6病日达高峰。③发热后期至低血压休克期血红蛋白和红细胞数升高，可达150g/L和5.0×10^{12}/L以上。④血小板从第2病日起开始减少，一般在（50~80）×10^9/L左右，休克期与少尿期最低，并可见异型血小板。B实验室检查主要是粪便检查，C主要是脑脊液检查，D主要是病原学检查。故62题选E，63题选E。

  A. 防治继发感染
  B. 稳定机体内环境
  C. 抗病毒
  D. 纠正酸中毒
  E. 补充血容量

64. 流行性出血热少尿期的治疗原则是

65. 流行性出血热发热期的治疗原则是

考点：流行性出血热★

解析：发热期的治疗原则为抗病毒、减轻外渗、改善中毒症状、预防DIC。少尿期的治疗原则为稳定机体内环境、促进利尿、导泻和放血疗法、透析疗法。故64题选B，65题选C。

  A. 地西泮   B. 青霉素
  C. 糖皮质激素   D. 利巴韦林
  E. 氨苄青霉素

66. 乙脑因脑实质病变引起的抽搐，治疗首选

67. 流脑普通型病原治疗首选

考点：流行性乙型脑炎、流行性脑脊髓膜炎★

解析：乙脑因脑实质病变引起的抽搐，可使用镇静剂，首选地西泮，成人每次10~20mg，小儿每次0.1~0.3mg/kg（每次不超过10mg），肌内注射或缓慢静脉注射。普通型流脑的病原治疗首选青霉素，较大剂量青霉素能使脑脊液内药物达到有效浓度，从而获得满意疗效。故66题选A，67题选B。

  A. 青霉素   B. 甘露醇
  C. 头孢菌素   D. 糖皮质激素

E. 肝素

68. 暴发型流行性脑脊髓膜炎休克型出现 DIC，应及早应用的药物是

69. 暴发型流脑脑膜脑炎型出现脑水肿，为防止脑疝及呼吸衰竭，应选用的药物是

考点：流行性脑脊髓膜炎

解析：暴发型流行性脑脊髓膜炎 DIC 治疗：高度怀疑有 DIC 宜尽早应用肝素，剂量为 0.5～1.0mg/kg，以后可 4～6 小时重复给药一次。暴发型流脑脑膜脑炎型出现脑水肿用 20% 甘露醇及时脱水可以减轻脑水肿，重症患者可用高渗葡萄糖与甘露醇交替应用，直至颅内高压症状好转为止，亦可同时应用糖皮质激素。故 68 题选 E，69 题选 B。

A. 血培养及肥达反应
B. 白细胞计数分类及粪便培养
C. 白细胞计数分类及尿常规
D. 脑脊液检查及白细胞计数
E. 白细胞计数及血涂片找病原体

70. 诊断伤寒常做的检查是
71. 诊断流脑常做的检查是

考点：流行性脑脊髓膜炎、伤寒

解析：伤寒血培养病程第 1 周阳性率最高，可达 80%～90%，以后阳性率逐渐下降，至第 4 周常转为阴性，复发或再燃时可又呈阳性。肥达反应对伤寒有辅助诊断价值，常在病程第 1 周末出现阳性，第 3～4 周阳性率可达 90%，其效价随病程的演变而递增，第 4～5 周达高峰，至恢复期应有 4 倍以上升高。流脑的实验室检查：白细胞及中性粒细胞明显升高，脑脊液呈化脓性改变，尤其是细菌学培养阳性及流脑特异性血清免疫检测阳性为确诊的主要依据。故 70 题选 A，71 题选 D。

A. 伤寒　　　　　B. 血吸虫病
C. 流感　　　　　D. 流脑
E. 秋季腹泻

72. 青霉素治疗
73. 氧氟沙星治疗

考点：流行性脑脊髓膜炎、伤寒

解析：流行性脑脊髓膜炎的治疗首选青霉素。氟喹诺酮类是治疗伤寒的首选药物，目前常用的药物有氧氟沙星、左氧氟沙星、环丙沙星等。故 72 题选 D，73 题选 A。

A. 狂犬病　　　　B. 伤寒
C. 急性细菌性痢疾　D. 霍乱
E. 流脑

74. 粪便培养阳性，见于
75. 粪便镜检出现大量白细胞，见于

考点：伤寒、细菌性痢疾

解析：伤寒粪便培养整个病程中均可阳性，第 3～4 周阳性率最高，可达 75%；粪便培养阳性表示大便带菌，有传染性，除外慢性胆囊带菌者，对伤寒有诊断意义。急性细菌性痢疾粪便镜检可见白细胞（≥15 个/高倍视野）、脓细胞和少量红细胞。霍乱的病原学检查为粪便涂片染色可见革兰阴性、稍弯曲的弧菌。狂犬病及流脑不进行粪便培养和镜检。故 74 题选 B，75 题选 C。

A. 伤寒　　　　　B. 霍乱
C. 细菌性痢疾　　D. 阿米巴痢疾
E. 细菌性食物中毒

76. 新鲜粪便镜检动力试验阳性可以诊断的疾病是
77. 粪便镜检见大量吞噬细胞可以诊断的疾病是

考点：霍乱、细菌性痢疾

解析：霍乱病原学检查中的悬滴检查是将新鲜粪便进行悬滴暗视野显微镜检查，可见运动活泼呈穿梭状的弧菌，此为动力试验阳性，此检查可用于快速诊断霍乱。细菌性痢疾粪便镜检可见大量吞噬细胞。故 76 题选 B，77 题选 C。

A. 霍乱　　　　　B. 流行性出血热
C. 细菌性痢疾　　D. 流脑
E. 伤寒

78. 临床表现无发热，血常规检查可见白细胞增高的是
79. 血常规检查可见中性粒细胞减少的是

考点：伤寒、霍乱★

解析：霍乱无发热，血常规检查可见外周血红细胞、白细胞和血红蛋白均增高。流行性出血热可见发热，白细胞在第 3 病日后逐渐升高，中性粒细胞增多。细菌性痢疾起病急，有发热，血常规检查可见白细胞增高，以中性粒细胞为主。流脑初期会有低热，暴发期会有高热，血常规检查白细胞增高，且主要是中性粒细胞增高。发热是伤寒最早出现的症状，血象显示白细胞计数减少或正常，中性粒细胞减少，嗜酸性粒细胞计数减少或消失，血小板也可减少。故 78 题选 A，

79 题选 E。

 A. 痢疾志贺菌
 B. 福氏志贺菌
 C. 宋内志贺菌
 D. 鲍氏志贺菌
 E. 舒氏志贺菌

80. 在外环境中生存能力最强的痢疾杆菌是
81. 感染后易转为慢性的痢疾杆菌是

 考点：细菌性痢疾★

 解析：志贺菌属于肠杆菌科，革兰阴性杆菌，无荚膜和芽孢，有菌毛。根据生化反应和菌体 O 抗原不同，将志贺菌分为 A、B、C、D 四群，分别相当于痢疾志贺菌、福氏志贺菌、鲍氏志贺菌、宋内志贺菌，共有 40 个血清型及多个亚型。痢疾志贺菌感染病情较重，福氏志贺菌感染易转为慢性，宋内志贺菌感染病情轻，多不典型。宋内志贺菌抵抗力最强，福氏志贺菌次之，痢疾志贺菌最弱。故 80 题选 C，81 题选 B。

 A. 福氏志贺菌 B. 痢疾志贺菌
 C. 鲍氏志贺菌 D. 宋内志贺菌
 E. 舒氏志贺菌

82. 产生外毒素能力最强的痢疾杆菌是
83. 可转为慢性的痢疾杆菌是

 考点：细菌性痢疾★

 解析：参见 80、81 题。故 82 题选 B，83 题选 A。

 A. 洗肉水样腹泻，伴发热，腹痛，无里急后重
 B. 腹泻，黏液脓血样便，伴发热，腹痛，里急后重
 C. 腹泻，大便呈果酱状，伴低热，腹痛，无里急后重
 D. 腹泻，米泔样大便，无发热，无腹痛及里急后重
 E. 发热，脐周痛，腹泻，大便呈水样，有少量黏液

84. 细菌性痢疾的临床表现是
85. 霍乱的临床表现是

 考点：细菌性痢疾、霍乱★

 解析：细菌性痢疾主要表现为腹痛、腹泻、排黏液脓血便以及里急后重等，可伴发热及全身毒血症状，严重者可出现感染性休克和/或中毒性脑病。霍乱典型表现为起病急，腹泻剧，多伴呕吐，并可由此导致脱水、肌肉痉挛，严重者可发生循环衰竭和急性肾衰竭。多以剧烈腹泻开始，病初大便尚有粪质，迅速成为黄色水样便或米泔水样便，无粪臭，每日可达数十次，甚至失禁。一般无发热和腹痛，无里急后重。故 84 题选 B，85 题选 D。

医学伦理学

【A1 型题】

1. 医学人道主义的根本思想是
 A. 尊重病人的生命
 B. 尊重病人的人格与尊严
 C. 尊重病人平等的医疗与健康权利
 D. 注重对社会利益及人类健康利益的维护
 E. 病人的法律地位
 考点：医学人道主义的核心内容
 解析：医学人道主义的核心内容：①尊重病人的生命。②尊重病人的人格。③尊重病人的权利。其中，尊重病人的生命及其生命价值是医学人道主义最根本的要求，也是医德的基础。故本题选 A。

2. 医生应该具备的最基本的医德情感是
 A. 责任情感　　B. 理性情感
 C. 同情感　　　D. 感性情感
 E. 理解情感
 考点：医德品质
 解析：医德品质是指医务人员在长期的职业行为中形成和表现出来的稳定的医学道德气质、习惯和特征。医德品质是医德认识、医德情感和医德意志的统一。最基本的医德情感是同情感。故本题选 C。

3. 不符合无伤原则的是
 A. 对症下药，合理配伍
 B. 避免操作失误造成医疗伤害
 C. 对孕妇行 X 线检查且未告知可能的风险
 D. 适当地限制约束精神病病人的自由
 E. 选择受益最大伤害最小的治疗方案
 考点：无伤★
 解析：无伤原则：从患者的利益出发，为患者提供最佳的诊治、护理，努力避免对患者造成不应有的伤害，不做过度检查，不做过度治疗。故本题选 C。

4. 对无伤原则的解释，正确的是

 A. 无伤原则就是消除任何医疗伤害
 B. 无伤原则就是要求医生对患者丝毫不能伤害
 C. 因绝大多数医疗行为都存在着不同程度的伤害，所以无伤原则是做不到的
 D. 无伤原则要求对医学行为进行受益与伤害的权衡，把可控伤害控制在最低限度之内
 E. 对肿瘤患者进行化疗意味着绝对伤害
 考点：无伤
 解析：无伤原则既界定了个人自由的界限，同时也界定了社会控制的界限。对个人来说，不能伤害他人或社会整体的利益；对社会来说，除非某一个体的行为在未经同意的情况下伤害了他人，否则就不得任意干涉；对政府来说，作为社会整体的代表，所能合法施用于个人的行政权力也必须符合无伤原则。所以无伤原则要求对医学行为进行受益与伤害的权衡，把可控伤害控制在最低限度之内。故本题选 D。

5. 尊重患者知情同意权，其正确的做法是
 A. 婴幼儿可以由监护人决定其诊疗方案
 B. 家属无承诺，即使患者本人知情同意也不得给予手术
 C. 对特殊急诊患者的抢救都同样对待
 D. 无须做到患者完全知情
 E. 只经患者同意即可手术
 考点：患者的权利内容
 解析：知情同意权是指患者对医生的诊治手段有权知道其作用、成功率或可能发生的并发症及危险，在患者同意后方可实施。从完整意义上来说知情同意权包括：了解权、被告知权、拒绝权和同意权，是患者充分行使自主权的前提和基础。婴幼儿患者由监护人决定其诊疗方案是尊重患者知情同意权。故本题选 A。

6. 1976 年美国学者提出的医患关系基本模式是
 A. 主动－被动型，互相－合作型，平等参

与型
　B. 主动-合作型，相互-指导型，共同参与型
　C. 主动-配合型，指导-合作型，共同参与型
　D. 主动-被动型，指导-合作型，共同参与型
　E. 主动-被动型，共同参与型，父权主义型

考点：医患关系的模式★

解析：1976年美国学者提出的医患关系基本模式是主动-被动型、指导-合作型、共同参与型。故本题选D。

7. 临床诊疗道德中，最优化原则是指
　A. 积极充分利用现实条件，严肃认真作出符合病情实际的判断
　B. 认真实施有效治疗
　C. 疗效最佳，安全无害，痛苦最小，耗费最少
　D. 尊重患者的生命价值，不随意泄露患者隐私
　E. 力争尽快地对疾病作出诊断，主动迅速地治疗

考点：临床诊疗的道德原则★

解析：最优化原则指在临床诊疗中诊疗方案要以最小的代价获得最大效益的决策原则，也叫最佳方案原则。其内容为：疗效最佳，安全无害，痛苦最小，耗费最少。最优化原则是最普通、最基本的治疗原则。故本题选C。

8. 临床诊疗工作最基本的道德原则是
　A. 知情同意原则　　B. 身心统一原则
　C. 生命价值原则　　D. 保密原则
　E. 最优化原则

考点：临床诊疗的道德原则

解析：最优化原则是最普通、最基本的治疗原则。知情同意原则是临床诊疗工作中处理医患关系的基本伦理准则之一。保密原则是指医务人员在防治疾病中应当保守医疗秘密，不得随意泄露病人的疾病情况等个人隐私，以防对病人造成不必要的伤害。生命价值原则是医疗行为选择的重要伦理依据。故本题选E。

9. 在使用辅助检查手段时，不适宜的是
　A. 认真严格地掌握适应证
　B. 可以广泛积极地依赖各种辅助检查
　C. 有利于提高医生诊治疾病的能力

　D. 必要检查能尽早确定诊断和进行治疗
　E. 应从患者的利益出发决定该做的项目

考点：辅助检查的道德要求

解析：辅助检查的道德要求：①目的明确，诊治需要。②知情同意，尽职尽责。③综合分析，切忌片面。④密切联系，加强协作。使用辅助检查手段时应看到，它在客观反映疾病方面存在着一定的局限性，所以不应该过分地依赖辅助检查，以免给患者带来不同程度的痛苦和损伤。故本题选B。

10. 下列各项，不符合道德要求的是
　A. 尽量为患者选择安全有效的药物
　B. 要严格遵守各种抗生素的用药规则，尽可能开患者要求的好药、贵重药物
　C. 了解药物的疗效和毒副作用
　D. 对婴幼患儿、老年病人的用药应该谨慎，防止肾功能损害
　E. 钻研药理知识，防止粗疏和盲目用药

考点：药物治疗的道德要求

解析：药物治疗的道德要求：①对症下药，剂量安全。②合理配伍，细致观察。③节约费用，公正分配。C为临床诊疗的道德原则。故本题选B。

11. 进行人体试验时，首要的道德原则是
　A. 科学对照原则　　B. 生命价值原则
　C. 知情同意原则　　D. 医学目的原则
　E. 维护病人利益原则

考点：人体试验的道德原则

解析：受试者本人或家属知晓研究的目的、过程、可能承担的风险后同意参加试验是人体试验的必要前提。《中华人民共和国执业医师法》第37条第八款规定：未经患者或家属同意，对患者进行实验性临床医疗的，要承担法律责任。故本题选C。

12. 在医德评价标准中，医疗行为是否有利于人类生存环境的保护和改善，指的是
　A. 疗效标准　　B. 社会标准
　C. 科学标准　　D. 质量标准
　E. 操作标准

考点：医学道德评价的标准

解析：医学道德评价的标准：①疗效标准：指医疗行为是否有利于病人疾病的缓解、痊愈和保障生命的安全。这是评价和衡量医务人员医疗行为是否符合道德及道德水平高低的重要标志。②社会标准：指医疗行为是否有利于人类生存环

境的保护和改善。③科学标准：指医疗行为是否有利于促进医学科学的发展和社会的进步。故本题选 B。

【B1 型题】

A. 医学关系中的主体在道义上应享有的权力和利益
B. 医学关系中的主体在道义上应履行的职责和使命
C. 医学关系的主体在履行义务的过程中形成的道德责任感和自我评价的能力
D. 医学关系中的主体因履行道德职责受到褒奖而产生的自我赞赏
E. 医学关系中的主体在医疗活动中对自己和他人关系的内心体验和感受

13. 作为医学伦理学基本范畴的良心是指
14. 作为医学伦理学基本范畴的情感是指

考点：情感与良心★

解析：医学道德良心是指医务人员在履行义务的过程中形成的道德责任感和自我评价能力。医学道德情感是指医务人员对患者、对医疗卫生工作的职业态度和内心体验，是建立在对患者的生命和健康高度负责基础上的。主要包括同情感、责任感和事业感。A 为权利，B 为义务，D 为荣誉与幸福。故 13 题选 C，14 题选 E。

A. 医患关系是一种民事法律关系
B. 医患关系是医学伦理学的核心问题和主要研究对象
C. 医患关系是一种商家与消费者的关系
D. 医患关系是包括非技术性和技术性方面的关系
E. 医患关系是患者与治疗者在诊疗和保健中所建立的联系

15. 概括医患关系内涵的是
16. 概括医患关系内容的是

考点：医患关系

解析：医患关系是医疗活动中首要的关系，是医学伦理学的核心问题和主要研究对象。医患关系的内容可分为技术方面的关系和非技术方面的关系两部分。故 15 题选 B，16 题选 D。

A. 主动－被动模式　B. 指导－合作模式
C. 共同参与模式　　D. 契约模式
E. 工程模式

17. 对危重、昏迷、手术等情况下的患者诊疗，适用的医患关系模式是
18. 对大多数慢性疾病，医患双方共同制定并实施诊疗方案，适用的医患关系模式是

考点：医患关系的模式★

解析：主动－被动模式中，医师是主动的，病人是被动的，是一种不对等的医患关系。但是，对于休克昏迷病人、精神疾病病人或其他难以表述主观意见的病人则是适用的。共同参与型是现代医患关系模式的一种发展趋势。在诊治过程中，医患双方都充分发挥出主动性和积极性。这种类型对消除医患隔阂，建立真诚和相互信任的医患关系，提高医疗质量都是非常有益的。大多数慢性病的治疗适用于这种模型，一般的心理治疗也适用于这种模型。故 17 题选 A，18 题选 C。

卫生法规

【A1 型题】

1. 法律效力仅次于宪法的卫生法渊源是
   A. 卫生自治条例　B. 卫生法律
   C. 卫生国际条约　D. 卫生部门规章
   E. 卫生行政法规
   考点：卫生法的渊源
   解析：自治条例、单行条例作为卫生法法源，只限于民族自治地方使用。法律作为卫生法的渊源，包括由全国人民代表大会制定的基本法律和由全国人民代表大会常务委员会制定的非基本法律，其法律效力仅次于《宪法》。卫生国际条约是指我国与外国缔结或者我国加入并生效的国际法规性文件，是卫生法的一种特殊法源。卫生规章不得与《宪法》、法律、行政法规相抵触。卫生行政法规的法律效力低于法律而高于地方性法规。故本题选 B。

2. 已公布的卫生行政法规是由哪一级机构制定和颁布的
   A. 卫生行政机构　B. 国务院
   C. 最高人民法院　D. 地方人民政府
   E. 人民代表大会
   考点：卫生法的渊源★
   解析：国务院根据宪法和法律制订行政法规，由总理签署国务院令公布。故本题选 B。

3. 以利益均衡作为价值判断标准来配置卫生资源，体现的卫生法基本原则是
   A. 坚持民主立法的原则
   B. 遵循宪法原则
   C. 依照法定权限和程序的原则
   D. 公平原则
   E. 从实际出发的原则
   考点：卫生法的基本原则
   解析：公平原则就是以利益均衡作为价值判断标准来配置卫生资源，协调卫生保健活动，以便每个社会成员普遍得到卫生保健。故本题选 D。

4. 下列各项，属于卫生法的基本原则的是
   A. 公平原则
   B. 遵循宪法原则
   C. 依照法定权限和程序的原则
   D. 坚持民主立法的原则
   E. 从实际出发的原则
   考点：卫生法的基本原则★
   解析：卫生法的基本原则：卫生保护原则、预防为主原则、公平原则、保护社会健康原则、患者自主原则。故本题选 A。

5. 下列各项，不属我国《民法典》规定的承担民事责任的方式是
   A. 排除妨碍　B. 返还财产
   C. 赔偿损失　D. 罚金
   E. 赔礼道歉
   考点：卫生民事责任的承担方式★
   解析：《民法典》规定的承担民事责任的方式有停止侵害，排除妨碍，消除危险，返还财产，恢复原状、修理、重作、更换、继续履行，赔偿损失，支付违约金，消除影响、恢复名誉，赔礼道歉。卫生法所涉及的民事责任以"赔偿损失"为主要形式。罚金不属《民法典》规定的承担民事责任的方式。故本题选 D。

6. 目前，我国卫生法多涉及的民事责任的主要承担方式是
   A. 恢复原状　B. 赔偿损失
   C. 停止侵害　D. 消除危险
   E. 支付违约金
   考点：卫生民事责任的承担方式★
   解析：参见 5 题。故本题选 B。

7. 下列各项，属于卫生行政处罚的是
   A. 赔礼道歉　B. 降级
   C. 赔偿损失　D. 撤职
   E. 罚款
   考点：卫生行政处罚的种类

解析：卫生行政处罚的种类主要有警告、罚款、没收非法财物、没收违法所得、责令停产停业、暂扣或吊销有关许可证等。故本题选 E。

8. 行政处分和行政处罚共同的方式是
A. 罚款 B. 记过
C. 降级 D. 没收非法所得
E. 警告

考点：卫生行政处罚、卫生行政处分的种类

解析：行政处分包括警告、记过、记大过、降级、撤职、开除等。行政处罚的种类主要有警告、罚款、没收违法所得、没收非法财物、责令停产停业、暂扣或吊销有关许可证等。两者共同的方式是警告。故本题选 E。

9. 下列各项，不属我国刑法规定刑罚的种类是
A. 有期徒刑 B. 撤职
C. 管制 D. 罚金
E. 没收财产

考点：实现刑事责任的方式

解析：我国《刑法》规定刑罚的主刑有：管制、拘役、有期徒刑、无期徒刑和死刑；附加刑有：罚金、剥夺政治权利和没收财产。撤职属于卫生行政处分的种类。故本题选 B。

10. 受理申请医师执业注册的卫生行政部门，应当在多少日内给予申请人书面答复
A. 十五日 B. 二十日
C. 三十日 D. 四十日
E. 四十五日

考点：执业医师注册的条件及办理

解析：卫生行政部门收到注册申请后，按有关规定审核，于申请之日三十日内应当作出准予注册或者依法不予注册的答复。故本题选 C。

11. 下列各项，属于《执业医师法》规定的执业医师义务是
A. 依法参加所在机构的民主管理
B. 人格尊严、人身安全不受侵犯
C. 接受继续医学教育
D. 宣传卫生保健知识，对患者进行健康教育
E. 参加专业学术团

考点：执业医师的义务

解析：执业医师的义务：①遵守法律、法规，遵守技术操作规范。②树立敬业精神，遵守职业道德，履行医师职责，尽职尽责为患者服务。③关心、爱护、尊重患者，保护患者的隐私。④努力钻研业务，更新知识，提高专业技术水平。⑤宣传卫生保健知识，对患者进行健康教育。A、B、C、E 均为执业医师的权利。故本题选 D。

12. 医师签署有关医学证明文件，必须亲自诊查、调查，并按照规定及时填写医学文书，对医学文书及有关资料，不得
A. 与同行讨论
B. 用电脑打印
C. 随身携带
D. 向主管医生报告
E. 隐匿、伪造或者销毁

考点：医师执业规则

解析：医师实施医疗、预防、保健措施，签署有关医学证明文件，必须亲自诊查、调查，并按照规定及时填写医学文书，不得隐匿、伪造或者销毁医学文书及有关资料。故本题选 E。

13. 制定《药品管理法》的目的不包括
A. 保证药品质量
B. 增进药品疗效
C. 维护用药者的经济利益
D. 保障用药安全
E. 维护人体健康

考点：《药品管理法》的立法目的★

解析：《药品管理法》的立法目的：为加强药品监督管理，保证药品质量，保障公众用药安全和合法权益，保护和促进公众健康，特制定本法。故本题选 B。

14. 除特殊需要外，第一类精神药品的处方，每次不超过多少日常用量
A. 一日 B. 三日
C. 五日 D. 七日
E. 十四日

考点：精神药品管理的相关规定

解析：《处方管理办法》第二十三条规定：第一类精神药品注射剂，每张处方为 1 次常用量；控缓释制剂，每张处方不得超过 7 日常用量；其他剂型每张处方不得超过 3 日常用量。故本题选 B。

15. 根据《处方管理办法》，医师开具的普通药品处方一般不得超过的用量限定是
A. 1 日常用量 B. 2 日常用量
C. 3 日常用量 D. 5 日常用量
E. 7 日常用量

考点：处方的管理规定★

解析：《处方管理办法》第十九条规定：处

方一般不得超过 7 日用量；急诊处方一般不得超过 3 日用量；对于某些慢性病、老年病或特殊情况，处方用量可适当延长，但医师应当注明理由。故本题选 E。

16. 医师开具处方时，除特殊情况外必须注明的是

  A. 患者体重
  B. 药品的拉丁文
  C. 处方药或非处方药
  D. 临床诊断
  E. 患者是否为过敏体质

考点：处方的管理规定

解析：处方内容包括：①前记：医疗机构名称、费别、患者姓名、性别、年龄、门诊或住院病例号、科别或病室和床位号、临床诊断、开具日期。麻醉药品和第一类精神药品处方还应包括患者身份证明编号、代办人姓名及身份证明编号。②正文：以 Rp 或 R 标示，分列药品名称、剂型、规格数量、用法用量。③后记：医师签名或者加盖专用签章，药品金额以及审核调配、核对、发药的药师签名或者加盖专用签章。故本题选 D。

17. 医疗机构发现甲类传染病时，应依法及时采取的措施是

  A. 对疑似病人，确诊前在指定场所单独隔离治疗
  B. 指导下级疾病预防控制机构实施传染病预防、控制措施
  C. 采取必要的治疗和控制传播措施
  D. 对疫点、疫区进行卫生处理，向卫生行政部门提出疫情控制方案，并按要求采取措施
  E. 封闭可能造成传染病扩散的场所

考点：医疗机构发现传染病时应采取的措施

解析：医疗机构发现甲类传染病时，应当及时采取下列措施：①对病人、病原携带者，予以隔离治疗，隔离期限根据医学检查结果确定。②对疑似病人，确诊前在指定场所单独隔离治疗。③对医疗机构内的病人、病原携带者、疑似病人的密切接触者，在指定场所进行医学观察和采取其他必要的预防措施。拒绝隔离治疗或者隔离期未满擅自脱离隔离治疗的，可以由公安机关协助医疗机构采取强制隔离治疗措施。故本题选 A。

18. 突发公共卫生事件监测机构发现传染病菌种丢失，向有关部门报告的时限要求是

  A. 2 小时内   B. 24 小时内
  C. 30 日内   D. 6 个月内
  E. 1 年内

考点：突发公共卫生事件应急报告制度与报告情形

解析：突发事件监测机构、医疗卫生机构和有关单位发现有下列情形之一的，应当在 2 小时内向所在地县级人民政府卫生行政主管部门报告；接到报告的卫生行政主管部门应当在 2 小时内向本级人民政府报告，并同时向上级人民政府卫生行政主管部门和国务院卫生行政主管部门报告：①发生或者可能发生传染病暴发、流行的。②发生或者发现不明原因的群体性疾病的。③发生传染病菌种、毒种丢失的。④发生或者可能发生重大食物和职业中毒事件的。故本题选 A。

【B1 型题】

  A. 6 个月   B. 1 年
  C. 2 年   D. 3 年
  E. 4 年

19. 普通处方、急诊处方、儿科处方的保存期是
20. 麻醉药品处方的保存期是

考点：麻醉药品和精神药品管理的相关规定

解析：普通处方、急诊处方、儿科处方的保存期是 1 年，医疗用毒性药品、第二类精神药品处方保存期限为 2 年，麻醉药品和第一类精神药品处方的保存期限为 3 年。故 19 题选 B，20 题选 D。

  A. 霍乱   B. 流行性感冒
  C. 狂犬病   D. 麻风病
  E. 流行性腮腺炎

21. 属于甲类传染病的是
22. 属于乙类传染病的是

考点：法定传染病的分类 ★

解析：A 属于甲类传染病，B、D、E 属于丙类传染病，C 属于乙类传染病。故 21 题选 A，22 题选 C。

  A. 伤寒
  B. 肺结核
  C. 传染性非典型肺炎
  D. 病毒性肝炎

E. 鼠疫

23. 上述各项，属乙类传染病按甲类传染病管理的是

24. 上述各项，属甲类传染病的是

考点：法定传染病的分类★

解析：对乙类传染病中传染性非典型肺炎、炭疽中的肺炭疽、脊髓灰质炎、新型冠状病毒感染的肺炎，采取本法所称甲类传染病的预防、控制措施。甲类传染病指鼠疫与霍乱。故23题选C，24题选E。

A. 在必要时可以采取停工、停业、停课等措施
B. 承担本单位及负责地段的传染病预防、控制和疫情管理工作
C. 对甲类传染病疫区实施封锁管理
D. 承担责任范围内的传染病监测管理工作
E. 对违反《中华人民共和国传染病防治法》的行为给予行政处罚

25. 各级各类卫生防疫机构按照专业分工应

26. 各级各类医疗保健机构设立的预防保健组织或人员应

考点：各级医疗机构和疾病预防控制机构在传染病预防控制中的职责

解析：各级各类卫生防疫机构应承担责任范围内的传染病监测管理工作。各级各类医疗保健机构设立的预防保健组织或人员应承担本单位及负责地段的传染病预防、控制和疫情管理工作。故25题选D，26题选B。

A. 公安机关
B. 人民法院
C. 疾病预防控制中心
D. 卫生行政部门
E. 街道办事处

27. 协助医疗机构对拒绝隔离治疗的人员采取强制隔离治疗措施的部门是

28. 负责定期公布传染病疫情信息的部门是

考点：医疗机构发现传染病时应采取的措施、传染病疫情的公布

解析：医疗机构发现甲类传染病时，对拒绝隔离治疗或者隔离期未满擅自脱离隔离治疗的，可以由公安机关协助医疗机构采取强制隔离治疗措施。《传染病防治法》第三十八条规定：国家建立传染病疫情信息公布制度。国务院卫生行政部门定期公布全国传染病疫情信息。省、自治区、直辖市人民政府卫生行政部门定期公布本行政区域的传染病疫情信息。故27题选A，28题选D。